‖北京针灸名家丛书‖

德高术精

周德安

主　　编　刘慧林　夏淑文
副 主 编　马　琴　陈陆泉
编　　委　（按姓氏笔画排序）

　　　　　刘　勇　孙敬青　李　彬
　　　　　赵　因　胡俊霞　洪永波
　　　　　钱　洁　郭　静　谢新才
主　　审　王　凡

中国中医药出版社
·北京·

图书在版编目（CIP）数据

德高术精——周德安 / 刘慧林，夏淑文主编 .—北京：中国中医药出版社，2016.4（2019.12 重印）

（北京针灸名家丛书）

ISBN 978-7-5132-2708-7

Ⅰ.①德…　Ⅱ.①刘…　②夏…　Ⅲ.①针灸疗法—临床应用—经验—中国—现代　Ⅳ.① R246

中国版本图书馆 CIP 数据核字（2015）第 177624 号

中 国 中 医 药 出 版 社 出 版

北京经济技术开发区科创十三街 31 号院二区 8 号楼

邮政编码　100176

传真　010 64405750

三河市同力彩印有限公司印刷

各地新华书店经销

*

开本 880×1230　1/32　印张 11.5　彩插 0.5　字数 292 千字

2016 年 4 月第 1 版　2019 年 12 月第 2 次印刷

书号　ISBN 978-7-5132-2708-7

*

定价　49.00 元

网址　www.cptcm.com

如有印装质量问题请与本社出版部调换（010　64405510）

社长热线　010 64405720

购书热线　010 64065415　010 64065413

微信服务号　zgzyycbs

书店网址　csln.net/qksd/

官方微博　http：//e.weibo.com/cptcm

淘宝天猫网址　http：//zgzyycbs.tmall.com

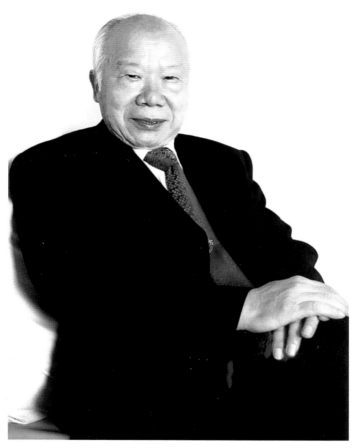

周德安近照

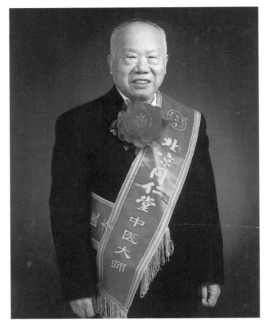

周德安获"北京同仁堂中医大师"称号

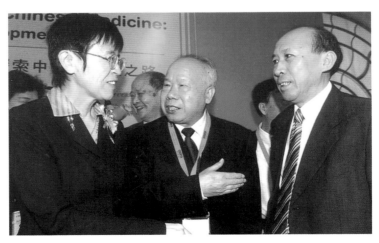

周德安与国家中医药管理局前局长佘靖女士（左一）合影

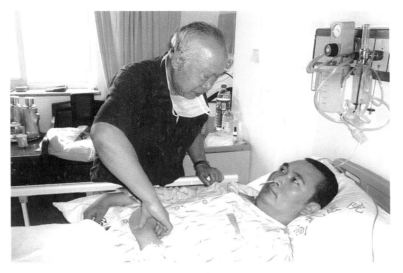

周德安为缉毒英雄诊疗

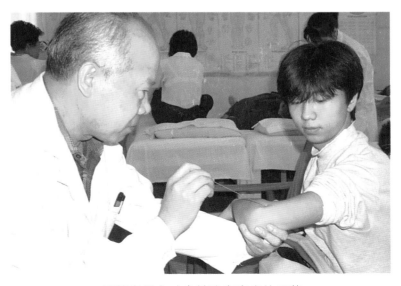

周德安用六寸金针治疗瘰疬的示范

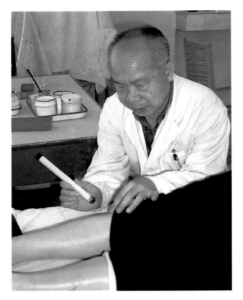

周德安为患者灸疗

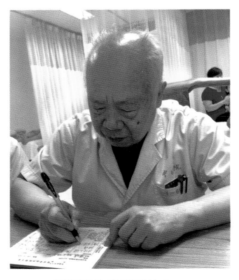

周德安为患者开处方

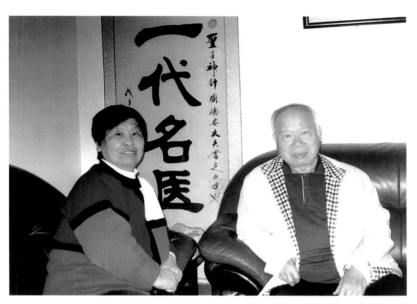

周德安与夫人伉俪情深

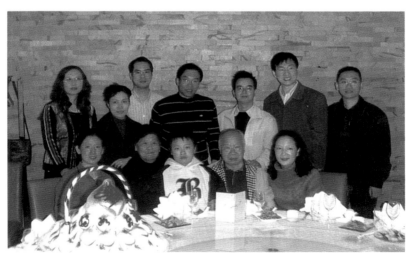

周德安及其家人与周德安学生的合影

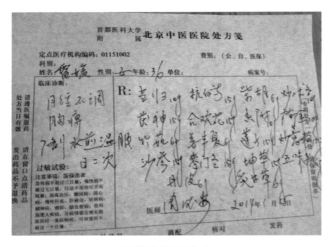

周德安所开处方

老年痴呆的防治

周德安的讲稿

内容简介

本书从7个方面介绍了周德安教授的从医经历、学术思想和临证经验。①医家小传：介绍周德安教授的出生背景、成长经历、学术思想形成过程、讲学历程等。②学术特点：重点介绍其学术传承、思想特点和临床诊疗特点。③针灸六治：为周德安教授学术思想的核心内容，详细介绍了六治的内容、理论渊源、针灸处方、临床应用及典型病案。④针灸方选：介绍了周德安教授从医约50年总结出的一系列临床疗效卓著的针灸处方。⑤临证指南：以内、外、妇、儿、五官等科为纲目，详细介绍了周德安教授对疾病的认识、诊疗思路及针灸配伍、中药处方等。⑥病案精选：选取了临床有效病案并详细剖析。⑦薪火传承：选取周德安教授的硕士、博士研究生及师承学员的学术论文。

前　言

　　针灸疗法作为中医学中重要的组成部分，有着数千年的历史，针灸疗法理论与技术的形成和发展离不开一代又一代的针灸人。黄帝与岐伯等的君臣问对，成就了以《灵枢》为代表的针灸理论体系；扁鹊著《难经》，阐发针灸经旨，丰富了针灸理论；皇甫谧删浮除复，论精聚义，撰成《针灸甲乙经》，使针灸疗法自成体系；其后历朝历代，贤人辈出，涪翁、郭玉、葛洪、杨上善、孙思邈、窦默、徐凤、杨继洲、高武、李学川，直至民国时期的承淡安、黄石屏等，如璀璨群星，闪耀在针灸历史的天空。正是这些精英的薪火传承，才成就了针灸的繁盛大业。

　　北京有着800多年的历史，特殊的历史地位和厚重的文化积淀，造就了众多针灸名家。王乐亭、胡荫培、牛泽华、高凤桐、叶心清、杨甲三、程莘农、贺普仁等德高望重的针灸前辈，成为了北京近现代针灸学术的代表人物，他们的学术思想和精湛技艺推动了北京地区针灸学术的发展，在北京地区针灸史上留下了浓墨重彩的一笔。他们的道德情操、学术思想和临床技艺是针灸界的宝贵财富，应当深入挖掘整理并发扬光大。

　　北京针灸名家学术经验继承工作委员会是在北京针灸学会领导下的一个学术研究组织，其主要任务就是发掘和整理北京地区针灸名家的学术思想和临床技艺，凡在北京地区针灸界有一定影响力的、德高望重的、有独特学术思想和临床技艺的针灸专家，都是我们工作的对象。我们本着客观、求实、慎重、细致的原则，力求全面展示针灸名家们的风采，展示他们的学术价值和影响力，为推动北京地区针灸学术的发展，为针灸疗法促进人民健康、提高生活质量做出自己的贡献。

这套丛书对于我们来说是工作成果的体现，对广大读者来说是走近针灸名家、向他们学习的有利工具。通过它，可以了解这些针灸名家的追求与情怀，可以感受到他们的喜怒哀乐，可以分享他们的临床所得，使自己得到受用无穷的精神食粮。这就是我们编辑这套丛书的目的。

北京针灸名家学术经验继承工作委员会
《北京针灸名家丛书》编辑委员会
2015 年 11 月

李 序

    周德安教授为吾多年好友，早年毕业于北京中医药大学，追随金针王乐亭、国医大师贺普仁多年，尽得其传，又读《黄帝内经》《针灸大成》之经典，勤于临床，终成针灸大家。其医术精湛，屡起沉疴，而针治香港凤凰卫视著名主播刘海若之神奇，使其名扬四海。周德安教授深受儒家思想之影响，温良恭俭让，为人敦厚，谨遵孙思邈《大医精诚》之训诫，"先发大慈恻隐之心，誓愿普救含灵之苦"，临证谦恭和蔼，医德高尚。

    近读《德高术精——周德安》清样，医案医话言简意赅，医理医德昭然，诚后学之津梁。该书付梓之际，乐为之序。

国家级名老中医

原北京中医医院院长　　李乾构

2015 年 11 月

谢 序

　　周德安教授为国家级名老中医，原北京针灸学会会长。他天资敏悟，谦恭好学，潜心钻研《针灸甲乙经》《针灸大成》，其医德高尚，医术高超，笔耕不辍，主编了《针灸八要》《实用中医临床情志病学》等著作。他的学术思想集中体现在"针灸六治"，即针灸治神、针灸治痰、针灸治风、针灸治痛、针灸治聋、针灸治动方面。周德安教授从医约50年，勤学苦练，并善于总结提高，因而积累了丰富的医疗经验。在约50年的临床实践中，应用针灸疗法治疗各种痛症、神经衰弱、神经性耳聋、多发性抽动症等各种病症，积累了丰富的临床经验。周德安教授不仅医术精湛，屡起沉疴，而且医德高尚，临证时周德安教授坚持仁术济世的精神，对待患者总是温良、和蔼、耐心、细致，以亲切的问候拉近与病人的距离，以尽量完美的解答使病人感到满意。他深知患者的期盼之心与己任，医者的慈爱之心使他精微诊治每一位患者，不敢丝毫懈怠，遇有外埠慕名求治，每每不顾自己疲劳饥渴，加号以解患者之急。因此在众多患者中赢得赞颂，医德风范亦为众人所景仰。

　　《德高术精——周德安》一书汇集了周德安教授在临证中的一些典型病例，通过这些典型病例可以看出周德安教授针灸选穴的技巧；并通过一些医话、故事展示出周德安教授心态平和、心地善良、心胸开阔的精神境界和崇高的医德。如果后学者能循其所思所为，必将受益无穷。

《德高术精——周德安》是一部学术性、实用性、创新性和可读性颇强的佳作。在这本书付梓出版之际，乐于为此书写序。

中华中医药学会副会长

北京中医协会会长　　　谢阳谷

原北京市中医管理局局长

2015 年 11 月

编写说明

周德安是首都医科大学附属北京中医医院针灸科教授、主任医师，国家级名老中医，北京针灸学会前会长，北京中医药学会副会长，中国针灸学会常务理事。在"针灸六治"，即针灸治神、针灸治痰，针灸治风、针灸治痛、针灸治聋、针灸治动方面已经形成了独特的学术体系。

周德安1959年考入北京中医学院（现北京中医药大学），经过6年大学系统学习，1965年毕业分配到北京中医医院针灸科。1969～1976年期间赴广西壮族自治区桂林市参加"抗美援越"，工作于桂林南溪山医院（现改为广西壮族自治区第二人民医院）。1977～1979年参加中国赴几内亚医疗队，"援非"工作2年。曾担任北京中医医院针灸科主任、学术带头人。

周德安在上大学时亲耳聆听赵绍琴、焦树德等中医大家授课，深受教益。从那时起，他立志要为中医学的继承和发展做出贡献。他熟读《黄帝内经》《伤寒杂病论》《丹溪心法》《针灸大成》《医林改错》等中医典籍。在约50年的临床实践中，应用针灸疗法治疗各种痛症、神经衰弱、神经性耳聋、多发性抽动症等各种病症，积累了丰富的临床经验，形成了颇有心得的"针灸治神""针灸治痰"等"针灸六治"的学术思想，这些学术思想的形成，是周德安潜心钻研《黄帝内经》《难经》《针灸甲乙经》《针灸大成》及现代针灸文献，习古而不拘泥，努力实践，并结合其约 50 年的临证经验，经过反复临床实践锤炼而成。

本书内容分为七章。

第一章为医家小传，介绍周德安的出生背景、成长经历、学术思想形成过程、讲学历程等。内容生动、有趣、翔实、丰富，客观反映了一代名医的修炼之路。

第二章为学术特点，从学术思想特点、临床诊疗特点等方面概括性地勾勒出周德安的行医特色。

第三章为针灸六治，此为周德安学术思想的核心内容，为其从医约 50 年从理论到临床经验的一个高度系统的总结。本章详细介绍了六治的内容、理论渊源、针灸处方、临床应用及典型病案。

第四章为针灸方选，此为周德安从医约 50 年所总结和整理出的一系列临床疗效卓著而稳定的经验处方。详细介绍了针灸处方的组成、选穴思路、处方功用、临床使用说明及部分典型病案。

第五章为临证指南，此章以内、外、妇、儿、五官等科为纲目，详细介绍了周德安对疾病的认识、诊疗思路及针灸配伍、中药处方等，是周德安临床治疗的集大成的体现。

第六章为病案精选，此章选取了能充分体现周德安学术思想及取穴、配穴特点的临床有效病案，详细剖析，以使后学们掌握其诊疗精华。

第七章为薪火传承，选取了完整继承周德安学术思想并在临床上深入应用、科研上深入探索的硕士研究生、博士研究生及师承学员的学术论文。

本书在编写过程中着墨于系统，深入体现周德安的学术思想及临床诊疗思路，以期能对学习继承者有切实的指导意义。在本书的编写过程中，周德安不顾年事高、诊务繁忙等困难，亲自命笔，为本书提供了丰富、翔实的资料。另也感谢北京针灸学会针灸名家学术经验继承工作委员会的推动，非常感谢主任委员王凡精心的审核、指点。让我们共同为名老中医思想全面继承、发扬而努力！

本书编委会
2015 年 11 月

目 录

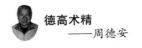

第一章
医家小传

　　周德安教授，北京针灸学会前会长、北京中医药学会副会长、中国针灸学会荣誉理事、首都医科大学附属北京中医医院针灸科前主任、北京中医药大学博士生导师，国家级名老中医、首都国医名师、北京同仁堂中医大师。2009 年获国家中医药管理局批准成立周德安工作室，致力于中医学传承工作，是深受同道和广大群众爱戴的当代中医针灸名家。

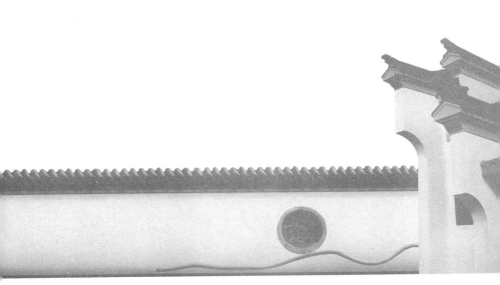

一、因病明志，发心从医

1939 年 11 月 2 日，周德安出生于天津蓟县一个农民家庭。这是一个拥有十几口人的大家庭。和睦的家庭，良好的家境，养成了他沉稳安静、宽厚温和的性格。他知书达理，善解人意，从小就得到全家老小甚至全村上下的喜爱。

周德安幼年时体弱多病，在他的记忆中曾多次身患重病，腮腺炎、阿米巴痢疾、肺炎等，对他伤害最大的是阿米巴痢疾。当时他不知怎么患上了阿米巴痢疾，每天腹痛腹泻，一天要泻七八次，苦不堪言，而且一泻就是 2 年多。腹泻使他本不健壮的幼小身躯雪上加霜，身体瘦得就像柴火棍。家长也买了一些当地郎中开的中药和偏方，如马齿苋、鸦胆子等熬水喝，虽然不知吞下了多少连大人都难以下咽的苦药汤子，但病却一直没有起色，他只能默默地忍受着疾病的折磨，因此更加引起了全家人的怜爱。

正在大家一筹莫展之际，一个偶然事件却突然给他的疾病带来了向愈的生机。已经记不清这一天是什么节日了，家里来了客人，为招待客人，家里做了羊肉、大葱、生姜为馅的饺子。吃完这顿饺子后，他大便的次数竟由每天的七八次减至三四次了，这使家里人大感意外和惊喜。此后爷爷就天天到集市给他买羊肉包饺子，连续吃了五六天后，患了 2 年多的痢疾居然痊愈了，但从此他也再不吃羊肉了，吃腻了。幼年患病的经历，似乎应验了孟子的名言，曰："天将降大任于斯人也，必先苦其心志，劳其筋骨，饿其体肤……"然而上天对他似乎过于"偏爱"，上天的眷顾和考验伴随他度过了其后的数十年。

周德安生来就是一位温柔和善、乐于助人，却不愿给别人添麻烦的人，这场大病之后，少年周德安暗下决心，立志学医，将来做一名好医生，少求人，多救人，为他人解除疾苦。他的这一

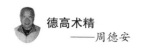
心愿得到了父兄的大力支持和历届班主任老师的鼓励。他本人则全力以赴,早起晚归,披星戴月,刻苦学习,每天都是在妈妈的催促之下才上床休息。为了不让母亲过度操劳,他多次调整作息时间,形成了规律的生活习惯。经过从小学到中学长达11年的不懈努力,1959年他终于如愿考入了北京中医学院(现北京中医药大学)。

二、苦学筑基,名师指点

中医学源远流长,博大精深,医学典籍汗牛充栋,名师大家灿若群星,欲在其中有所作为,绝非一朝一夕之事,如无非常之志、不下非常之功,绝难成就。周德安的学医历程充分证明了这一点。

周德安生性专注,喜欢安静,对读书有浓厚的兴趣,中医学中的阴阳五行、脏腑经络、气血津液、望闻问切、四诊八纲、辨证施治等基础理论,他非但不觉枯燥乏味,反而兴味盎然,乐此不疲。经过大学4年的深入钻研,他对中医学有了较为深刻的理解,发现中医学博大精深,是一门集哲学、生命科学、传统文化于一体的重要医学体系,是一项可以造福人民甚至造福人类的事业,值得用一生来探索和思考。自此他就义无反顾地踏上了漫长而精彩的中医之路,并且越走越宽广,越走越坚实。

中医行业的传统和学术自身的特点决定了拜师学艺是中医传承的一个重要途径。中医的发展、沿革与师徒传承有着密切关系。如金元四大家既各有其师,又各有其相应的弟子;又如金针王乐亭及国医大师贺普仁等著名针灸大家,均得到了名师的传授,同时他们的弟子也在不断地传承他们的研究成果。尤其是贺普仁教授所创立的"针灸三通法",就是由其弟子传遍五大洲的。

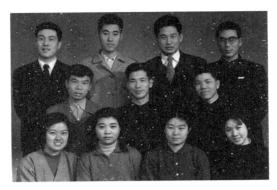

周德安与大学同学合影（中排左一为周德安）

自 1959 年起，周德安跟随参学的名医非常多。他说他们那一代学中医的人是最幸运的，有幸遇到众多中医大家，说出来定会让后来者羡慕，甚至忌妒。在北京中医学院学习期间，北京中医学院及东直门医院的秦伯未、任应秋、陈慎吾、方鸣谦、董建华、刘弼臣、赵绍琴、程士德、程莘农、杨甲三、姜辑君、肖友山、单玉堂都曾是他的老师。1965 年 8 月他从北京中医学院毕业后被分配到北京中医医院针灸科，他又有充足的时间向关幼波、丁化民、王建勋、王乐亭、贺普仁、贺惠吾、于书庄、夏寿人等前辈学习。在广西壮族自治区南溪山医院（现改为广西壮族自治区第二人民医院，下同）工作期间，还有幸随诊于当代著名西医专家张乃铮、曹玉璞、薛启明、汪家瑞、王玉泰、蒋明、潘瑞芹等。正是因为有了这些著名的中西医专家的无私赐教，周德安的中医学养才能不断丰厚，有所建树。

三、抗美援越，初试身手

周德安教授经常对年轻人说："我们这代人，执行任何一项任务，从不讲条件。如毕业分配，科室的选择，从不谈个人意愿，

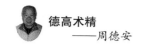
都是自觉自愿地服从分配。"这话不是空洞的说教，而是有具体的内涵，因为那个时代就是这样，党和祖国的号召就是每个人的使命。

1969年元旦刚过，不满30岁的周德安接到了上级领导交给他的一项重要任务——与抗美援越有关的医疗工作。具体安排是到广西壮族自治区桂林市南溪山医院，为越南的伤病员做治疗，时间预计4年，任务完成后，再回原单位。这项工作要求在卫生部（现名国家卫生和计划生育委员会，下同）的统一部署下，举家南迁至广西壮族自治区桂林市。这个任务下达时，周德安的夫人怀孕10个月即将生产，他正满怀着将为人父的喜悦，为孩子的平安降生忙碌着。突然接到这个任务，他和夫人没有任何心理准备，当然更谈不上物质准备了，虽然没有任何准备，但他们还是二话不说就愉快地接受了这一任务。

那是1969年1月6日的夜晚，北方的冬季，寒风料峭，侵入肌骨。在组织的关怀下，一名执行同一任务、负责接生的助产士带着产包随他们一同登上了由北京开往南宁的5次特快列车，奔向桂林。因列车晚点，经过30多个小时的颠簸才于1969年1月8日上午到达目的地。

由于旅途劳顿，加上身体不适，到了桂林的第5天，周德安的夫人出现了生产先兆，于是她被安排到了当地条件较好的解放军第181医院待产。因为劳累太过，宫缩无力，又过了8天，直至1969年1月20日孩子才生下来，是个男孩。因为孩子是由北京到南方来时生的，他们就给孩子取名叫周京南。说来也巧，1972年的同一天，他的次子出生，他们就以最喜欢的桂林风景区芦笛岩中的"笛"字取名叫周京笛。所以两个孩子都与广西壮族自治区桂林市有不解之缘，从他们的名字也可看出周德安的这段人生历程。

中越两国自古以来就是山水相连的友好邻邦，早在抗日、抗法中，中越两国人民就已站在同一个战壕里并肩战斗。抗美援越战争让周德安与越南伤病员在桂林南溪山医院有了近距离的接触。

由于工作的需要，原定在南溪山医院工作 4 年被延期了 3 年，1969～1976 年总共 7 年的时间，他的服务对象就是越南人民，接诊的患者从 20 岁的战斗英雄至 80 岁高龄的老干部都有。从广西壮族自治区凭祥市接病人，到患者好转或痊愈出院，他常常是昼夜不停地全心全意地为他们诊治，他的工作态度与医疗技术赢得了越南政府和人民的衷心赞扬，同时也得到中国政府特别是卫生部的高度评价。

刚进入南溪山医院的时候，周德安只是一位年轻的住院医师，没有进过病房，暂时在一个病区内从事中医内科及针灸科的会诊工作。但因工作需要，必须在短期内独立管病人，当时他的长子京南刚出生 2 个多月就被送到幼儿园，夫人又在外单位工作，还经常出差，困难很多。此时周德安外柔内刚的性格凸显出来了，为了工作，不甘落伍，他勤学苦练，主动在病房生活，虚心向西医老师学习，向学长及护士们学习，向病人学习。

首先从基本功学起，西医的望、触、叩、听，各项理化检查，神经科查体，大病历的书写，甚至连本该护士操作的抽血、打针、输液等，他都想练一练。为了工作的方便，还抽空向翻译和患者学习越语。给他留下深刻印象，让他难以忘怀的老师有对他进行神经内科启蒙教育的神经内科专家薛启明主任，脑的结构、功能和十二对脑神经的作用、神经反射等，就是那时学的，至今还记忆犹新；心血管专家汪家瑞主任，就如何才能鉴别心脏杂音的性质，如何形容淋巴结、水肿的分类的讲解给周德安留下了深刻印象；肾病风湿免疫专家蒋明主任在白血病、肾病、风湿病等方面诊断治疗的理论和经验令他获益匪浅；还有各位学长、护士、翻译及患者等对他的帮助，他至今牢记在心，每每谈及都

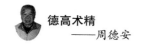

感慨万千。

当时每位住院医要管 10 张病床，每位患者平均住院 2 个月，在 8 年的临床工作中，他共接治了 400 余位患者，其中不乏疗效神奇的病例。如治疗一位 60 多岁的输尿管结石患者，他选取百会、攒竹、中脘、气海、中极、水道、列缺、合谷、阴陵泉、太冲等穴针刺，治疗 8 次后患者排出一块约 0.3cm×0.9cm 大小的结石，腰痛及小腹绞痛立即缓解，得到外科主管大夫的称赞。

中越两国领导人曾多次莅临桂林南溪山医院视察指导工作，多次举办联欢会，高唱中越友谊之歌和表演中越舞蹈，友好气氛就像兄弟聚会一样，热烈非常，他们也都能用中越两种语言进行简单交流。

在卫生部和当地领导的关怀下，在南溪山医院全体员工的共同努力下，周德安他们圆满完成了党和政府交给他们的光荣使命，怀着无比激动和喜悦的心情，于 1976 年 4 月 24 日返回首都北京。7 年的援越之行没有虚度，思想、生活、学习、业务能力都有了飞跃式的提高，可谓硕果累累，为他今后的成长与事业发展打下了良好的基础。

四、支援非洲，传送友谊

周德安一家由桂林返京刚刚 1 年，脚跟还未站稳，工作和生活还未走向正轨，领导又交给他一个更加艰巨的任务——参加援外医疗队援助几内亚。当时他的 2 个孩子还都小，京南读小学二年级，京笛还在幼儿园，家里正是离不开人的时候，夫人张力虽然能干，但毕竟是要独自带 2 个未成年的孩子，困难可想而知，这对他们又是一场考验！他们不愧是党培养的好儿女，在祖国的需要面前，他们再次选择了奉献。周德安二话没说，告别了夫人就登上了飞向非洲大陆的航班。

　　1977 年 8 月，他和医疗队的其他队员一起乘飞机离开了首都北京，这是他平生第一次坐飞机，也是第一次走出国门。这次远赴重洋，目的地是非洲西海岸的几内亚首都科纳克里。

　　在几内亚首都科纳克里，有一个中国专家集中驻地，其中有北京的援几医疗队、广东的甘蔗糖业组、上海的渔业组和浮船坞组、河南的烟草组，还有使馆经参处专家管理组等，有近百人住在一起。大家的工作性质虽各不相同，但目标都是一个，那就是干好本职工作，共同做好外交使者。20 世纪 70 年代以前，物质生活虽然很差，但人心很齐，思想很单纯，大家都有一颗身在国外，心系祖国的赤子之心。"外事无小事，事事都请示"这句话深刻地印刻在每一个人的脑海之中。

　　到达科纳克里的中国医疗队驻地后，周德安他们用了一周时间与原来医疗队的老队员交接工作，然后欢送老队员们乘上返回祖国的班机，看着他们将与家人团聚的兴奋表情，一丝远离祖国、远离家人的忧伤之情油然而生。

　　老队员们回京后，周德安他们这批新队员开始了新生活，前半年由于生活上的诸多不习惯，日子显得格外漫长，每月最激动的日子就是信使来的这一天。每到这天，大家吃过晚饭，就像幼儿园的孩子等家长来接一样，趴在阳台上，双眼紧盯着大门。大使馆的车一出现，他们就一窝蜂地拥上去把车围上，在邮袋里翻找信件。然后就回到各自的房间，一遍遍地看着远方寄来的家信，此时，他们真正体会到了"家书抵万金"的含义。看完信后，立刻拿起笔来，将自己的情况详详细细地写满信纸，向家人报告。

　　医疗队是一支特殊的援外大军，更是一个对外开放的窗口，因为他们的服务对象是人，他们接触的人群非常广泛，既有耄耋老人，也有妇女和婴幼儿，既有几内亚的政府官员，也有普通平民百姓，还有外来的商人，当然还有每天一同工作的当地的医生

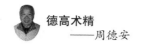

和护士。因此 2 年多的援几工作，使他们对几内亚的政治局势、风土人情、生活习惯等有了一个较全面的认识，同时，他们的工作也为中非友好增添了一块砖，加了一片瓦，成为名副其实的友好使者。

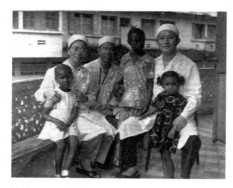

周德安与几内亚儿童合影（左三为周德安）

几内亚位于大西洋东海岸，地处热带，分雨旱二季，因经济落后，生活水平较低，医疗卫生条件差，人很容易患各种传染病，尤其是疟疾，发病率非常高。外籍人员属易感人群，发病率更高，医疗队及其他专家百分之百都曾被感染患病，无一幸免，周德安也不例外，回国后还多次发病，直至疟原虫自动消亡。

在几内亚的 2 年内接诊的病种很多很杂，有疟疾、感冒、痢疾、小儿麻痹症、风湿及类风湿性关节炎、麻风、梅毒、慢性胃炎、颈腰椎病、坐骨神经痛、神经衰弱、男女不孕症、月经不调、鼻炎、湿疹、卒中后遗症、高血压、头痛等数十种。每天门诊量达 60 人之多。其中小儿麻痹症、疟疾、神经衰弱 3 种病占 70% 左右。

周德安在科纳克里工作 2 年，在拉贝和法拉那 2 个城市各工作 1 个月。主要任务是帮助这 2 个城市建立针灸科，同时进行医师培训。在科纳克里医院针灸科工作期间，肩负着日常的门诊与临床带教 2 项任务，每天门诊限量 60 人。对初诊患者，他都是在详细询问病史后给予诊断和治疗，同时给当地医生讲解。一般是上午门诊，下午培训，在他们的努力下，1 个月后学员们便可独立应诊了。他们还对 100 例小儿麻痹后遗症患者的治疗做了一个简单的疗效分析。

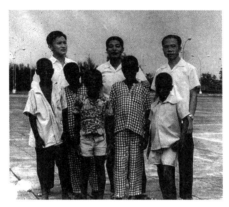

周德安与几内亚儿童合影（后排右一为周德安）

最令人兴奋的是，在几内亚工作期间，周德安曾与另一位针灸医师黄永茂及妇科医师陶卫成功地进行了一次针刺麻醉剖宫产手术，当时在几内亚引起了很大轰动，几内亚国家电视台连续播放近 2 个月。

除了常规的门诊与培训工作外，周德安教授还负责中国驻几内亚人员的医疗保健任务。每天下班后还要在保健室为中国人诊治，打针、输液样样精通。

诊疗工作之余，他还是一位接送专家上下班的兼职司机，由于他天性温和，不急不躁，总以每小时 40～60km 的匀速行驶，很受专家们的欢迎，特别是周六、周日，其他专家组的同志也经

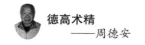

常请他帮忙外出游览或上街购物。

亦医亦农是在几内亚工作的一个特点。因专家驻地除了寓所、礼堂、食堂外还有很大面积的肥沃土地，中国人的勤劳本色在这里凸显了出来，几乎每位专家，包括女医师和女翻译都有一块"自留地"，种些韭菜、豆角、茄子、冬瓜等，每人还有几棵香蕉树，自己动手，丰衣足食，其乐融融，时光也似乎过得快了一些。

在几内亚工作的 2 年，也留下了一个遗憾，这就是他父母在这期间相继去世，而他却未能见他们最后一面。虽然同志们发自肺腑的关怀与慰问给了他很大的安慰与鼓励，但是一年内父母双亡的悲痛确也难以平复。此后半年的时间他都走不出这道阴影。直到现在提及此事，周德安还免不了有几分伤感，甚至落泪。

五、博采众长，首创六治

周德安从踏进中医大门的那一刻起，就下定了要弘扬中医学，造福人类的决心，并一直在实践着自己的决心。在大学学习期间，他亲耳聆听赵绍琴、焦树德等中医大家授课，深受教益。从那时起，他立志要为中医学的继承发展做出贡献。他熟读《黄帝内经》《伤寒杂病论》《丹溪心法》《针灸大成》《医林改错》等中医典籍。

周德安认为熟读经典是做一名好针灸医生的必备根基。周德安在中风治疗方面，深受《医林改错》活血化瘀理论的影响，受补阳还五汤制方原理的启发，在针灸治疗上举一反三，创立出针灸"补中益气方"，应用于临床后发现其功效远超出补阳还五汤的功效，同时又具有李东垣的补中益气汤之功用，可广泛用于各种虚证、慢性疾病的治疗。周德安还深受《丹溪心法》中关于痰的精辟论述"痰之为物，随气升降，无处不到"及"百病中多有兼痰者，世所不知也"这两句话的影响，创立了针灸治痰的四法、四方。

正因为他具有习古不拘、创新不泥的精神，在潜心钻研《黄帝内经》《难经》《针灸甲乙经》《针灸大成》及现代针灸文献的基础上，结合其约50年的临证经验及向诸多名师（明师）学习的体会，经过反复锤炼，努力实践，形成了其"针灸六治"的学术思想。"针灸六治"（治神、治痛、治风、治聋、治痰、治动）学术思想的形成，是周德安理论趋于整体化、临床趋于系统化的一个重要标志。

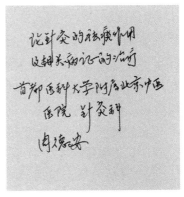

周德安的讲稿

从针灸"治神"学术思想的形成，就可清晰看出周德安是在践行着怎样一条博采众长、习古不拘的成长之路。《黄帝内经》中对于"神"的多篇论述，是他"治病先治神"学术思想的理论基础，关于此他曾有多篇论文阐述。"治神"的常用针灸处方包括"四神方""开四关方""五脏俞加膈俞方"和"督脉十三针方"。其中"四神方"是他长期临床实践的结晶；"开四关方"是他对广大针灸医师常用的四关穴在临床应用于"治神"方面的深刻、独到的体会而开拓的临床应用；"五脏俞加膈俞方""督脉十三针方"是根据《黄帝内经》《难经》理论，在继承金针王乐亭临床经验基础上的发扬创新。

功夫不负有心人，正是由于他勤奋努力，兢兢业业，才得以一步步成长，由住院医师、主治医师、副主任医师、主任医师，直至现今的国家级名老中医、博士生导师，担任北京针灸学会理事、常务理事、副会长、会长等职，并且在国内外发表了学术论

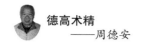
文近 20 篇，撰写的《针灸八要》一书荣获 2003 年中华中医药学会科学著作奖。

六、宅心仁厚，德高术精

周德安从医约 50 年，跟名师、读经典、勤临床，终成当代针灸大家。他在求学、工作和培养后学中一直在强调的一句话就是："医生，与其说是一份职业，不如说是一场修行。有仁心才会得仁术，德高才会术精。"他经常说的一句话就是："治病救人离不开高超的技术，而良好的技术源于高尚的医德。"没有高尚的医德，只图眼前利益，技术上也不可能达到炉火纯青的地步。他认为："只会微笑，没有技术，不能解除患者的痛苦，是纸上谈兵；而有一定技术，没有良好的医德，则是无源之本。"二者缺一不可，所以他的座右铭就是"德高术精，从医之本"。这句话充分体现他的临床、教学和为人处世的原则。

他曾诊治过一个疑难病例，一位 4 岁小女孩，患上了瑞特病，这种病目前国内外尚无有效治疗方法，孩子的父母救女心切，不能眼看着孩子的病情逐渐恶化，他们不惜放弃工作，跋涉数千里从浙江来到北京求医。这种病周德安也是初次接触，根本无经验可谈。于是他客观地、实事求是地向患儿家长讲明了情况，但患儿家长仍然恳请他用针灸给孩子治疗。在孩子家长的再三请求下，他只好按中医"五迟"病的治疗方法尝试治疗。取百会、神庭、本神、四神聪、中脘、关元、天枢、内关、通里、足三里、丰隆、悬钟、公孙、照海等穴施针。回家后他又查阅了相关资料，二诊时予菖蒲郁金汤合五子衍宗丸加减施治。当他得知患儿家庭经济状况较差时，主动为其免费治疗，患儿家属十分感激。如是经半年治疗，孩子病情基本稳定。虽然有了一定的疗效，他还是为不能从根本上解决这一疑难顽疾深感遗憾。他感慨地说:"德高术精是我的奋斗目标,想达到这一目标,还差得远呢。"

在他的日常诊疗过程中,患者众多,诊务繁忙,但他总会抽出时间对他带教的徒弟、学生进行"思想品德"教育。他教导学生,看病的重点永远要放在"人"上,而不是"病"上。为家境贫困、经济拮据的患者免费诊疗是他经常做的事。他看病的重点永远是以人为本、着眼于人的身心的恢复。

说到术精,从香港凤凰卫视女主播刘海若的康复治疗可见一斑。

2002年5月,刘海若在英国遭遇车祸,虽经英国皇家圣玛丽医院抢救,但她一直处于植物人状态。医生劝其家属放弃治疗,但其家属始终怀有一线希望,他们请求中国医生前来会诊。北京宣武医院著名神经外科专家凌锋教授应邀前往英国会诊,并于2002年6月8日用专机将她接到了北京宣武医院进行治疗。受凌锋教授的邀请,周德安于2002年6月11日前往北京宣武医院参加会诊。当时刘海若仍处于深昏迷状态、全身多处青紫瘀斑,仔细检查后周德安认为她还有恢复神志甚至健康的可能,应以促醒为第一要义。于是决定采用针灸疗法,制订出了第一套治疗方案:醒脑开窍、活血化瘀。针灸取穴为百会、神庭、本神、四

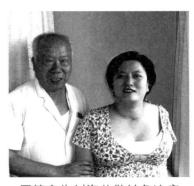
周德安为刘海若做针灸治疗

聪、内关、通里、中脘、丰隆、悬钟、公孙、涌泉,称为"促醒针"。周德安把这组穴和针刺方法教给了他的学生、当时在北京宣武医院针灸科的王桂芳大夫,嘱其按照这组穴针刺治疗。经过1个多月的治疗,奇迹出现了,刘海若清醒了过来,并能进行简

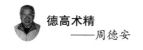

单对话。

　　2002年8月底周德安又对刘海若做了第2次会诊，当时她身体羸弱、肢体活动不利，情绪低落。周德安询问她能否回忆起过去的事情，她回答说全都不记得了。请她照相时，她难过而又无奈地说："现在的我容颜受损、情绪又低落，还怎么照相呢？"周德安一面安抚她，一面暗下决心，一定要以针灸解除她的身心痛苦。经四诊辨证，周德安认为她当时是元气耗伤，经脉瘀滞，据此制订出了第二套治疗方案：补元益气、通经活络。针灸取穴为百会、神庭、本神、四神聪、手三里、内关、通里、合谷、中脘、天枢、气海、关元、阳陵泉、足三里、三阴交、太冲。经过4个月的治疗，病情逐渐好转。至同年12月底，刘海若已经可以下地行走了。但是，又出现了新的问题：随着她的认知功能不断提高，记忆力的不断恢复，与过去相比，她无法接受现在的自己，因而出现了严重的焦虑、抑郁、失眠等问题。且还遗有面瘫、小便失禁等症状，所以她的脾气变得越来越急躁，她不停地吃东西以试图缓解这种焦躁情绪。但焦躁情绪仍不时爆发，甚至她执意要参加全市中西医专家大会诊，说"我有知情权"。经凌锋和周德安苦苦相劝，她才放弃这种不合理的要求。根据这种情况，周德安制订出了第三套治疗方案：调节脏腑、镇静安神。针灸取穴分为两组：第一组是百会、神庭、本神、四神聪、内关、神门、合谷、中脘、天枢、气海、关元、丰隆、公孙、太冲；第二组是"督脉十三针"合"五脏俞加膈俞"，两组穴交替使用。这样，她的焦虑、抑郁、失眠等问题才得以逐渐缓解。

　　2003年春夏之交，北京SARS疫情肆虐，刘海若不得不从北京宣武医院出院。出院后她一直接受周德安的针灸治疗，每周3次。在治疗中，细心的周德安发现她有多饮、多食之症，经及时检查尿常规，发现其尿糖高，还有酮体，经进一步检查，确定为糖尿病。于是针灸取穴加上了鱼际、照海等清热滋阴的穴位。就这样，周德安不断地为她调整治疗方案，"量身定制"针灸取穴。

经过周德安数年的悉心调治，刘海若这位凤凰卫视的"台柱子"，像凤凰一样在浴火中重生。2007年4月，那场灾难性的车祸得以结案，她也终于重返香港，重返凤凰卫视，重返她热爱的新闻事业，这时的她已经能主动接待和采访客人，并能组织短文进行报道了。

周德安初次见到刘海若时，她还处于昏迷状态，身上带着静脉输液管、鼻饲管、气管切开之插管及导尿管等多条管道。面对如此严重的病情，进行的又是国内外、中西界都十分关注的诊疗，周德安事后回忆说：在那一刻，他只有一个心思，就是怎么能最大限度发挥中医优势使其转危为安，在那一刻，对病人的关怀、爱护、同情之心超越了一切。所以他才能平心静气，制订出一系列适合于患者的诊疗方案。身心同治、双管齐下、对症下针，是整个治疗取效的关键因素。更重要的是，在整个诊疗的过程中，他时刻注意和患者进行开放、坦诚的心与心之间的交流，一方面，借此判断患者神志恢复情况；另一方面，经历过严重身体和精神创伤的患者，医家的鼓励和支持及对恢复的信心对于患者来说至关重要。并且根据患者神志的恢复情况，配合相应的具有重镇安神、养心安神、补益安神等治疗，更有利于患者身心的彻底康复。经过8个月的对症治疗，效果惊人，患者不仅可以弃杖而行，而且思维敏捷、对答切题。神奇疗效，使周德安蜚声针坛。也是对其座右铭"德高术精、从医之本"最好的诠释。

七、客座宝岛，传道授业

2005年11月至2006年1月10日，周德安和夫人张力应中国台湾长庚医院之邀，赴台学术交流，为期2个月。说来也巧，离京赴台的2005年11月2日，恰逢周德安教授66岁大寿，将

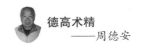

德高术精
——周德安

要与周德安夫妇朝夕相处的几位中国台湾同道，事先在他们的寓所精心准备了一场别开生面的生日晚会，他们夫妇一到，生日晚会立即开始，大家共同举杯为周德安祝寿，气氛非常热烈感人。

第2天周德安便到长庚医院与院长陈敏夫先生和针灸科主任孙茂峰先生会面，与他们共同制定学术交流的安排与具体内容，包括授课、临床带教（门诊和查房）、疑难病案讨论等。时间从周一至周五全天，上午8点到9点授课1小时，9点半至11点半查房，下午1点至4点门诊，4点至5点疑难病历讨论，时间安排得相当紧凑。

长庚医院的住院患者病种与内地针灸科基本相同，也是以中风、顽固性疼痛、帕金森病等为主，偶有妇科病。门诊则病种较多，除上述疾病外，较多见的还有腰腿痛、神经性耳聋、小儿多动症、神经衰弱、焦虑症、抑郁症、睡眠障碍、疲劳综合征、小儿遗尿，近视也很普遍。他们的针刺方法除传统方法外，董氏奇穴应用较多。

周德安在长庚医院访问时的宣传版

周德安访台期间共授课30学时，其中林口长庚22次，高雄长庚8次，听课人数达600余人次，授课内容以他的针灸八要为主，博得了长庚医院的高度赞扬，并被授予"台北长庚纪念医院客座教授"的荣誉称号。同时还给予"金针济世""术精德厚"及"杏林之光"的美誉。

门诊治疗中有一个典型病例令周德安至今难忘。那是一位

90 岁高龄的男性患者，在美国探亲时不幸被车撞倒，当即送往医院紧急处理，在检查过程中除发现几处皮外伤外，肢体功能并无大碍。然而 2 天后他的视力逐渐减弱，最后发展至几乎失明的程度，经 1 个多月的治疗，效果不显著而返回中国台湾。回台后恰值周德安在长庚讲学，患者闻知后，第 2 天就赶到林口长庚医院针灸门诊求治。周德安详细询问病史后为他针刺治疗，令人惊奇的是，只针刺了 1 次，患者就奇迹般地复明了，患者高兴的程度难以言表。

工作虽然接近满负荷，但工作之余的生活却也丰富多彩，他们不仅游览了著名的阿里山、日月潭和垦丁，也在学生家长的陪同下，观赏了台北茅空阳明山、台北故宫博物院、淡水等名胜和美景，尤其是登茅空品高山茶，观台北夜色，令人赏心悦目，心旷神怡，流连忘返。他们还游览了台北 101 大楼，并乘坐摩天轮，整个台北尽收眼底。除了游览观光，他们还到基隆庙前街、台北的士林夜市、鹿港小镇，享用了担仔面、鼎泰丰的小笼包、王品烤牛排、黑尾鱼、樱花虾等地方佳馔，品尝了凤梨酥、豆沙饼、奶油酥饼、方块酥、铁蛋等名点小吃。中国台湾之行不仅做了学术交流，也领略了宝岛台湾的风光，可以说是收获颇丰。

八、教书育人，殚心竭虑

周德安大学毕业后一直在临床一线工作，他先后在内科门诊跟随关幼波、王建勋、陈家杨、丁化民等老中医学习，初步掌握内科辨证论治思路及他们的用药特点。继而

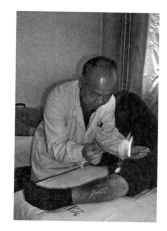

周德安对患者进行火针治疗

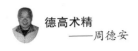

到针灸科，从一诊室到六诊室，随诊于王乐亭、贺惠吾、贺普仁、夏寿人、田稳民及于书庄等前辈，对针灸名家的学术思想与临床经验，特别是配穴经验与针刺手法有了较深认识，为今后从事的专业奠定了理论与实践基础。

周德安至今已培养国内外弟子千余人，积累了丰富的经验。他教书育人有以下特点：

重视对学生德育教育，每次授课他的第一课必是讲医德医风，多少年如一日，无论是科内新医师，还是进修生、实习生，无一例外。他总是先从建立以人为本，全心全意为患者服务的观念讲起，然后再谈巩固专业思想、加强业务学习、提高技术水平、掌握为患者服务的本领等问题。

周德安的师带徒讲稿

坚持"认真"二字，周德安的认真作风是每一位听过他讲课的学生的共同体会，在从教30周年的一个教师节座谈会上，他全面系统地讲述了他30年的教学经验，其中心内容就是"认真"二字。①认真阅读教学大纲，以掌握本学期的授课内容。②认真备课，包括认真阅读教材、认真查阅参考资料、认真书写教案等。③认真授课，包括认真对待每一节课，每一位学生；认真书写板书，认真留思考题，认真听取同学的每一个提问并做认真的回答。④认真对待期末考试及每一次小测验，甚至课堂提问，以便提高同学对该课程的认识程度。⑤认真进行临床带教，指导学生以理论指导实践，从而提高他们的基本技能。

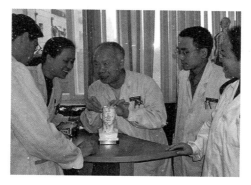

周德安为学生讲解头皮针

　　周德安执教 35 年，《针灸学》这本讲义，他不知讲了多少遍，但每次新班上课他都要重新书写教案，增添新内容。而且每次授课完毕都要认真征求同学意见，听取他们的要求。他说同学提的意见越多、要求越多，他就越高兴。他说学生的问题和要求，有些是他在备课时想不到的，因此必须查阅大量文献，充实自己的授课内容，开阔思路，因此是一个很好的学习机会。他更喜欢学生提一些暂时无法答复及需要共同讨论的问题。他说只有这样，才能促使自己多读书，多学习，掌握更多、更新的知识，教学相长，是一种很好的相互学习与进步的机会。

第二章
学术特点

　　周德安教授读书不倦，对《黄帝内经》《难经》《伤寒杂病论》《针灸甲乙经》《针灸大成》等经典理论了然于心，学术思想受《备急千金要方》《脾胃论》《丹溪心法》《医林改错》《扁鹊心书》等影响。又受教于王乐亭、贺普仁、贺惠吾、夏寿人、于书庄等诸多名家前辈。在实践中不断思考、总结、完善，逐渐形成了独到的学术思想和临床特色。

一、继承前辈，博采众长

北京中医医院成立于 1956 年，针灸科聚集了当时北京地区几乎所有在全国颇具影响的针灸名家。包括王乐亭、夏寿人、贺惠吾、贺普仁、于书庄等。周德安教授的学术思想深受这些名医前辈的影响，是他们学术思想和临床经验的继承与发挥。

（一）金针王乐亭

王乐亭初以"金针"治疗瘰疬成名，他通读经典，精于临床。他注重针刺技法，尤其是透刺法的运用，是北京中医医院针灸科学术特色之一。他创立的一系列针灸处方，如"手足十二针""老十针""督脉十三针""五脏俞加膈俞"等，在当代针灸处方学发展中占有重要地位，至今被国内外针灸界广泛应用。周德安教授遵其思路，或对其处方应用范围有所扩展，或受其启迪创立新方。

王乐亭注重整体观念，强调诊断、治疗应从整体出发。以"五脏俞加膈俞"方为例，在五脏气血、阴阳整体调节基础上加膈俞，调气理血、升清降浊。常用于治疗虚损证，对于脾胃疾病、中风等五脏虚损者疗效卓著，亦常用于治疗不寐、遗精、心悸、眩晕、头痛等症。周德安教授根据《黄帝内经》"五脏藏神"理论，应用"五脏俞加膈俞"方，通过整体调节五脏气血，改善脏腑功能，达到治神目的，将其扩展应用于抑郁症、焦虑症、痴呆等治疗，创立"补益安神法"。

王乐亭治疗瘫痪病证时，根据督脉为阳脉之海，总督一身之阳气的观点，认为阳气不能上升下达，则阴血郁闭，筋脉失荣，致痿弱不用。提出治痿独取督脉，制定"督脉十三针"处方，用于治疗瘫痪、半身不遂、癫狂、痫证、小儿麻痹症、风寒湿痹等

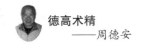

病证。周德安教授继承王乐亭治痿独取督脉的学术思想，又根据督脉入脑的观点，针刺督脉有醒神开窍之功，将其扩大应用于神志疾病如癫狂、痫证等的治疗，发现针刺"督脉十三针"可有效减少癫痫发作，减轻儿童抽动、抑郁焦虑症的烦躁不安等症状，具有重镇安神的作用，成为他针灸治神法之"重镇安神法"。

王乐亭很早提出"治病求本，以胃为先"的观点，创立"老十针"方（腧穴组成：上脘、中脘、下脘、气海、天枢、内关、足三里），不但用于消化系统疾病如胃炎、胃痉挛、溃疡病、肠炎、痢疾、消化不良等的治疗，也广泛用于其他系统疾病中。"老十针"还作为"中风十三治"之一，用于卒中后遗症的气虚血瘀证及慢性病的恢复阶段，可明显增强体质；气血不足所致的妇科病，也常在"老十针"基础上配穴，通过补阳明来调冲任；对于反复发作的癫痫，认为久病多由痰作祟，痰之产生多责于脾胃运化失职，亦常使用"老十针"，特别是食后易发、发时呕吐严重者。"老十针"广泛地用于多种疾病的治疗，充分体现了王乐亭对后天之本中焦脾胃的重视。周德安教授继承了王乐亭"治病求本"的观点，非常重视对后天脾胃的调补，在"老十针"基础上，减上脘、下脘、内关、天枢，加百会、太渊、三阴交，化裁成为"补中益气方"，强化补气活血之功，用于治疗各种虚证；他还继承王乐亭治痰的思路，在保留中脘、天枢、内关基础上，加列缺、丰隆、公孙，化裁为针灸"化痰方"，用于治疗中风、眩晕、癫痫、梅核气、癫狂、抽动症、淋巴结核及各种久治不愈的疑难杂症。

（二）国医大师贺普仁

国医大师贺普仁从事针灸临床约70年，创立了"贺氏针灸三通法"，系统阐述"病多气滞，法用三通"的针灸学术思想，详细论述了构成三通法的"微通法""温通法"和"强通法"的概念、功效、应用范围、操作规程及常用针具的规格、特点、适应证等内容，尤其对火针疗法的继承和发展做出突出的历史性贡献。

"微通法"以毫针刺法为主，"温通法"以火针刺法及灸法为主，"强通法"以放血疗法为主，3种方法有机结合、对症使用，进一步提高了针灸临床疗效。周德安教授全面继承了贺普仁的学术思想，在治神、治痰、治风、治痛、治聋、治动的"针灸六治"学术思想中，自觉地融会了贺普仁的经验与观点，在临床中灵活运用三通法。治神方面，贺普仁在治疗小儿脑瘫、五迟五软、先天弱智类疾病时，常用毫针快速点刺百会、四神聪、神庭、本神、通里、照海等腧穴。关于通里穴，他有"通里通里，通情达理"之说，形象说明了该穴调理神志的作用，与照海配合，是治疗精神、情志异常方面的常用穴。周德安教授在治疗小儿弱智等先天不足疾患及自闭症、多动症时，亦常采取毫针快速点刺法，对于智能障碍、反应迟钝患儿，在"四神方""五脏俞加膈俞方"基础上，加用通里、照海等穴益智醒神。治风方面，对于难治性面瘫，久治不愈的面肌痉挛，应用贺氏经验，用细火针局部点刺；治痛方面，对于慢性疼痛常用贺氏火针疗法配合毫针治疗；"治聋方"中的筑宾穴即是贺氏多年的经验。在治疗痤疮等皮肤病时，贺普仁常在背部肺俞、膈俞和异常的皮肤反应点等处放血拔罐，疗效显著。周德安教授治疗痤疮、银屑病、黄褐斑等皮肤病时，亦常使用贺氏的"强通法"，在肺俞、膈俞、大肠俞等穴放血拔罐，尤其是治疗发作期银屑病，周德安教授认为此法效果"常比激素还快"。

（三）其他老中医的影响

北京中医医院已故针灸名医夏寿人、贺惠吾、于书庄等均对周德安教授学术思想的形成产生有益影响。

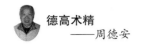
　　夏寿人早年曾赴日本东京高等针灸学校学习，1942 年在北平（现北京，下同）开业，1966 年到北京中医医院针灸科工作。他学识渊博、医理精深，选穴注意从腧穴的特性出发，分析该穴所在经脉的病候及经脉所属脏腑的病候，选出可直中病所的关键腧穴和配穴，选穴少而疗效著，尤以擅治三叉神经痛而闻名。在针刺手法方面强调手法宜轻，尽量减少患者痛苦。周德安教授深受裨益，治疗三叉神经痛，常使用夏氏常用的膻中、气海、期门组成的"菱形反应点"理气活血。认同夏氏针刺手法的观点，强调"柔和舒适"。

　　贺惠吾早年留学日本，善用管针治疗胃下垂、胃扭转，常先令患者仰卧，刺中脘、气海，再令患者俯卧，刺脾俞、胃俞，疗效显著。周德安教授治疗消化系统疾患时，常使用贺氏经验。

　　于书庄自幼立志学医，尤其热爱针灸，1968 年到北京中医医院针灸科工作，在针刺机理方面做了大量研究，周德安教授曾经跟随于书庄开展了 5 年的针刺"循经感传"研究，培养了良好的科学研究能力。

（四）现代医学的影响

　　周德安教授在桂林南溪山医院工作期间，曾与北京协和医院、北京宣武医院多位西医专家共同工作并结下深厚友谊。这段经历使周德安教授提高了现代医学知识技能，学到了西医严谨的治学态度，认识了西医看待问题的思想方法，使他一直坚持"中西医结合、中西医并重"的理念，并常教育学生要及时掌握最新医学进展。这种开放的认识，使他临床诊治的病种更加广泛，涉及内、外、妇、儿等多学科疾病，也促进了对针灸优势病种的不断认识与拓展。

二、崇气虚血瘀，重补中益气

周德安教授推崇王清任《医林改错》气虚血瘀理论，重视李东垣《脾胃论》补中益气法。

王清任的主要贡献之一是活血化瘀理论的提出和发展，他说："治病之要诀，在明白气血，无论外感内伤，要知初病伤人何物，不能伤脏腑，不能伤筋骨，不能伤皮肉，所伤者无非气血。"又说："元气既虚，必不能达于血管，血管无气，必停留而瘀。"认为瘀血是由于正气虚，推动无力所致，建立了"补气活血"和"逐瘀活血"法则，创立血府逐瘀汤、补阳还五汤等方剂，治疗50余种瘀证及半身不遂、瘫痪、痹证及难产等，发前人之未发。大量的临床实践证实，中风病的发生虽与肝肾阴虚、风阳上扰、痰火内结、上蒙清窍等有关，而临床上气虚血瘀、经络阻滞者则更为多见。

李东垣遵《黄帝内经》"人以水谷为本"的宗旨，提出"人以胃气为本"，阐述"内伤脾胃，百病由生"之病机理论，强调补益脾胃的重要性，创立名方补中益气汤。王乐亭将李东垣的学术思想用于临床实践，提出"治其本，以胃为先"的学术观点，创立了"老十针"针灸处方。贺惠吾亦重视脾胃，擅治胃下垂，主穴为中脘、气海、脾俞、胃俞。

周德安教授遵循王清任气虚血瘀理论和李东垣《脾胃论》思想，结合补阳还五汤和补中益气汤的组方原则，在王乐亭的"老十针方"、贺惠吾针灸治疗胃下垂经验的基础上，发挥针刺调节气血、活血化瘀、健脾和胃的功效，创立了针灸"补中益气方"。腧穴组成：百会、中脘、气海、太渊、足三里、三阴交。

本方的基本作用在于健脾和胃，补中益气。百会为督脉腧穴，督脉与手、足6条阳经相交，可以总督一身之阳，为阳脉之

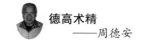
海。百会位于高巅之上，历代医家均称之为诸阳之会。阳主动，人体的一切功能活动，均有赖于阳气的推动而发挥作用。若阳气不足，阴血不能正常运行而阻滞，最易受到外来邪气的干扰，变生他病。因此百会主要作用在于益气升阳，率血运行，通经活络，大有黄芪、党参、升麻、柴胡诸药的协同作用。中脘乃胃之募穴，又为腑之会，是脏腑精气会聚之处，具有健脾和胃、消食导滞、温中散寒等作用。足三里为胃经的合穴，临床应用非常广泛，是人体四总穴之一，临床虽多用于胃肠系统疾病，但由于足阳明胃经为多气多血之经，因此还具有补益气血、通经活络之效。二穴相伍，共奏健脾和胃、补中益气、调和气血、升清降浊及通经活络之效，可比拟党参、白术及当归。气海属任脉，任脉总任一身之阴，为阴脉之海，而气海又为人体元气生发之处，具有蒸腾气化、温暖下元之效，可谓阴中阳穴，尤其是与上述诸穴相伍，可以加强其健脾和胃、益气升阳及通经活络的作用。该穴除具备上述补气药作用外，还具有补肾壮阳药及甘草、陈皮等调和药的作用，在本方中亦有重要位置。太渊为肺经的原穴，又是八会穴中的脉会，肺主一身之气，气血相依，是气血并重的一个腧穴。临床上观察到本穴既有益气养血之功，又有行气活血之效，具有上述二方中的当归、赤芍、川芎、桃仁、地龙和红花诸药的共同作用，同时也具有补气行气药的治疗效果，是治疗气虚血瘀型中风不可缺少的一个腧穴。三阴交是肝、脾、肾3条足阴经的交会穴，本身隶属于脾经，临床上多用于健脾益气，补血调经，亦兼补肝肾之阴，因此又有培补精血、益阴助阳之效。特别是与以上诸穴相伍，更加强了健脾和胃、益气升阳、补血调经、通经活络等效果，其临床效应偏于治血，相当于补中益气汤中的当归，而远较当归的作用为多。

　　针灸"补中益气方"应用范围广泛，最初创立时主要用于中风、眩晕、痴呆等常见脑血管相关疾病，经长期临床观察发现，根据异病同治原则，凡辨证属于中气不足、气血亏虚、气虚血瘀的病症，都可用本方加减治疗。

三、针刺手法，柔和舒适

周德安教授对北京中医医院针灸科前辈的进针手法特点了如指掌。毫针刺法，若以针刺手法之轻重区分，可分为以金针王乐亭为代表的"重手法"和以夏寿人老中医为代表的"轻手法"。周德安教授认为，此轻重之分，非有意将两种手法割裂开，而是为便于掌握要领进行总体上的定性分类，运用得当，皆可起到良好疗效。二者并无矛盾，运用时不能只执一端，而应灵活掌握，"轻""重"结合。两位老前辈都使周德安教授获益匪浅，但就针刺手法而言，周德安教授更倾向于"轻手法"，认为"针刺手法应以柔和舒适为宜"。

周德安教授非常注意进针前的准备工作，特别是操作手的消毒，无论再忙也严格使用酒精棉球进行手消毒后再操作。持针时，必用持针之右手中指指腹快速轻刮针尖，以便发现针尖是否有弯曲（俗称毛刺）的情况，这是他多年形成的习惯。过去没有一次性针具，所用针具都是反复消毒使用，几乎每次出诊都会发现少数针有毛刺，周德安教授的仔细，避免了可能带给患者的痛苦，这一细节充分体现了他对患者的关怀。

进针时，以单手进针法为主，右手拇、食指夹持针身下端，露出针尖3分左右，紧靠中指指腹，肘、腕部几乎不动，仅凭右手拇、食指同时用力，将针尖迅速、轻柔地刺入腧穴。

火针刺法则全面继承了贺普仁的火针操作手法，以散刺法和经穴刺法为主。针具多选择贺氏细火针，如果没有贺氏细火针，也常用直径大于0.3mm的一次性毫针代替。操作时同样遵循贺普仁制定的火针操作规范，掌握"红、准、快"的原则，针身烧红

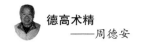

后迅速果断进针，务必保持针身垂直于腧穴，以免针身烧红后变软弯曲而烫伤皮肤。毫针代替火针，遗留的针眼更细，针眼处灼伤可在更短时间内恢复，这也是周氏针刺手法柔和舒适的体现。

四、针药并重，有机结合

　　唐代著名医家孙思邈提出："若针而不灸，灸而不针，皆非良医也。针灸不药，药不针灸，尤非良医也……知针知药，故是良医。"周德安教授深以为然，他强调"针药并重，必须两条腿走路，有机配合"。针灸临床与中医其他各科一样，都要以中医基础理论为指导。认识、分析及治疗疾病，都要根据四诊八纲、辨证施治理论。处方讲理、法、方、药，而针灸则讲理、法、方、穴，还要加一个术（手法）；药有君、臣、佐、使之配，穴有主、从之分；药分温热寒凉，针灸则有补有泻，用药选穴都有归经所属问题；等等。说明针灸配穴与中医处方开药有着相似之处。

　　周德安教授认为：针灸和中药各有所长，应各尽其长，不可偏废。针药并重，有机配合，才能提高临床疗效。"针药并重"不等于"针药并用"，"针药并重"强调的是针灸医生在思想认识上要将中药治疗的重要性提高到与针灸同样的高度，而在临证时则并非所有疾病都"针药并用"，应根据疾病的具体情况选择合适的治疗方法，或针或药，或针药并用，各尽所长，有机配合。对于与全身脏腑、气血功能密切相关的疾病，包括中风、眩晕、痴呆、失眠、抑郁、耳聋耳鸣、儿童多动症、抽动症、五迟五软等，多采用针药结合的方法；对于局部气血瘀滞、经络不通导致的头、面、颈、肩、腰、腿痛和痛经等多种痛症，以及带状疱疹、银屑病、湿疹、痤疮、黄褐斑等多种皮肤病，仅以针灸治疗手段即可达到满意疗效。

五、针灸并用，相辅相成

周德安教授常提及《医学入门》"药之不及，针之不到，必须灸之"之说，认为针法、灸法各有其能，应相辅相成。葛洪、王焘和窦材这些中医史上对灸法有突出贡献的医家，对他临床应用灸法产生了重要影响。

葛洪《肘后备急方》提出"急症用灸"，将灸法用于救治卒中、恶死、癫狂、昏厥、寒湿、吐泻、霍乱、痈疽等急症。受此启发，周德安教授在治疗中风急性期的脱证，早期及时灸神阙、关元、足三里，以益气固脱、回阳救逆。《肘后备急方》最早记载隔物灸，灸法所隔之物，包括隔蒜、隔盐、隔椒、隔面、隔瓦甄等，如"以盐纳脐中，上灸二七壮，治卒霍乱"。周德安教授认为隔物灸具备艾灸和药物的双重作用，施灸时火力温和，无灼痛感，患者易于接受。在治疗中风急性期神昏痰鸣、目合口张、手撒遗尿、汗出淋漓、四肢逆冷、脉微欲绝之脱证时，遵王乐亭回阳固脱法，用盐将肚脐填平，上盖姜片，将艾炷置于姜片上，配合灸气海、关元。关于灸治艾壮的数量，周德安教授从《肘后备急方》，以一壮、三壮、五壮、七壮为基数，后以七为尾数加壮，包括二七壮、三七壮、四七壮等，以七为阳数的代表，体现以补阳为主的学术观点。

王焘在《外台秘要》中辑录了许多经络、孔穴的内容，但治疗却"唯取灸法"。关于施灸部位，提出"腹中者，水谷之所盛，风寒之所结，灸之务欲多也，脊者身之梁。太阳之所合，阴阳动作，冷气成疾，背中重浓，灸之宜多。经脉出入往来之处，故灸能引火气"。周德安教授取其思想精华，灸法取穴常在腹部和脊柱两侧，例如治疗慢性消化系统疾病，腹部常灸中脘、气海，背部灸脾俞、胃俞；治疗慢性支气管炎、支气管哮喘、过敏性哮喘、

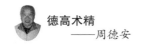
过敏性鼻炎、免疫力低的反复感冒等肺系疾患时，常灸风门、肺俞；泌尿生殖系统疾病，常灸下腹部关元穴、腰背部的命门、肾俞等穴。

周德安教授对灸法的认识受窦材的《扁鹊心书》影响最深。窦材的学说可概括为"须识扶阳""温补脾肾"和"灼艾第一"，临证将灸法置于首位。指出"医之治病用灸，如做饭需薪"。认为"大病用灸，方保无虞"。大病即急危重症，将灸法当作急救扶阳的首选措施，主张早灸、多灸，"若灸迟，真气已脱，虽灸亦无用矣，若能早灸，自然阳气不绝，性命坚牢"。这些观点坚定了周德安教授对中风病急性期中脏腑之脱证早用灸法的主张。在保健方面，窦材提出常灸关元、气海、命门、中脘以防病养生的方法。窦材用灸法治疗疾病范围广泛，认为虚劳咳嗽、潮热咯血、吐血等属于肾气损而欲脱，急灸关元三百壮；中风失音乃肺肾气损、金水不生，灸关元五百壮；小便下血，属房事劳损肾气，灸关元二百壮；霍乱吐泻乃冷物伤胃，灸中脘五十壮；四肢厥冷，六脉微细，属元阳欲脱，应急灸关元三百壮；水肿鼓胀，小便不通，气喘不卧，属于脾气大损，急灸命门二百壮，以救脾气，再灸关元二百壮，以救肾水。受以上启发，周德安教授以关元穴作为最常施灸的主穴。对于灸关元治病的机理，他有更深刻的认识，他根据《难经》"诸十二经脉者，皆系于生气之原。所谓生气之原者，谓十二经之根本也，谓肾间动气也。此五脏六腑之本，十二经脉之根，呼吸之门，三焦之源"的理论，指出肾间动气受于先天，是维持生命活动的原动力，但须依赖小肠不断吸收营养以充盈。关元穴是小肠募穴，欲使命门之火充盈，须灸小肠募穴关元。故关元穴不仅系先天之本，又系后天生化之源，既可健脾又可补肾。另外，他根据《备急千金要方》"妇人绝子不生，胞门闭塞，灸关元三十壮"和《铜人腧穴针灸图经》"关元治脐下疼痛，妇人带下瘕聚，因产恶露不止，月经断绝，经冷"等论述，应用灸法治疗妇科常见疾病，取得良好疗效。

周德安教授曾使用隔姜隔盐灸神阙的方法成功治疗一例中风后急性尿潴留：一男性患者因急性脑梗死住院，并出现急性尿潴留，由于合并全身大面积严重烧伤，无法进行导尿操作，患者烦躁不安，病情紧急，处置棘手。周德安教授想到孙思邈《备急千金要方》提出"治气淋方……脐中着盐，灸之三壮"，遂试用隔姜隔盐灸神阙法治疗，很快患者排出几百毫升潴留尿液，避免了因急性尿潴留引起的病情加重和急性肾损害等严重并发症。其学术继承人刘慧林副主任医师。面对诸多中风后尿急、尿频、尿失禁患者，想到周德安教授治病案例，遂将隔姜隔盐灸神阙法应用于中风后尿失禁患者，取得良好疗效。由于疗效肯定，操作简便安全，该疗法 2005 年开始成为北京中医医院针灸科治疗中风后尿失禁、尿频、尿急的规范，并向多家协作单位推广应用。这是对周德安教授灸法治疗中风病、尿潴留继承基础上的创新，扩大了临床应用范围，形成了诊疗规范并广泛推广，其主要适应证是以气虚、肾阳虚为主要证候的中风后尿失禁、尿急、尿频患者。

综上所述，周德安教授在历代医家论述基础上，临床施灸时，常用腧穴包括关元、中脘、气海、神阙、肺俞、脾俞、肾俞、命门、足三里等，应用范围包括：梦遗滑精、阳痿早泄、遗尿、小便频数、癃闭、尿浊尿血等泌尿生殖系统疾病；月经不调、痛经、闭经、崩漏带下、产后出血、子宫脱垂等妇科常见病；慢性胃炎、胃溃疡、胃下垂、消化不良、肝病、腹泻、便秘、脱肛等胃肠消化系统疾病；慢性咳喘、心悸、胸痹、动则喘促、水肿等心肺疾患及中风病和一切虚劳损伤；等等。

第三章
针 灸 六 治

　　"针灸六治"是周德安教授经长期临床探索研究形成的学术精华，包括治神、治痰、治痛、治风、治聋、治动。"治神"为六治之首，提出"治病先治神"理论。针灸治痰法广泛用于疑难杂症；针灸长于治痛，以虚实、痛位、气血辨治，多种针具结合使用；风、聋、动概括了其擅长治疗的3类疾病范畴，治风、治聋、治动包含对老年多发病中风、眩晕，多发、难治病神经性耳聋，儿童常见病多动症、抽动症等独到的辨治理论和方法。

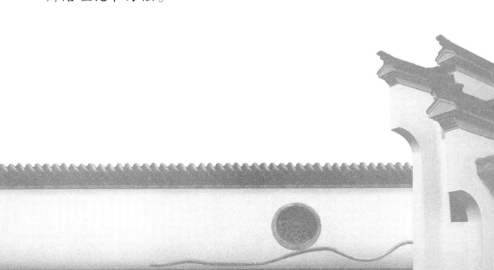

一、治病先治神

周德安教授十分重视"神"在疾病发生、发展和预后中的作用，提出了"治病先治神"的理论。在长期的临床实践中，制定了针对不同证情的镇静安神、补益安神、重镇安神等"治神"原则，创立了针灸治神的基本方剂——"四神方"和治神十法，扩大了金针王乐亭"五脏俞加膈俞""督脉十三针"和传统"开四关"等方法的临床应用范围，取得了良好疗效。

（一）"治病先治神"的含义

"神"对于疾病的发生、发展和预后均有重要作用，针灸"治神"对于疾病治疗有重要意义，"治神"是针灸治病大法，为针灸治病的要旨。

所谓"先"，有两层含义：其一，治病以"治神"为先，强调"治神"在针灸治疗中的重要性。针对精神、情志因素对疾病的发生、发展、转归的重要影响，以及疾病对患者情绪的不良影响，在治病时均施以"治神"针法；其二，针刺以"刺神"为先，强调针刺腧穴时的先后顺序，即先针刺"治神"腧穴，再针刺其他腧穴。

（二）"治病先治神"的理论依据

《黄帝内经》中对于"神"的多篇论述，是周德安教授"治病先治神"学术思想的理论基础。《素问·上古天真论》曰："恬淡虚无，真气从之，精神内守，病安从来。"说明我们的先人早就认识到精神内守、情绪安定是保持身体健康的重要前提。周德安教授认真体会"凡刺之真，必先治神""凡刺之本，先必本于神"等《黄帝内经》理论，充分认识到"治神"在针刺治疗中

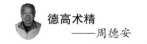

的重要性。他根据《素问·宣明五气》"五脏所藏：心藏神、肺藏魄、肝藏魂、脾藏意、肾藏志。是谓五脏所藏"和《灵枢·本神》"肝藏血，血舍魂，肝气虚则恐，实则怒。脾藏营，营舍意……必审五脏之病形，以知其气之虚实，谨而调之也"等论述，认识到神是脏腑生理功能、病理状态的重要外在表现，既可通过针灸"治神"，帮助调整、恢复脏腑功能，治愈疾病，又可通过调整脏腑气血功能，改善人的精神状态。

（三）"治神"针法形成

"治神"针法的形成有两方面，一是通过对经典理论的学习与思考，加上长期的针灸临床实践，逐渐摸索形成，如针灸"四神方"为代表的镇静安神法。二是拓展了金针王乐亭针灸"五脏俞加膈俞"方和"督脉十三针"方的应用范围。针灸"五脏俞加膈俞"方属于王乐亭治疗中风病的"中风十三治"处方之一，原本治疗卒中后遗症，五脏虚损，阴阳、气血俱亏诸症。根据"五脏藏神"和"从阴引阳、从阳引阴"的理论，将其广泛用于久病、虚证为主的精神、情志疾病，形成了"补益安神"法。"督脉十三针"方亦属王乐亭"中风十三治"处方之一。根据《难经·二十八难》督脉循行"入属于脑"理论，将督脉十三针应用于癫痫、失眠及儿童多动、抽动、自闭症等治疗，发现可有效改善疾病症状，发挥"重镇安神"的作用，形成"重镇安神"法。

（四）"治神"针法及应用

1. 镇静安神法

处方：四神方：百会、神庭、本神、四神聪、神门。

方义：本方由神庭、本神、四神聪、神门4个含有"神"字的腧穴及百会穴组成。中医里的神有两种含义，一种是指人的思维意识活动的神，另一种是指人体一切正常生理活动的外在表现。治神取用神字穴，主要是根据古人的经验，具有镇惊安神的作用。四神之中有三穴在头部，盖因"头为精明之府，神明出焉"之意而用。百会、神庭均为督脉经穴，百会穴具有安神镇静、益气升阳和清热泻火之功；神庭乃神所居之处，居庭则神安，离庭则神动，故取神庭以安神；百会与神庭相配，具有较强的镇静安神、开窍醒神和益气健脑作用。四神聪安神定志，常用于治疗中风、头痛、眩晕、癫痫、痴呆等病症，其另有益智开窍之功；本神补元益智、增强记忆。头部诸穴相伍，可加强精明之府（脑）的功能。神门为心经的原穴，既可养血，又可安神。因此，此方既有安神益智之功，又有镇静安神之效。诸穴配伍，则成为治疗神经衰弱、小儿大脑发育不全及老年性痴呆等病的主方。

此外，内关、攒竹也是镇静安神的常用穴。内关，《针灸甲乙经》曰："心澹澹而善惊恐，心悲，内关主之……心惕惕不能动，失智，内关主之。"攒竹，《针灸甲乙经》曰："小儿痫发，目上插，攒竹主之。"《针经指南》曰："脑昏目赤，泻攒竹以偏宜。"也是经多年临床使用十分有效的镇静安神的常用穴，此二穴配合四神方使用，可以加强镇静安神之功。

四神方作为"治病先治神"理论应用的主方，广泛应用于临床内、外、妇、儿各科疾病的治疗，临床凡出现以精神、情志、记忆、思维为主要病变的疾病，包括小儿多动症、抽动症、小儿弱智、脑炎后遗症、失眠、中风、眩晕、痴呆、癫痫、帕金森病、抑郁症、焦虑症、更年期综合征等，均以"四神方"作为主方；其他与精神、情志密切相关的疾病，包括耳聋耳鸣、各种疼痛、银屑病、湿疹、痤疮、带状疱疹、黄褐斑等多种皮肤病和月经不调等多种妇科疾病，在治疗原发病的同时使用"四神方"，往往获得佳效。

例如在治疗神经衰弱方面，周德安教授就有独到的经验。神经衰弱是一种临床常见病和多发病，与中医学中的不寐、虚劳、

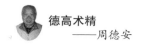

郁证类同，临床主要表现有失眠健忘、眩晕头痛、心悸气短、心烦易怒、遗精阳痿、自汗盗汗、纳呆乏力、哭笑无常、精神萎靡，严重者会产生悲观厌世情绪，不仅患者的身心健康受到极大伤害，而且会给家庭甚至社会带来不良影响。周德安教授早自20世纪90年代即对该病重点治疗。他在辨证论治理论指导下，总结归纳出"治神十法"。主穴为"四神方"。配穴：①失眠健忘加三阴交。②眩晕加太冲。③头痛加行间。④心悸气短加内关。⑤心烦易怒加四关（合谷、太冲）。⑥遗精阳痿加关元。⑦自汗盗汗加太渊、太溪。⑧纳呆无力加中脘、足三里。⑨哭笑无常加人中、少商、隐白。⑩精神萎靡加灸关元。以上即为"治神十法"。

对于与精神、情志相关病证偏于实证者，亦常配合"开四关法"。《针灸大成》曰："四关四穴，即两合谷、两太冲是也。"合谷、太冲分别是大肠经的原穴和肝经的原穴，位居要冲，是手足经脉分布于四肢的重要关口。合谷主阳属气，位居于上，具有清热解表、疏风散邪、通降胃肠等作用；太冲属阴主血，位居于下，可调和气血，平肝潜阳，兼有疏泄下焦湿热的功能。针刺四穴，开关口气血之通路，可促进全身气血运行，发挥调和气血、平肝潜阳、镇静、止痛、祛风止痉、急救等作用。

【典型病例】

病例1

杨某，女，40岁，1988年8月30日初诊。

主诉：头晕头痛、失眠健忘20余年。患者自15岁月经来潮后即觉情感脆弱，多思多虑，心烦易怒。喜悲泣，心情不畅时加重，并偶有不寐、头晕等症状。随着年龄的增长，上述症状有增无减，后又出现胃脘及两胁胀痛，甚则周身酸痛，久之出现严重的健忘、乏力、便溏及嗜睡现象。西医曾诊断为"神经官能症"，经中西医治疗效果不显而来就诊。查：舌红少苔，脉弦细。

证候分析：患者病程已久，初为五志过极郁而化火，久则气阴两伤,神明被扰,而导致上述症状的出现。当以镇静安神、养阴益气为法治之。

取穴:百会、四神聪、神庭、本神、神门、太渊、太溪。

二诊:1988 年 9 月 1 日,患者自述心情舒畅和平静,并感周身轻松有力。由于患者的病程较长,且本病多与情绪变化有关,因此病情有一定反复,但宗上法,根据症状稍有加减继续治疗近半年,患者基本痊愈,恢复工作。

病例 2

马某,男,22 岁,1981 年 4 月初诊。

其母代诉:表情淡漠、寡言少语 1 个多月。1 个月前因与同事闹别扭而致突然发呆,反应迟钝,表情淡漠,寡言少语,曾于某医院被诊断为"精神分裂症",亦有"神经官能症"的诊断,间断服地西泮等药未见明显效果。现在症状:表情淡漠,寡言少语,但尚可回答切题。查:舌苔微黄而腻,脉象弦滑。

证候分析:证属肝郁气滞,痰湿中阻。治以疏肝解郁,开窍化痰。

取穴:四关、中脘、丰隆。

上穴以泻法治疗 10 余次,患者呆板不语明显好转,但又经常难以入睡,甚至彻夜不寐,遂改用百会、神庭、四神聪、本神、神门、中脘、丰隆等穴治疗,改平补平泻法治 10 余次而愈,现已如常人,恢复工作。

病例 3

刘某,男,22 岁,1989 年 3 月 24 日初诊。

主诉:神疲乏力、忧思多虑四五年。患者自述在上高中时,由于紧张过度而致失眠、健忘,久之感神疲乏力,心烦,严重时焦虑不安,甚至有轻生之念。后经针灸治疗好转。近 2 个月来由于工作及家庭问题前病复发,服地西泮、谷维素等无显效。现感神疲乏力,失眠健忘,纳呆。查:舌淡红、苔薄白,脉弦滑。

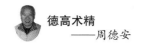
证候分析：证系肝郁脾虚，心神失宁。治以养心安神，疏肝健脾。

取穴：百会、神庭、四神聪、神门、本神、三阴交、太冲。

手法：平补平泻。

如上法治疗 3 次而愈，而后完成 1 个疗程以巩固疗效。

病例 4

韦某，女，38 岁，1989 年 5 月 8 日初诊。

主诉：入睡困难，甚则通宵不寐 20 余年。患者系医生，自述早在上中学时即经常失眠，同时伴有头晕头痛、健忘乏力、月经过多等症状。经中医治疗后月经恢复正常，于 30 岁结婚并生育一个小孩，但失眠、多梦、头晕头痛及健忘乏力等无好转，并经常通宵不寐，精神压力极大，痛苦之状难以言表，曾多处投医无效。查：舌红少苔，有两处溃疡，脉细弦。

证候分析：患者虽病程已久，但观其言语及行动表现，正气不虚，心火亢盛尤为显著。治以交通心肾，镇静安神。

取穴：百会、神庭、四神聪、本神、神门、少府、太溪、行间。

治疗 1 次即安睡一夜，患者来诊时感谢万分，随同来诊的朋友都感欣喜。

神经衰弱多与精神活动有关，中医学认为，人的精神、思维与意识均受神的支配而有喜怒忧思悲恐惊等不同的情志变化。这些不同的情志本属人对外界环境的一种生理反应，不会使人致病。但是五志、七情超越了一定范围，就会导致人体的阴阳失调、气血失和、经络阻塞、脏腑功能紊乱等异常病理变化，使人体发病。因此在医治神经衰弱时，除了进行药物及针灸治疗外，医生还应该对患者说明病情，使患者明了该病非疑难大病，而是一种令人痛苦且易反复发作的慢性病，可以治愈。嘱其不必过度紧张思虑，要心情舒畅，生活规律，善于自我调节。使患者能够与医生相互配合，坚持治疗。

2. 补益安神法

处方："五脏俞加膈俞"方：肺俞、心俞、脾俞、肝俞、肾俞、膈俞。

方义：此方用五脏背俞穴，在于调整五脏之气血阴阳，另加膈俞，分理胸腹上下。背俞穴是脏腑精气输注于背部的腧穴，属太阳经，在表属阳，五脏在里属阴。《素问·阴阳应象大论》曰："故善用针者，从阴引阳，从阳引阴，以右治左，以左治右，以我知彼，以表知里，以观过与不及之理，见微得过，用之不殆。"本方即"从阳引阴"之意，通过针刺五脏俞，达到调理五脏功能的作用。膈俞居于胸腹之间，分理胸腹上下，可调理血气、升清降浊、疏通气血。五脏俞加膈俞的总体功能可概括为调和气血、扶正固本、调理阴阳。根据"五脏藏神"理论，针刺五脏俞调理五脏之气血阴阳，改善失调之功能，可以达到"治神"的目的。

临床应用：本方为四神方应用之补充，从调整五脏整体功能入手，既顾先天，又顾后天，偏于补益，扶正固本。对于久病虚损、焦虑抑郁、癫痫、不寐、遗精、月经不调、小儿多动症等均有良好疗效。

3. 重镇安神法

处方："督脉十三针"方：百会、风府、大椎、陶道、身柱、神道、至阳、筋缩、脊中、悬枢、命门、腰阳关、长强。

方义：督脉腧穴共28个，本着精简、实用之原则，从百会、风府、大椎、陶道以下，每隔1椎取1穴。督脉主一身之阳，针刺督脉可振奋诸阳，以期阳生阴长。通过补、泻不同手法，既可达到补阳益气、强筋壮骨、补髓益脑的目的，又可以达到抑阳清热泻火、醒神开窍、疏通经气、调理气机的目的。

临床应用：治疗以阳盛、实热、痰浊为主要病机的精神、情

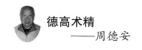
志相关疾病，如癫痫、小儿多动症、抽动症、帕金森病、眩晕、老年痴呆、抑郁焦虑等疾病属于实证者，可用泻法针刺"督脉十三针"，以重镇安神、醒神开窍。

（五）"治病先治神"应用要领

以上3个针灸方为"周氏针灸治神要方"，其应用范围略有区别。"四神方"可镇静安神、补元益智，加强精明之府（脑）的功能。因此，此方既有镇静安神之功，又有益智醒神之效，常用于小儿弱智、脑瘫、脑炎后遗症、小儿多动症、老年期痴呆等，强调益智安神、开窍醒神；而对于不影响智力的小儿抽动症、成年人的焦虑症、抑郁症等情志疾病，以及头痛、失眠等与社会心理密切相关的疾病，则以百会、神庭、神门三穴为主以镇静安神。"督脉十三针"和"五脏俞加膈俞"这2个处方，除上述疾病治疗中可与"四神方"交替使用外，更要发挥"督脉十三针"的重镇安神作用和"五脏俞加膈俞"的补益安神作用。因此，对于帕金森病、癫痫、小儿多动症等辨证偏实证者，常使用"督脉十三针"重镇安神；对于久病者、偏虚者，常使用"五脏俞加膈俞"以调理脏腑气血阴阳，补益安神。

二、怪病要治痰

古今医籍及历代各家对痰与疑难杂症的关系的论述颇多，有"顽疾怪病，均责之于痰""一切顽疾怪病，皆从痰论治"的说法。如《寿世保元》曰："一切怪症，此皆痰实盛也。"《医学入门》曰："痰火所以生异证。"

除以上各家外，周德安教授的针灸治痰理论受金元时期医家朱丹溪的《丹溪心法》影响较大。朱丹溪提出"阳常有余，阴常不足"的观点，倡导"相火论"，对气、血、痰、郁诸病的成因及治疗均有独到见解。尤其对于因痰致病有精辟论述，曰："痰之为物，随气升降，无处不到。"又曰："百病中，多有兼痰者，世所不知也。"指出诸般杂证多与痰相关，痰随气机升降，无处不到，是重要的致病因素：贮于肺为喘咳，停于胃为呕吐，凝于心膈为怔忡惊悸，客于经络四肢为四肢麻木不仁。对于眩晕提出"无痰不作眩，痰因火动"等理论。

周德安教授深受启发，认为各种顽疾怪病均与痰有密切关系，应从痰论治。经临床反复验证，创立了针灸治痰的处方——"化痰方"。腧穴包括中脘、内关、列缺、丰隆、公孙。本方不仅可以治疗因肺脾气机不利引起的咳喘、咽喉不利、梅核气、胸闷、腹胀等多种痰证，亦常作为化痰的针灸基础方，加减化生出针灸"涤痰方""豁痰方""消痰方"，广泛用于由痰导致的多种疑难杂症，取得显著疗效。

"消痰方"是在"化痰方"基础上，加上金针王乐亭和国医大师贺普仁的相关针法而成，用于治疗有形实邪，如淋巴结核、腮腺炎、乳腺增生、急性乳腺炎、子宫肌瘤等。治疗淋巴结核，周德安教授加用王乐亭6寸金针，从曲池穴进针，沿皮下经手五里透臂臑穴，因手阳明大肠经为多气多血之经，透刺三穴可行气活血；治疗乳腺增生、急性乳腺炎、子宫肌瘤等有形实邪，则配合使用贺氏火针局部点刺。火针疗法属贺氏"三通法"之"温通法"，具有很强的激发经气、行气活血功效，此方虽名为"消痰"，实具"消痰活血"之功。这也是周德安教授受朱丹溪痰瘀互结理论启发而总结出的方法，《丹溪心法》云："痰夹瘀血，遂成窠囊。""消痰方"属于痰瘀共治之方，当与朱丹溪痰瘀并治理论相合。

（一）痰之内涵

"痰"是中医学中具有特殊含义的病理名词，有广义和狭义

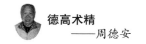

之分。狭义的痰指呼吸道产生的分泌物，可咳出。广义的痰则泛指人体气血不和、脏腑功能失调而引起的以水液代谢失调为主的病理产物，与肾、脾、肺、三焦等脏腑关系最为密切。这种痰是无形的，可以随人体的气、血、津、液输布到全身，致使机体某一部位瘀阻不通而为病，故又为致病因素。周德安教授所治之痰，主要指后者。

生成痰的原因很多，主要是脾肾两虚，气化无力，津液不能正常输布，凝聚而成；或由于肺气不宣，气道阻塞，不能通调水道，致三焦气化失司，水液不能排出体外，凝聚而成；或由内热伤津，灼炼成痰。可见由于多种原因引起的气化不利，影响了肺、脾、肾及三焦的功能，导致水液不能正常输布与排泄，是痰形成的主要因素。有的医家明确指出，痰的实质就是水。如张景岳说："夫人之多痰，悉由中虚而然，盖痰即水也。其本在肾，其标在脾。在肾者，以水不归源，水泛为痰也；在脾者，以食欲不化，土不能制水也。"赵献可也说："盖痰者……原非人身之所有，非水泛为痰，则水沸为痰。"《济生方》则说："人之气道贵于顺，顺则津液流通，绝无痰饮之患。"说明气道不顺是痰饮生成之本。后世又有"脾为生痰之源，肺为储痰之器"之说。

综上所述，痰非人身固有之物，非气、非血、非津、非液，而是由于人体气血失和，脏腑功能失调，三焦气化不利，气道不通，津液运行不畅，不能正常的运化与输布，因此聚而成痰，实乃人体水液代谢紊乱所形成的病理产物。

（二）痰为致病因素

如上所述，痰是人体水液代谢功能紊乱所形成的病理产物，痰形成后，对人体正常生理功能的影响是很广泛的，这一点古今医家也多有论述。如《外科名隐集》说："痰生百病型各色。"《濒湖脉诀》亦云："痰生百病，食生灾。"《医学入门》说："痰火所

以生异证。"《寿世保元》说："一切怪病，此皆痰实盛也。"还有
"百病皆由痰作祟"之说等，都说明痰不仅是人体的病理产物，
而且也是人体的一个很重要的致病因素。其致病机制是痰为阴
邪，其性黏滞，最易阻塞气机、血脉、经络、脏腑及肌肤各部组
织器官，因此病变也非常广泛而顽怪，可涉及内、外、妇、儿等
各科。

（三）由痰所致病症的临床表现

痰瘀作祟既可形成百疾，且有"顽痰怪病""异证"等之说，
其临床表现必然是变化莫测，虚实夹杂，表里不一，形形色色。
诸如头重如裹，昏眩发蒙；胸胁胀满，喘息气逆，咽喉异物状；
善惊易恐，惊痫抽搐，癫狂躁扰，睡卧不宁；或男子阳痿，女子
带下；或痰流经络，偏枯失语；或痰核瘰疬，便干燥结；等等。

（四）从痰论治，辨证取穴

针灸治痰指通过针刺疗法消除痰邪或祛除生痰病因的方法，
可细分为化痰、涤痰、豁痰、消痰 4 种方法。化痰法为治痰的基
本方法。

1. 化痰法

处方：化痰方：中脘、内关、公孙、列缺、丰隆。

方义：中脘为胃之募穴，又为腑会穴，健脾和胃，行气化痰；
内关为心包经络穴，可清心开窍、宽胸理气，加强中脘开胃化痰
作用；公孙为脾经络穴，与内关相配，为八脉交会穴之一，可治
胃、心、胸之疾，脾为生痰之源，公孙健脾养胃，促进运化，减
少生痰之源，治痰之本；列缺为肺经络穴，宣通肺气，理气化痰；
丰隆为胃经络穴，是健胃化痰的经验穴。

临床应用：化痰法可用于各种由痰而引起的病症和水液代谢
功能失调出现的痰涎。中风中经络、眩晕、梅核气、呼吸系统疾

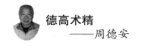

病等常采用化痰法。

2. 涤痰法

处方：涤痰方：由化痰方加天枢穴组成。

方义：天枢为大肠经募穴，具有清泻阳明腑实之功，可加强化痰方泻下通便之效。

临床应用：多用于实证，具有泄热通便作用。

3. 豁痰法

处方：豁痰方：在化痰方基础上加人中、涌泉。

临床应用：用于昏迷或某些神志失常的患者，如中风中脏腑的闭证、癫狂等，具有开窍之功。

4. 消痰法

处方：消痰方：在化痰方基础上，治疗瘰疬时，使用王乐亭6寸金针，沿多气多血之手阳明大肠经由曲池透臂臑；乳腺增生、子宫肌瘤等痰瘀互结之有形实邪，用贺氏火针点刺局部。

临床应用：多用于气滞痰凝、痰瘀互结而聚积成形的病症，如瘰疬、乳腺增生、子宫肌瘤等。可调和气血、激发经气、消痰散结化瘀。

（五）治痰法应用

1. 中风

中风病因不外风、火、痰、虚四端。风痰流窜经络，气血不通，为中风偏瘫常见病机。以中脘、内关、丰隆、公孙为主穴，加上肩髃、曲池、手三里、合谷、足三里、解溪，亦可加环跳、阳陵泉、悬钟等穴。中脏腑则加人中、涌泉、手足十二井穴。涌泉强刺，泻风痰上壅，息风潜阳，对中脏腑之闭证有效；十二井穴三棱针点刺放血，醒脑开窍，更能缓解气血并逆于上之势。

2. 眩晕

眩晕发病机制与中风类似，亦可概括为风、火、痰、虚四端。根据朱丹溪所云："头眩，痰夹气虚并火，治痰为主，加补气药及降火药。无痰不作眩，痰因火动。"治疗原则以清热泻火、息风化痰为法。取风池、中脘、内关、丰隆、公孙。风池可清上逆之火。

3. 癫狂

病机多为肝气郁结、情志失调，或心脾两虚，或阳明热盛、痰郁化火。癫证经久，痰郁化火，可出现狂证；狂证既久，郁火得到宣泄而痰气留滞，又可出现癫证。癫证治以疏肝解郁、理气化痰；狂证以清心泻火、开窍豁痰为法。在治痰方基础上，癫证加合谷、太冲；狂证加人中、涌泉、大椎、身柱、长强。合谷、太冲合而为"四关"，可疏肝解郁、镇静安神、清心开窍；人中、大椎、身柱、长强为督脉穴，督脉总督一身之阳，凡由阳气过亢引起的病变，均可刺之泄其邪热。

4. 痫证

发病多与惊恐伤肾、肝气郁结、痰火上扰清窍等有关，风痰壅盛者常见。治以清热涤痰，解痉息风。取穴：中脘、内关、丰隆、鸠尾、照海、天枢。鸠尾是历代医家治痫经验穴，可清心泻火，涤痰定痫。由于痰涎壅盛致发本病者以夜间发作者较多，痰为阴邪，夜间阴寒气盛，阳气不得宣发而生痰，故以前人经验，夜间多发者加照海。

5. 梅核气

多因情志失调，郁而化火，灼伤阴液，炼液成痰致气、火、痰结于咽喉而成；或由于肺肾阴虚，阴液不足，虚火内生，炼液成痰，结于喉咙而成。治疗当以疏肝解郁、清热化痰为法。取穴：中脘、内关、丰隆、照海、鱼际。照海养阴，鱼际清肺火，二穴配伍养阴清热。

6. 瘰疬

即现代医学的淋巴结核，目前已很少见。本病的形成多因

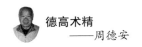
肺肾阴虚，虚火内灼成痰，痰火互结于颈部、腋下或腹股沟等部位；或因肝郁气滞，气血失和，痰瘀凝聚而成。治以调和气血，消痰散结。取穴：6寸金针曲池透臂臑。以6寸金针一针透三穴，即曲池、手五里和臂臑。三穴都为手阳明大肠经之穴，阳明经乃多气多血之经脉，可以行气活血，消痰散结。

三、治痛分虚实

疼痛是临床一种常见病和多发病，更确切地说，它是一种常见症状。疼痛是由于人体受到某种刺激以后产生的一种正常生理反应，而这种反应超越一定程度以后，就会形成痛症。

周德安教授认为疼痛的病因很多，有因气滞、血瘀、寒凝、食积、虫积及外伤等造成的实证，也有因气血不足、经脉失养而引发的虚证。疼痛的部位也非常广泛，从头到脚，从躯干到四肢，从五脏六腑到皮、肉、筋、骨、脉，以及舌、齿、五官九窍等，可以说人体除毛发及爪甲外，均可以发生疼痛。

从疼痛的性质上看，有胀痛、重痛、刺痛、绞痛、灼痛、冷痛、隐痛、掣痛等。一般来讲胀痛多为寒凝引起；疼痛并且有沉重感称为重痛，多与湿邪有关；痛如针刺称刺痛，多为瘀血致病的特点；疼痛如绞如割，非常剧烈，称绞痛，多为实邪闭阻气机而成；疼痛伴有灼热感，并且喜冷者，多为火热之邪所引起；疼痛伴有怕冷喜暖者为冷痛，多为寒邪阻络或阳气不足，或为先天失养而成；疼痛不剧烈，并可以忍耐，但却缠绵不休，持续时间较长者为隐痛，一般多为阳气不足，阴寒内生，气血运化滞涩而成；疼痛时呈抽掣感或牵拉感为掣痛，多由经脉失养或经脉阻滞不通所致，此种疼痛多与肝有关。另有新患之持续性疼痛，并且伴拒按者，多为实证；而久病之隐痛，并喜暖喜按者多为虚证。

（一）病因病机

疼痛病因病机虽多，但大致可分为因气滞、血瘀、痰浊、寒凝、食积、外伤等造成的实痛，以及因气血不足、经脉失养造成的虚痛。临床应根据疼痛部位和证候的虚实辨证论治。实证疼痛十之七八为气滞引起，气滞形成主要与肝气郁结有关。

（二）治疗方法

实证疼痛可通过疏肝理气、活血化瘀达到止痛目的，治疗以局部取穴、循经取穴、特定经验穴相结合。"调气止痛方"为常用处方，可广泛用于多种疼痛的治疗。而对于颈肩痛、腰痛等常见疼痛，则以"颈四针""腰五针"等为主方治疗。

针具的选择要根据疼痛的虚实缓急而定，毫针、火针、艾灸、三棱针、火罐等各有所宜。毫针是治疗各种疼痛的基础针具；火针多用于血瘀、寒凝、外伤等造成的实痛、久痛；艾灸多用于因气血不足造成的虚痛，更多用于妇科、胃肠疾患；三棱针放血与拔罐相互配合，尤其擅治急性带状疱疹等引发的神经痛。

（三）常见疼痛的治疗思路与方法

1. 头痛

头统诸阳，为"诸阳之会""清阳之府"，五脏精华之血，六腑清阳之气，皆朝会于此，为至清至高之处，或为风、寒、暑、湿之外感，或为七情之内伤，使经络血脉闭而不通，逆而不顺，均可导致头痛。

头痛的治疗思路是经络辨证与虚实辨证相结合，局部治疗与整体调节相结合。经络辨证以头痛部位为依据，局部取穴与循经远端取穴相互配合。常用方法为：巅顶痛属厥阴头痛，针刺百会、行间；偏侧头痛属少阳头痛，近取太阳、率谷，远取外关、足临

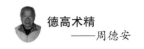

泣；前额痛属阳明头痛，近取头维，远取内庭；后头痛属太阳头痛，近取风池、脑户、风府，远取昆仑；全头痛，近取四神聪、本神、神庭、百会，远取神门安神定志。

在局部治疗的基础上，同时进行机体整体调节。整体调节须辨虚实，虚证以气血不足、经络失养为病机；实证主要分为气滞和痰阻两型。虚证者治以益气活血、通络止痛，常以针灸"补中益气方"（百会、神庭、内关、神门、手三里、中脘、天枢、气海、足三里、三阴交）和"五脏俞加膈俞"方配合使用；实证以气滞为主者，治疗宜疏肝理气、活血化瘀、通络止痛，以"调气止痛方"加减。"调气止痛方"是治疗疼痛的一张处方，腧穴组成为列缺、丰隆、蠡沟，分属肺经、胃经、肝经络穴，又称"络穴止痛方"。肺主一身之气，胃经是多气多血之经，肝主疏泄，性喜条达，肝气郁结最易导致气血不畅，络穴可沟通表里内外，组成疏肝理气、活血化瘀、通络止痛之针灸方。痰阻者治以理气化痰、健脾和胃，常用针灸"化痰方"加减。

【典型病例】

病例 1

甄某，女，42 岁，2011 年 7 月下旬就诊。

主诉：头胀反复发作 10 余年，近来加重。

现病史：近 10 余年来常于失眠、紧张、精神压力大时出现头胀，部位主要在左颞部，发作时常有左眼、左颞、耳周发胀（无左额部、头顶或其他部位发胀），无明显疼痛。症状可持续 1 天，眠后可缓解，反复发作，最多时 1 个月可有 20 余日发作。伴耳鸣如蝉 10 余年。301 医院曾诊断为"脑血管痉挛"，一直难愈。近来几乎天天头胀，舌质暗苔薄白，脉细滑。

诊断：头痛，经络辨证为少阳经头痛。证属气血不足，气滞血瘀，虚实夹杂。

针刺治疗：第 1 组穴：太阳、率谷、外关、足临泣、百会、神庭、内关、神门、手三里、中脘、天枢、气海、足三里、丰隆、蠡沟、太冲。

第2组穴：百会、四神聪、五脏俞加膈俞、风池、大椎、外关、长强、三阴交、左侧翳风、耳门、听宫、头维，左头部少阳经穴包括曲鬓、天冲、浮白、头窍阴、本神、目窗、正营、承灵、脑空等交替选6～7穴。2组穴交替使用。

2011年8月16日述，治疗10余次，近几日头胀明显减轻，睡眠也明显改善，耳鸣几乎消失。

体会：从本案患者头痛特点看，西医诊断当属"紧张性头痛"，治疗困难。针灸治疗首先根据经络辨证为少阳经头痛，再根据其常于紧张、失眠后加重考虑与肝郁气滞关系密切，且久病多虚，考虑为虚实夹杂。治疗时首先按经络辨证，局部取手少阳胆经腧穴为主，配合远端取穴；整体调节遵循"治病先治神"理论，针对虚证，采用补中益气方、五脏俞加膈俞方二者交替，调节机体气血、脏腑功能；针对实证以"络穴止痛方"加减，治疗10余次获得显效。

病例2

李某，女，32岁，于2009年5月就诊。

主诉：头痛反复发作20余年。

现病史：自初中2年级开始头痛反复发作，疼痛部位局限于右侧额、颞、枕部，最初为右眼眶胀痛，自诉"眼睛胀得快要掉出来"，逐渐发展为头部右侧额、颞、枕部疼痛，以跳痛为主，程度剧烈，难以忍受，常伴有呕吐，呕吐后疼痛可以短时间缓解，但很快再次加重。头痛发作时畏声、畏光，右眼常有闪光感，有时头痛未作也会出现。必须独处，在黑暗环境里安静地睡觉，醒后才能缓解。发作诱因与其吃辛辣发散类食物有关，由于患者喜食韭菜、蒜等辛辣之品，虽疼痛亦食用不止。头痛还与月经周期有关，每次来潮的前1天和后1天必头痛。发作频率基本

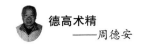

为每周 2 次。初期头痛每次持续 1～2 天，睡觉后第 2 天可缓解，渐延长至 2～3 天甚至更长，睡醒后仍不缓解。曾长期服用止痛药物如阿司匹林、散利痛、芬必得等，初期 1 片，渐加量至 2～4 片，后因担心过分依赖药物而成瘾，自行停止使用。北京协和医院诊断为"偏头痛"，建有完整的长期观察病历并接受镇痛药物治疗，从未接受过预防性药物治疗，也未接受过针刺治疗。此次因陪伴其母亲治疗神经性耳聋，临时决定尝试针灸治疗。

家族史：有偏头痛家族史，父亲长期偏头痛。

检查：舌淡红、苔薄白，脉弦。

诊断：头痛，经络辨证为少阳经头痛，证属气滞血瘀，痹阻经脉。

针刺治疗：百会、神庭、本神、攒竹、率谷与太阳相互透刺（右）、风池、承泣透睛明（右）、外关、合谷、丰隆、蠡沟、丘墟、太冲。

针刺 1 次后 1 周再次就诊，诉 1 周未发头痛，右眼闪光感消失，且月经将至而头痛未发。

继续针灸治疗 1 次，取穴基本同前，其后患者没有继续到针灸科就诊。至 2010 年 5 月 4 日，患者陪同事再次来我院针灸门诊，谈及病情，才知道接受 2 次针灸治疗后，困扰其 10 余年的偏头痛至今再没发作。患者诉第 2 次针刺后，不仅月经前后头痛未作，高兴之余尝试吃了一次韭菜馅儿的饺子也未发作，此后再吃葱、姜、蒜、韭菜等辛辣食物头痛也再未发作。

体会：本案疼痛部位局限于右侧额、颞、枕部，根据经络辨证为少阳经头痛。患者虽然病情日久，但从头痛特点看属邪正剧烈交争，说明正气不弱，且舌脉、神色亦未见虚象。据此，先针刺百会、神庭、本神、攒竹"治神"；率谷与太阳相互透刺、风池、承泣透睛明均为局部取穴，活血行气；外关、丘墟为少阳经远端取穴；丰隆、蠡沟、合谷、太冲是"络穴止痛方"合"开四关法"，行气止痛、镇静安神，为治疗急性疼痛常用组合。治疗 2 次竟获得痊愈。

病例 3

宋某，男，38 岁，2007 年 8 月 1 日初诊。

主诉：左侧偏头胀痛伴左耳鸣 15 年，失眠 2 年。

现病史：患者 15 年前左侧太阳穴处曾受外伤，自觉头部阵发性疼痛，当时未见局部皮肤破损瘀血肿胀等，也未出现头晕、恶心等。隔日疼痛明显缓解，因此未予以认真诊治。但此后每于学习及工作紧张时即感左侧偏头胀痛和左耳鸣，经间断不规则的治疗后，症状时轻时重。近 2 年因工作和学习紧张而致头痛、耳鸣加重，同时伴失眠、眩晕，纳可，二便调，西医曾诊断为"脑血管痉挛"。

既往史：鼻炎、高脂血症。

家族史：无。

望诊：面色红润，体态稍胖，舌暗红，苔薄白。

闻诊：无特殊发现。

切诊：脉弦缓、尺弱。

中医诊断：偏头痛（肝郁气滞、血瘀脉络）。

西医诊断：神经性头痛。

治法：疏肝解郁，化瘀通络，镇静安神。

取穴：百会、神庭、攒竹、太阳透率谷、内关、神门、合谷、耳门透听会、角孙、翳风、筑宾、太溪、悬钟、太冲。

手法：平补平泻法。

中药方剂：加味逍遥散加减。

当归 10g	赤芍 10g	白芍 10g	柴胡 6g
炒苍术 10g	炒白术 10g	远志 10g	炒酸枣仁 30g
茯神 15g	合欢皮 30g	丹参 10g	北沙参 15g
红花 10g	桃仁泥 10g	麦冬 15g	五味子 6g

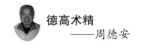
菊花 10g　　　柏子仁 15g　　　薄荷 10g（后下）　　　炙甘草 6g

7 剂，水煎温服，日 2 次。

二诊：2007 年 8 月 10 日，按上法针药并施后左偏头痛明显减轻，睡眠由服 2 片艾司唑仑的情况下才能睡 4 小时，增至服 1 片安睡 6 小时，耳鸣如前，纳可，二便调，治宗原法，效不更方。

体会：本案为长达 15 年之久的偏头痛，因左侧外伤，致局部气血瘀滞，疼痛部位固定不移；再因病程较久，而致患者神情抑郁，晕眩失眠；耳鸣舌暗，脉弦尺弱，为肝肾阴虚之象，治以疏肝解郁、化瘀通络为主。

先取百会、神庭、攒竹、神门安神定志；再取合谷、太冲疏肝解郁，化瘀通络；太阳透率谷为治疗偏头痛的常用穴，具有疏通少阳经气，活血化瘀之功；耳门透听会、角孙、翳风是治疗耳聋、耳鸣的主穴，可以有效地疏通局部的气血，使耳脉畅通；筑宾、太溪、悬钟、太冲是治疗慢性感音性神经耳聋的经验穴，太溪为肾经原穴，太冲为肝经原穴，五脏有疾当取之十二原，肾开窍于耳，肝肾同源是治疗神经性耳聋的理论基础，筑宾为肾经的腧穴，又是阴维脉的郄穴，因此是治疗神经性耳聋的效穴之一，悬钟为八会穴中的髓之会，肾主骨生髓，骨髓上注于脑别为脑髓，因此肾虚、脑髓空虚之头痛耳鸣，可获良效。

本案为病程长达 15 年的患者，病程日久，必虚必瘀，因此以逍遥散疏肝解郁、健脾和营为主，生脉饮益气生津为辅加减治疗。其中当归、赤药、白芍养血柔肝，柴胡疏肝解郁，苍术、白术健脾化湿；沙参、麦冬、五味子益气养阴；远志、炒酸枣仁、茯神、合欢皮、柏子仁养心安神；红花、桃仁活血化瘀，通经活络，以助止痛之效；炙甘草和中，调和诸药，既可减缓柴胡的疏散作用，又可加强苍术、白术、茯神健脾利湿之功；薄荷既可助柴胡疏肝，又可清因肝郁化生之内热，是逍遥散中不可或缺的一味药，因此有些医家称："没有薄荷，则不称其逍遥散。"

2. 牙痛

牙痛是口腔疾患中最常见的一个症状，常并发于各种牙病，如龋齿、牙周炎、牙龈脓肿、牙髓炎等。临床可分为虚实两端。实火牙痛多起病突然，疼痛剧烈，并多伴有口干渴、口臭便秘，甚至出现恶寒发热等全身症状，舌红苔黄，脉弦数，多为大肠或胃腑积热，沿经上犯所致。虚火牙痛多起病缓慢，痛势不剧，发作时止，缠绵日久，一般无口渴口臭等症，舌红苔薄白，脉细有时稍数，此乃肾阴不足、虚火上炎之象。

治法：实火牙痛清泻阳明，虚火牙痛滋阴降火。

取穴：①实火牙痛上牙痛：下关、口禾髎、耳和髎、内庭；下牙痛：颊车、承浆、合谷。②虚火牙痛全牙痛：合谷、内庭、太溪。

手法：实火牙痛用泻法。虚火牙痛施以平补平泻法。

方义：下关、耳和髎、口禾髎分别为足阳明胃经、手少阳三焦经、手阳明大肠经的邻近穴，具有疏泄经气之效。内庭为足阳明胃经的荥穴，有清胃火、引热下行、凉血止痛的作用。颊车为足阳明胃经的邻近穴，具有疏泄胃经经气之效。合谷为手阳明大肠经之原穴，可清泄大肠邪热，有疏风止痛之功。太溪为肾经原穴，具有滋肾水、养肾阴、清虚热以止痛的作用。承浆为任脉最后1个穴，可交通督任，所以具有镇静安神和醒神的双重作用，又为牙痛的邻近穴，可通调局部气血，协调全身阴阳而达治痛之效。

3. 三叉神经痛（面痛）

三叉神经痛是面部三叉神经分布区内电灼样、反复发作的阵发性剧痛，多发于成年人及老年人，40岁以上占70%～80%。女性略多于男性，大多为单侧性，少数为双侧性。临床分为原发性和继发性2种。临床表现多为面部三叉神经分布区阵发性、放

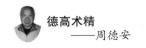

射性疼痛，发作间歇期无任何症状。疼痛区域内具扳机点和诱发因素。属于中医"面痛""偏头痛""偏头风"范畴。本病的形成有外感和内伤之分。病机均为经络气血运行受阻，不通则痛。

治法：疏经止痛为主。

取穴：①上支痛：角孙、丝竹空、外关、足临泣。②中支痛：下关、完骨、外关、足临泣。③下支痛：颊车、大迎、承浆、外关、足临泣。④夏寿人经验穴：膻中、期门（双侧）、气海4穴为菱形反应区，面痛患者在此有反应。

手法：平补平泻法。

方义：外关为手少阳经之穴，足临泣为足少阳经之穴，2经合于目锐眦、颊，为八脉交会穴，二穴相伍属于同名经配穴，相互促进，相互为用，具有疏肝泻胆、调和气血、宣通筋络、散瘀定痛之功，故治疗三叉神经痛收效快捷。膻中、期门（双侧）、气海4穴构成一个菱形，是夏寿人老中医多年总结的用于治疗三叉神经痛的特效经验穴。"络穴止痛方"应用广泛，对于绞痛类表现的疾患，例如痛经、胆囊炎、胆结石效果均好，用于各种气滞血瘀导致的疼痛，效果亦十分理想。内庭、行间分别为胃经、肝经的荥穴，荥主身热，三叉神经痛属中医的热证，非寒证，故用内庭、行间清胃经、肝经之热。

4. 咽痛

急性咽炎多为外感风热，或脾胃蕴热，毒邪上侵肺系而成。主要症状是咽喉红肿疼痛，吞咽不利。重者可伴有头痛、寒热等全身症状。本症常并发于风热感冒中，中医称为风热喉痹，为实火痛。慢性咽炎则往往由于阴虚火旺，乃至虚火上炎所致。其主要症状是咽部不适，微红稍痛，或感吞咽欠爽，或只在吞咽时才觉痛楚，有时还可以伴有一些午后低热等阴虚症状，中医称之为阴虚喉痹，为虚火痛。

治法：①风热喉痹解表祛风，清热利咽。②阴虚喉痹养阴润肺。

取穴：①实火痛：少商、商阳、内庭、鱼际。②虚火痛：鱼际、孔最、照海、太溪。

手法：少商、商阳三棱针点刺出血，内庭、鱼际、孔最毫针泻法，照海、太溪可用毫针施以平补平泻。

方义：少商、商阳为手太阴肺经和手阳明大肠经之井穴，点刺出血，可清肺与大肠之热邪，是治疗急性咽炎的主要腧穴。鱼际、内庭为手太阴肺经和手阳明大肠经之荥穴，荥能泄热、疏解经气而达解热镇痛之功效。孔最为手太阴肺经的郄穴，郄穴能治本经的急性病，刺孔最可以宣泄肺气、清热利咽以止痛。照海属肾通阴跷脉，太溪乃肾经原穴，2 经均循行于咽喉，故有填水济火、清热止痛之功。

5. 颈项痛

颈项痛多由颈椎病引起，是中老年人的常见病、多发病，是一种缓慢进展的颈椎退行性疾病，西医称为颈椎综合征。《杂病源流犀烛·诸痹源流》曰："痹者，闭也。三气杂至，壅闭经络，气血不行，不能随时祛散，故久而为痹。"现代中医认为此病因为平素体虚，正气不足，卫气不固，风寒湿邪乘虚，留注督脉，经络受阻，气血运行不畅，或寒湿久羁，或肝肾阴虚，经脉失养而成。症状为颈项部疼痛，颈项强直，活动受限，颈椎棘突旁压痛。颈椎 X 光片提示颈椎退行性改变，颈椎生理曲度改变，椎骨骨质增生，椎间隙狭窄，椎间孔狭小。

治法：疏风散寒，补益肝肾，通调经脉。

取穴：天柱、落枕（第 2、3 掌骨间的背侧面，本节后 0.5寸）、风池、大椎、悬钟。

手法：悬钟、落枕行巨刺法，得气提插 2 分钟，嘱患者活动颈部 5 分钟，反复 3 遍，在局部痛点按压。天柱、风池、大椎行平补平泻法，悬钟行补法。

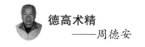
方义：风池为治风之要穴，刺之可疏风解表，驱除病因，病因去则经络通。"大椎为诸阳之会"，总督诸阳，与诸阳经有经络上的直接联系，除能调节本经的经气外，尚能调节六阳经经气，具有祛风通络、疏经活血的功效。《伤寒论》曰："头项强痛或眩晕……当刺大椎穴。"《针灸大成》曰："大椎穴主背臂拘急，不能回顾。"针刺后可壮全身之阳气，鼓舞正气，疏通督脉，阳气通达，气血充沛以濡筋骨，利关节，滋养筋脉。落枕为治疗颈椎病的经外奇穴，天柱为局部取穴，二穴具有疏通经脉的作用。悬钟为髓会，为足少阳经之穴，肝胆相表里，故有补益肝肾的功能。对伴有颈项酸痛，不得俯仰回顾者，疗效显著。

6. 肩痛

肩痛属中医痹证范畴。因好发于 50 岁左右，故有"五十肩"之称。本病多因正气不足，气血亏虚，风寒湿之邪乘虚入侵机体，并流入肩关节，导致肩关节疼痛，屈伸不利，不能自由活动，重则可致病侧上肢肌肉痿废，丧失功能。

治法：益气养血，温经通脉，散寒止痛。

取穴：①肩三针（肩髃、肩髎、肩贞）、曲池、合谷、外关、后溪。②阳溪。③条口透承山。④膏肓俞。

手法：阳溪、条口透承山采用巨刺法，膏肓俞位于第 4 胸椎脊突下旁开 3 寸，用 2 寸 30 号针呈 30°角沿肩胛骨的上沿，向肩关节方向平刺，采用捻转手法，切不可过深直刺，以免刺入肺脏，发生气胸。

方义：肩三针（肩髃、肩髎、肩贞）中肩髃为手阳明经之穴，肩髎为手少阳经之穴，肩贞为手太阳经之穴，3 个腧穴于肩关节周围，可以加强局部气血之运行，达到通则不痛的目的。再配合曲池、合谷、外关、后溪等手三阳经的腧穴加强其温经散寒、通经活络的作用。

7. 肘痛（网球肘）

网球肘即肱骨外上髁炎，本病因网球运动员较常见而得此名，在中医属于肘病。本病多因长期劳累，伸腕肌点反复受到牵拉刺激，引起部分撕裂和慢性炎症或局部的滑膜增厚、滑囊发炎等变化。中医认为此病由于体质较弱，筋膜劳损，气血亏虚，血不养筋所致。本病起病缓慢，起初时在劳累后偶感肘外侧疼痛，日久则加重，如提水瓶、拧毛巾、扫地等均感疼痛。严重者局部有微热，压痛明显，病程长者可见肌肉萎缩。

治法：舒筋通络。

取穴：局部火针，一间穴（食指第 2 、3 关节桡侧缘横纹尽头）。

手法：平补平泻法。

方义：气血亏虚、筋脉失养为本病的病因，而一间穴为手阳明经之穴，阳明经为多气多血之经，为气血生化之源，故刺一间穴可生气血濡筋肌，利关节止痛。

8. 胸痛

本病属于中医"真心痛""厥心痛""胸痹"的范畴。以胸骨后、心前区突然出现持续疼痛或憋闷感，疼痛常放射至颈项、臂或上腹部为主症，有时伴有四肢厥冷，唇紫，脉微细，多见于 40 岁以上之成年人，男多于女。本病多因年老体弱，或过食肥甘，或七情内伤，导致心阳不振，脾阳不运，脉道瘀涩，痰浊内生，痰浊和瘀血闭阻心脉，因而发生剧烈的心前区疼痛。甚至由于气血不通，阴阳隔绝，出现四肢厥冷、青紫、脉微欲绝等症状。

治法：温阳活血，化瘀通络。

取穴：①膻中、内关、公孙。②阴郄。

手法：平补平泻法。

方义：内关、公孙为八脉交会穴之一，公孙通冲脉，内关通阴维脉，二者合于心、胸、胃，临床上常用于心脏病、胃脘痛等

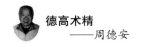

循环系统、消化系统、中枢系统和呼吸系统等一些有关的疾病。膻中为八会穴之气穴，又为心包募穴，主治气机紊乱之证。阴郄为手少阴心经之郄穴，阴经郄穴多治血证。由于郄穴是经络之气深聚的部位，当某脏腑有病变时，可按压郄穴进行检查，协助治疗。

9. 胃脘痛

脾与胃同位于腹部，二者相为表里，共同完成食物的消化吸收。在生理条件之下，脾主运化，以升为顺，胃主受纳，以降为顺，二者升清降浊。若脾胃功能失调，受纳无权，运化失司，临床则会出现胃脘隐痛，腹胀便溏，全身无力，面色无华，甚则少气懒言、四肢发凉等脾胃虚寒之证；或胃脘胀痛拒按、恶心呕吐等气滞之证。

治法：虚寒型健脾和胃，温中散寒；气滞型理气和胃止痛。

取穴：①虚寒型（慢性）上脘、中脘、下脘、足三里、太白。②气滞型（急性）梁门、筋缩、梁丘。

手法：足三里用烧山火法；余穴用平补平泻法。

方义：烧山火是一种复式补泻中的补法，是由2种以上单式补泻法中的补法组合而成，是一种纯补的方式，施术后患者可出现全身及针下热感。足三里为足阳明胃经之合穴，《灵枢·邪气脏腑病形》说"合治内腑"，用烧山火法，配合上脘、中脘、下脘3个局部腧穴，有温胃散寒、健脾和胃的作用。太白为足太阴脾经之原穴，中医认为邪气伤人先腑后脏，胃病久而伤脾，因此胃脘痛刺太白既可防病又可治疗。筋缩穴为督脉之穴，刺之对胃脘部的拘挛性的疼痛有很好的作用。梁丘为胃经之郄穴，郄穴为经络之气深聚之部位，临床多用于治疗本经所属脏腑的急性疾病。梁门、筋缩、梁丘共奏理气和胃止痛之功。

10. 腹痛

腹痛系指大腹和少腹疼痛而言，包括胃脘以下，耻骨毛际以上整个部位，肝胆脾胃大小肠、子宫等脏腑均位于此，手足三阴、足少阳、足阳明、冲任带等脉亦循行此部位，这些脏腑经脉或因外邪侵袭，或因内有所伤，致气血运行受阻或气血不足以温养，均能产生腹痛。临床表现：虚寒型：腹痛绵绵，时作时止，喜热恶寒，痛时喜按，大便溏薄，舌苔淡白，脉沉细；气滞型：腹胀满而痛，遇怒则剧痛，且感窜痛，得暖气而舒，脉沉细弦。

治法：虚寒型（慢性）：温中散寒，健脾和胃。气滞型（急性）：理气和胃止痛。

取穴：①虚寒型（慢性）：灸神阙、针足三里（烧山火）。②气滞型（急性）：天枢、上巨虚。

手法：灸神阙，针足三里采用烧山火法；天枢、上巨虚采用平补平泻法。

方义：天枢为大肠经之募穴，胃经之穴，临床上腑病、热证、实证等阳性病证取腹部募穴治疗。上巨虚为大肠经之下合穴，可调理大肠经气。二穴共奏理气和胃止痛之功。

11. 肋间神经痛（胁肋痛）

肋间神经痛是以肋间部疼痛为主症的疾病，属于中医"胁痛"。肝胆位于胁部，其经脉分布于两胁，每当生气郁怒，情志不遂时，则肝气郁结，失于条达，导致肝胆经脉不利，或湿热之邪郁于少阳，枢机不利，经脉受阻，气血运行障碍而致胁痛。临床表现：胁肋痛，或游走不定，走窜疼痛，或刺痛不移，痛有定处，多随情绪变化而加重，伴胸闷、纳差、脉弦或滑。

治法：疏肝利胆，通经活络。

取穴：外关、足临泣、支沟、阳陵泉。

手法：平补平泻法。

方义：支沟为手少阳三焦经之穴，阳陵泉为足少阳胆经之合穴，少阳是调理气机的枢纽，少阳利则气血运行正常，故2个手足同名经穴相配，可疏利气机。

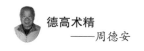
12. 胆绞痛（胆道蛔虫症、胆结石症）

胆绞痛属于中医的"胁痛"和右上"腹痛"范畴。本病的主要症状是右胁痛或右上腹痛。胆道蛔虫症之腹痛为时发时止，嗜食但面黄肌瘦，或鼻孔作痒，唇内有小点状或粟粒状物，或面上有白色虫斑，大便泄泻或秘结。胆结石症急性发作时，右上腹痛明显加剧，且向右肩放射，重者发热、呕吐、面目发黄、大便燥结，舌红苔白腻或黄腻，脉弦滑。

治法：疏肝解郁，清热利胆。

取穴：①至阳。②日月、胆囊穴（阳陵泉下1～2寸）。③列缺、丰隆、蠡沟。

手法：以泻法为主。

方义：至阳为督脉的腧穴，具有疏肝利胆之功。日月为胆经募穴，又居胁肋部，有疏肝利胆、活络止痛之效。列缺、丰隆、蠡沟为"络穴止痛方"，有活血化瘀的作用。列缺为肺之络穴，治疗顽固性疼痛包括癌症，有很好的止痛作用。丰隆为胃经络穴，痰为阴邪、湿邪，丰隆为多气多血的腧穴，有化瘀祛湿的作用，故可治疗顽症。蠡沟为肝经络穴，可疏解肝瘀。

13. 肾结石绞痛

本病类于中医五淋的砂石淋，砂石淋又称"石淋"或"砂淋"。多由于湿热蕴于下焦，导致膀胱气化不利，疏导功能失调所致。临床主要症状为小腹拘急疼痛，腰部肾区一侧疼痛，有时是阵发性绞痛，或是连小腹及前阴部，时或排尿不畅，或尿路中断涩痛，有时尿液混浊或尿中带血，或兼有细小的砂石排出，故称砂石淋。

治法：清热利湿，活血通淋。

取穴：①前组：水道、阴陵泉、列缺、蠡沟。②后组：肾俞、膀胱俞、白环俞、昆仑。

手法：泻法或平补平泻法。

方义：水道位于病变局部，可直接通利下焦之湿热。阴陵泉为脾经的合穴，在五行中属水，是清热利湿、通淋排石之要穴。列缺、蠡沟一上一下，一个为肺经络穴，一个为肝经络穴，一走气，一走血，二络合伍，共奏宣通气血、止痛通络之功。肾俞、膀胱俞乃局部取穴，可补肾纳气、通利膀胱及泄热通淋。白环俞为膀胱经的腧穴，长针深刺，使针感直达小腹或前阴部，属局部配穴法。昆仑为膀胱经的腧穴，可疏经止痛。

14. 痛经

痛经为妇科常见病之一，其主要表现为行经期间腹部胀痛。病因病机为抑郁恼怒致肝气不舒，气机不利，血行不畅，冲任经脉不利，经血阻于胞中而作痛；或长期失血，或平素气血不足，行经后血海空虚，胞脉失养。临床表现：气滞型经前或经期小腹胀痛，血色紫黑，夹有血块，行经量少，淋沥不畅，胸胁作胀，脉沉弦；虚寒型经期或经后小腹绵绵作痛，得按则减，面色苍白，精神倦怠，语音低微，月经色淡，量少，面色灰青，舌淡，苔薄白，脉虚细。

痛经主要分为虚、实二型。虚证由于脾胃素虚，大多病后气血虚弱，或先天禀赋不足，肝肾不足，精血亏虚，加之行经之后精血更虚，胞脉失养引起。实证多由情志不调，肝气郁结，血行受阻或经期受寒饮冷，寒湿之邪客于胞宫，气血运行不畅所致。

治法：①气滞型：活血化瘀，行气止痛。②虚寒型：补气益血，温经止痛。

取穴：①气滞型：次髎、秩边二穴与关元、三阴交二穴交替使用。②虚寒型：蠡沟、列缺、丰隆、归来、大赫。

手法：以平补平泻法为主，关元穴加灸。

方义：气为阳，血为阴，气为血帅，气行则血行。欲使血液畅行，化瘀止痛，首当调理气机，故取归来、大赫调理下焦之气，使气行血行；取蠡沟、列缺、丰隆活血止痛。次髎位于第2

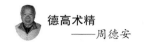
骶后孔中，约当髂后上棘下与督脉的中点，为臀大肌起始部，第2骶神经后支通过处，主治疝气、月经不调、痛经、带下、小便不利、腰痛、下肢痿痹，妇科的一些常见病症取次髎治疗效果良好，尤其是痛经效佳，属于经验穴。泻次髎、秩边二穴可以使冲任之脉通畅，气血无滞，经血下流。蠡沟为肝经之络穴，为疏肝行气止痛之要穴，主治月经不调、赤白带下、阴挺、阴痒等妇科病症，还可治疗小肠疝气、睾丸肿痛等病症，是治疗下焦、妇科病症的重要腧穴。关元加灸可温助下焦之阳，再取三阴交可补脾肝肾，又可活血化瘀。诸穴合用可达温阳益气、通经止痛之功。

15. 疝痛

疝气包括较广，脐下小腹痛都为疝痛。其病因病机为久坐寒湿之地，或感受寒湿，兼加情志抑郁；或素体虚弱，复因强力举重或超劳过重，劳则气耗，气虚下陷而致。总之疝气的形成与任脉、肝经和肾经有密切的关系。

治法：温肾健脾，暖肝疏气，通调经脉。

取穴：关元、大敦。

手法：关元用补法，大敦用平补平泻法。

方义：足厥阴肝经起于大趾，上行绕阴器，故取大敦疏肝行气活血；取任脉与足三阴之交会穴关元，共同达到温肾健脾、暖肝疏气、通调经脉之功。

16. 阴痛

阴痛系指泌尿系统感染。属于中医"淋证"范畴。本病因湿热之邪蕴结下焦，使肾与膀胱功能失调，因而发生尿频、尿急、尿痛等症。

治法：清热利湿，通经络，调气血。

取穴：阴交、大敦。

手法：以泻法为主。

方义：阴交为任脉之穴，任脉起于阴部，故刺之可加强膀胱气化功能，为局部取穴；大敦为足厥阴肝经之井穴，足厥阴肝经起于足大趾，上行绕阴器，故配大敦共奏清热利湿、通经络、调气血之功。

17. 痔疮肛门痛

痔疮是常见的肛门疾病之一，根据部位不同可分为外痔、内痔、混合痔 3 种，男女均可以发生，多见于成年人。本病或因饮食不节，或过食厚味、生冷、辛辣致胃肠受损；或因久坐，或因怀孕、慢性腹泻、长期便秘等致湿热内生，气血运行不畅，经络阻滞，瘀血、浊气下注肛门而成。

治法：清肠化浊，理气止痛。

取穴：①大肠俞、承山。②长强、二白。

手法：大肠俞附近出现褐色反应点，用三棱针挑刺可达到清热除湿、疏通经脉、调和气血、治痛消肿、散瘀消痔之目的。

方义：承山为膀胱经的腧穴，膀胱络脉别入肛门，故刺承山可通肠络、理气血、止肛痛。长强为局部取穴。二白为治疗痔疮的经验穴。

18. 腰痛

腰痛是临床常见和多发病之一，好发于中老年人，其他年龄受寒湿或扭伤亦可有之。本病可见于腰肌劳损、腰骶神经根炎、强直性脊柱炎、腰椎骨质增生、腰椎间盘突出、腰部扭挫伤、风湿病等。多因年老肾气虚衰，或久卧寒湿，或强努持重，扭挫外伤引起。主要症状为腰痛或腿部有放射感。轻者腰痛不舒，活动不受限制；重者不能俯仰，功能受限。本病多与天气变化有关，劳累后可加重。腰痛的中医临床分型主要包括肾虚腰痛、寒湿腰痛和瘀血损伤性腰痛。无论哪一型腰痛，都与肾虚有密切关系。肾虚是腰痛的主要病机，是导致腰背部易受寒湿侵袭、易受扭挫外伤的内在因素。

治法：补肾助阳，温经散寒，通经止痛。

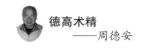
取穴：①慢性（肾虚或寒湿型）：腰痛五针（大肠俞、十七椎下、秩边）。②急性（扭挫伤）：攒竹、养老、后溪、人中、委中、昆仑等任选一穴即可。

手法：腰痛五针用补法，局部可加灸。扭挫伤者用泻法，宜强刺，同时活动腰部，局部可以放血拔罐。

方义：腰痛五针是周德安教授在临床中总结归纳并取得较好疗效的 3 个腧穴。大肠俞、十七椎下位于腰骶关节附近，是腰部活动的枢纽，经络气血比较丰富，刺灸三穴可以通经活络，运行气血。大肠俞属膀胱经，膀胱经主表，与肾相表里，因此又有补肾散寒、解表通络之功。十七椎下位于第 5 腰椎棘突下，属于督脉，督脉贯脊属肾，腰为肾之腑，故该穴可以强腰壮脊，补肾散寒。秩边为膀胱经的腧穴，是肾的邻近穴，可以补肾散寒，该穴通络止痛作用强于环跳穴。三穴合用，左右共 5 针，治疗腰痛每收良效。

另有委中、昆仑，亦为治疗腰痛所常用。委中穴，马丹阳《十二穴主治杂病歌》曰："腰痛不能举，沉沉引脊梁。酸痛筋莫展，风痹复无常，膝头难伸屈，针入即安康。"昆仑穴，《针灸甲乙经》记载可治疗"腰痛不能俯仰""腰尻腹痛"。此二穴是远端取穴，配合使用，效果良好。对于急性腰扭伤，可借鉴金针王乐亭经验，先针刺攒竹、养老、后溪，腰部主动活动 10 分钟后，再刺腰痛五针。

19. 坐骨神经痛

坐骨神经痛中医属"痹证"范畴。本病以坐骨神经通路的一段或全长的放射性疼痛为主症。病因病机多因感受风寒湿之邪，或跌仆闪挫，以致经络受损，气血阻滞，不通则痛，病久则筋肉失养，可出现相应的臀肌、大腿肌、小腿肌轻度萎缩、麻木、冷痛或灼热等感觉。主症：一侧臀部、大腿后侧、小腿后侧，以及足部发生烧灼样或针刺样疼痛，行动时加重，在大肠俞、关元俞、环跳、承山、昆仑穴附近有明显压痛点，抬腿受限。

治法：祛风散邪，通经活络。

取穴：①后线组（根性坐骨神经痛）：大肠俞、十七椎下、秩边。②侧线组（原发性坐骨神经痛）：环跳、风市、阳陵泉、飞扬、昆仑、悬钟、太冲。

手法：以平补平泻法为主。

方义：根性坐骨神经痛为腰椎病变引起，所以治疗时选大肠俞、十七椎下，疏通病灶局部气血，体现出中医治病求本的原则，秩边为足太阳膀胱经之腧穴，为循经取穴，可疏通经脉，活血止痛。原发性坐骨神经痛与腰椎无关，所以选取环跳、风市、阳陵泉、飞扬、昆仑、悬钟、太冲等与疼痛相关经脉的腧穴，以疏通病变经脉气血，活络止痛。

20. 膝关节痛

膝关节为人身下肢一重要关节，其处多肌腱，对人之站立行走起着很大的作用。此关节最易受外邪侵袭，且邪气久留不易去，故疼痛最多见。属中医"痹证"范畴。病因病机为肝肾阴精不足，风寒湿邪乘虚而入，流注关节，阻滞气血而发病。

治法：舒筋通络，祛风散寒。

取穴：血海、膝眼、阳陵泉、太冲。

手法：用平补平泻法。

方义：取血海有"治风先治血"之意；阳陵泉为筋会，可舒筋活络，利关节止痛；由于本病为下肢膝关节痛，所以选取"四关穴"中的太冲穴，有开"四关"止痛之意；内外膝眼从局部疏通经络，调理气血。

21. 足跟痛

足跟痛多发于老年人，然而年轻者也可患此病。其痛使足难以落地。由于年老体衰，肾气不足，而足跟久任于地，致使足部之气血运行不畅，经络不通，骨失所养。

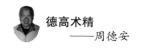
治法：补肾通络。

取穴：照海透足跟。

手法：用平补平泻法。

方义：照海为肾经穴，刺之可补肾益髓，足跟为肾所主，其经脉循行别入跟中，所以照海透足跟，在补肾治本的同时疏通局部经气。

22. 全身风湿痛

全身风湿痛属于中医"痹证"范畴。《素问·痹论》说："风寒湿三气杂至，合而为痹也。其风气胜者为行痹，寒气胜者为痛痹，湿气胜者为着痹也。"临床表现为肢体关节疼痛、酸楚、沉重、屈伸不利等。多为风寒湿邪侵入人体，闭阻经络，流注关节，以至于气血运行不畅。

治法：通经活络为主，佐以祛风、散寒、胜湿等。

取穴：曲池、合谷、血海、阳陵泉、太冲。

手法：用平补平泻法。

方义：治疗周身大小关节尽疼，身重麻木，痛处游走不定时，不能在所有痛处、关节针刺，应该考虑全身治疗，首先开"四关"以定痛，《标幽赋》云"寒热痹痛，开四关而已之"。再依据"治风先治血，血行风自灭"的理论，配以曲池、血海活血搜风理痹；阳陵泉为足少阳胆经之合穴，又为八会穴之筋会，具有舒筋通络止痛的作用。诸穴配合，达到活血通络、驱风散邪止痛之目的。

23. 类风湿痛

类风湿性关节炎多发于中老年女性，属于中医"尪痹"范畴。痹者，闭也，乃气血凝滞不通之意，多由于正气不足，风寒湿内侵，留连经络关节，日久从热而化，湿郁化热，热酿成毒，湿浊热毒闭阻血脉，致瘀血停着，瘀血复与风湿热毒胶结，难解难分。常见症状为关节肿痛、晨僵、活动受限。类风湿因子阳性。

治法：以补肾壮骨、活血化瘀为主，佐以清热解毒、祛风胜湿。

取穴：八邪、八风、大杼、悬钟、膈俞等。

手法：八邪、八风用泻法，大杼、悬钟、膈俞用补法。

方义：大杼、悬钟、膈俞为八会穴之骨会、髓会、血会，是骨、髓、血的精气会聚的腧穴。泻八邪、八风祛风胜湿、清热解毒，配以血之会穴膈俞，取"治风先治血，血行风自灭"之意。大杼、悬钟补益骨髓、强筋健骨。

24. 目赤肿痛

目赤肿痛是"爆发火眼"和"针眼"的共同症状。爆发火眼中医称为"天行赤眼""暴风客热""风热眼"等，见于现代医学的急性结膜炎、假膜性结膜炎及流行性、传染性结膜炎。本病具有很强的流行性，多因外感风热，或感受时邪毒疠疫气，外邪侵袭双眼所致。特点为起病突然，目赤肿痛，怕光流泪，眼屎稠黏。严重者可伴头痛、发热、口苦便秘等肝胆火热随经上扰症状。针眼中医称为"眼丹"，见于现代医学的睑腺炎等眼病，多为外感风热或脾经蕴热，气血瘀阻目胞所致。症状为睑缘局限性红肿硬结，焮热疼痛，数天后硬结，顶部可出现黄色脓点，破溃后脓出而愈。其重者可有发热、口渴、便秘等症。此二病均为眼科急性病，尤以爆发火眼具有较强的流行性，因此病发后应立即治疗，做好眼部卫生，防止流行。1988 年春夏之交，北京流行"红眼病"，周德安教授采用三棱针点刺放血治疗 5 例，均 1～3次而愈。

治法：清热泻火，凉血明目。

取穴：①印堂、耳尖。②太阳、肩井。

手法：三棱针点刺放血。

方义：印堂、耳尖、太阳均为经外奇穴，用三棱针点刺放血

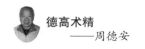
可清热散邪，泻血分郁火，达凉血明目之效。肩井为足少阳胆经之穴，用三棱针点刺放血，有清肝胆上逆邪热之作用。

25. 带状疱疹

中医称为"蛇丹""腰缠火丹""蛇串疮""火带疮"等，民间称之为"串腰龙"，是由病毒引起的炎症性皮肤病。多见于胸背、腰腹部、头面部及四肢。因呈带状分布，色红，形似蛇行，故有以上名称。本病好发于春秋两季，多由肝胆郁火，肺胃蕴热，复感风、火、湿、热等邪，熏于肌肤而成。其特点为起病突然，初期患部可有束带状刺痛，局部皮肤潮红，可伴有轻度乏力、发热和食欲不振等全身症状。继而出现大小如绿豆或黄豆状水疱，累累如珠，簇拥成团，排列成带，焮红而痛。疱疹初期透明，后呈混浊，2～3周后结痂，最后痂退而愈。本病一般不留瘢痕和后遗症，也有少数患者留有沿神经走行方向的疼痛。

治法：清泄肝胆及肺胃之热毒。

取穴：初期：①主穴：龙头（疱疹的起点）、龙尾（疱疹的终末端）、龙眼（小指2、3指关节尺侧缘横纹端）。②配穴：头面部：太阳、印堂、百会；上肢：尺泽、曲泽；躯干：大椎、肺俞、膈俞；下肢：委中。

后遗症期：局部：梅花针叩刺出血。配穴：肩髃、曲池、天井、外关、合谷、龙眼、风市、血海、阳陵泉、丰隆、列缺、蠡沟、三阴交、太冲。

手法：放血部位：龙头、龙尾、龙眼，起于头面部者加太阳、印堂、百会放血；起于上肢者加尺泽、曲泽放血；起于躯干者加大椎、肺俞、膈俞放血；起于下肢者加委中放血。疱疹结痂后，仍遗留神经痛者，可用梅花针围绕疱疹边缘，轻轻叩击3圈，以充血为度。后遗症期的配穴采用泻法。

方义：中医认为气行血行，气滞血瘀，经络不通则痛，疼痛最甚的部位即是邪气最旺之处，选取龙头、龙尾刺血，给病毒一条出路，使之随血排出体外，并可防止病毒扩散。龙眼穴为经外奇穴，位于小肠经脉中，刺之可达消热利湿、活血化瘀之效。肩髃、曲池、合谷为手阳明大肠经的腧穴，丰隆为足阳明胃经络穴，因本病为风、热、湿、毒等邪气与气血相搏而发，阳明经乃多气多血之经，刺之有清热解毒、引邪外出之效。天井、外关为手少阳三焦经的腧穴，阳陵泉、风市为足少阳胆经的腧穴，一上一下，相互为用，可清解少阳之邪。列缺为肺经的络穴，可解肺与大肠二经之邪热，宣达肌表，引邪外出。太冲、蠡沟为肝经之穴，具有清热、凉血、解毒之功。血海、三阴交为脾经之穴，可健脾利湿，活血祛风。诸穴合用，共奏清热凉血解毒之功，可迅速止痛。

四、治风别内外

风为六气之一，若太过或不及则成致病因素，使正气虚弱或体质易感的人发病，称为风邪，居"六淫"之首。

《素问·风论》中提到"风者善行而数变"。风邪致病具有发病急、变化快、病位行走不定、症状变幻无常之特性。如游走性关节疼痛、皮肤瘙痒，发无定处，此起彼伏。

风邪四季皆能伤人，多经口鼻或肌表而侵犯人体。经口鼻者多先侵袭肺系；经肌表者多始于经络，正虚邪盛则内传脏腑，两种途径又可同见。风邪有内外之别。外风因侵袭部位不同，临床上可有不同表现，主要有出汗、怕风、头晕、头痛、皮疹等，最常见的是伤风感冒。内风系自内而生，多由脏腑功能失调所致，与心肝脾肾有关，尤其是与肝的关系最为密切，如《素问·至真要大论》云："诸风掉眩，皆属于肝。"临床以眩晕、肢麻、震颤、抽搐等为主要特征。

治风包括治疗外风所致的面瘫和内风扰动所致的中风、眩晕、癫痫、帕金森病等疾患。

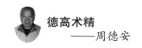
（一）面瘫的分期针灸治疗

1. 急性期

面瘫急性期的针刺治疗，一般 10 天内宜轻刺、浅刺，过重刺激可能导致面肌痉挛等不良后果。所谓浅刺是指针刺宜浅，刚刚穿透皮肤即可，甚至针难以直立而倒于皮肤之上；所谓轻刺，是指针刺后不做任何行气手法。

取穴以阳明经、少阳经为主，主要有百会、神庭、攒竹、阳白、太阳、承泣、颧髎、牵正、迎香、地仓、颊车等局部腧穴，远端常取手三里、合谷、足三里、太冲等。

根据"治病先治神"的理论，精神安定、情绪平稳是面瘫康复的重要因素。百会、神庭、攒竹是安神定志的常用头部腧穴组合，有时攒竹亦可用印堂代替，可配合内关、神门。阳白、太阳、承泣、颧髎、牵正、迎香、地仓、颊车等，均为局部常用腧穴。合谷、太冲为四关穴，面口合谷收，合谷属阳主气，为大肠经之原穴，具有清热解表、疏风散邪、宣清肺气、通降胃肠的作用，主要作用于体表、头面和上肢部，《十四经要穴主治歌》说其"兼治头上诸般病"。太冲属阴主血，其位临下，为肝经之原穴，五行属木，肝为藏血之脏，用太冲可调和阴血，平肝潜阳，并兼有疏泄下焦湿热的功能。二穴相辅相成，互相制约，广泛用于临床。手三里、足三里同属于多气多血之阳明经，为同名穴，二者相互配合，鼓舞周身气血运行，令气血上荣于面，为益气活血之要穴，可促进面瘫的恢复。

急性期面瘫分为风寒、风热两型。风寒型局部腧穴周围可加用鲜姜末；风热型可耳尖等放血。

2. 后遗症期（顽固性面瘫）

（1）透刺法

透刺法是继承金针王乐亭的"牵正透法"而来，"牵正透法"

本是针对卒中后遗症口眼歪斜，日久重症，久治不愈而设。透刺法往往一针贯二经或数经以沟通经气，具有加强刺激量和增强疗效的作用。其中包括阳白透鱼腰、承泣透睛明、头维透攒竹、地仓透颊车、率谷透太阳、太阳透下关。针具最好选用 3 寸毫针，一次透到位为佳，亦可用 1.5 寸针接力透刺。

（2）双侧同治法

常用腧穴包括：阳白、攒竹、丝竹空、太阳、承泣、颧髎、迎香、地仓、颊车、下关等。常用 1 寸毫针，阳白多向鱼腰透刺，承泣多向睛明方向透刺。先刺健侧，再刺患侧。此法来源于《黄帝内经》的巨刺法，"巨刺者，左取右，右取左也"。一般在与患侧相对应的健侧，部位相应、经络相应、经穴相应的部位取穴和针刺。主治肢体疼痛及功能障碍，如中风半身不遂、口眼歪斜、肩凝症、偏头痛、肋间神经痛、坐骨神经痛等。再刺患侧，是对巨刺法之进一步发挥，当可加强腧穴的刺激与治疗作用。

（3）火针法

采用火针疗法治疗面瘫是国医大师贺普仁的经验，将烧红的火针迅速刺入腧穴，以激发机体经气，鼓舞血气运行，尤其对于仅凭毫针刺法难以奏效的顽疾、痼疾等有很好的疗效。临床可用 1 寸毫针代替火针，烧红后快速点刺患侧面部腧穴，常用腧穴包括阳白、攒竹、丝竹空、太阳、承泣、颧髎、迎香、地仓、颊车、下关等。火针点刺后，可继续毫针留针治疗。

（4）敷姜法

鲜姜擦成细丝或细末备用。毫针直刺患侧面部腧穴，取穴同上，其后在腧穴周围敷上姜丝或姜末，保留 30 分钟。生姜具有温经散寒、通经活络之效，经皮肤吸收之鲜姜汁液，有助于改善麻痹区域的气血运行。

以上 4 种方法，均须配合四肢远端取穴：四关穴和双侧手三

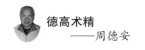
里、足三里。无论急性期还是面瘫日久者，均为必用腧穴。

3. 中药治疗

常用的处方基本方包括"四白二根二虫"，"四白"即白芥子、白僵蚕、白附子、白芷；"二根"即板蓝根、葛根；"二虫"即全蝎、蜈蚣。

白僵蚕、白附子、全蝎为治疗口眼歪斜名方"牵正散"的主要组成部分，在此搜风通络的基础上，加阳明经的重要引经药白芷，可疏风通络活血；白芥子长于祛痰通络；蜈蚣长于搜风通络，以助全蝎之力；板蓝根清热解毒，为清解上焦毒热之要药，有很强的抗病毒作用，根据现代医学面瘫与病毒感染有密切关系的认识，对发病初期耳后疼痛的患者尤为适合；葛根为解肌解热、生津升阳之要药，既可祛风，又可助清阳上升，促进面瘫恢复。

辨证加减：风寒者，加姜黄、防风辛温散寒解表；如果偏重风热者，加赤芍、黄芩、柴胡清热祛邪；如果久病入络者，加川芎、丹参、路路通、丝瓜络等活血通络。

（二）中风的针灸治疗

临床多用王乐亭的"手足十二针""纠偏法""开闭醒神法""督脉十三针""五脏俞加膈俞""老十针""回阳固脱法"等配方治疗。

"手足十二针"方由曲池、合谷、内关、足三里、阳陵泉、三阴交组成，是王乐亭从手足部五输穴精选而成，功效为通经活络、调气和血，是治疗半身不遂的首选方，可用于中风病急性期、恢复期、后遗症期各期的治疗。

"纠偏方"由百会、风府、风池、肩髃、曲池、合谷、环跳、委中、阳陵泉、悬钟、太冲组成，功效为通调气血，疏利关节。适用于半身不遂、风阻经络、偏侧瘫痪。在中风恢复期时与"手足十二针"交替使用。

"督脉十三针"方用于半身不遂阴阳偏废、气血亏虚者，针刺督脉可振奋诸阳，阳生阴长，有利于偏废者恢复正常和整体机能的改善；"五脏俞加膈俞"方可调气和血、调理阴阳，适用于中风后遗半身不遂日久、五脏虚损、气血两亏、阴阳两虚、神疲肢痿等。临床上可将"督脉十三针""五脏俞加膈俞"方作为调节全身阴阳、气血、脏腑功能的通用方剂应用，更可用于"治神"。在治疗以阳盛、实热、痰浊为主要病机的精神、情志疾病时，使用"督脉十三针"重镇安神。属气血虚弱、脏腑亏虚、阴阳失调所致的精神、情志疾病时，根据五脏藏神理论，用"五脏俞加膈俞"调补五脏以补益安神。

"老十针"又称为"老实针"，有老老实实做人、踏踏实实做事之意，临床疗效显著。可调中健脾、理气和血、调理胃肠，适用于半身不遂、胃肠不和、食少纳呆、脘腹胀满等症。临床主要用于消化系统疾病，在治疗中风上，亦为针灸基础要方。

"回阳固脱法"适用于中风病神昏仆倒，目合口张，面色苍白，手撒遗尿之脱证。处方：神阙（灸），气海（灸），关元（灸），百会，内关，足三里，涌泉。用炒盐将肚脐填平，上盖姜片，用大艾炷灸并灸气海、关元，然后再针百会、内关、足三里、涌泉。主要用于中风恢复期、后遗症期久病瘫痪于床，脾肾阳虚证为主的面色不华、神疲少言、纳食不馨、大便溏薄、小便遗溺等患者，以关元穴为主穴，其他常用腧穴包括中脘、神阙、气海、脾俞、肾俞等。坚持使用，缓图其功，有久病起沉疴之效。

五、治动兼针药

"动证"包括儿童多动症和抽动症，是儿童常见病、疑难病。

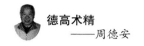

前者表现以注意力不集中、活动过度和冲动行为等为主，后者表现以不自主、反复、快速的多个部位肌肉抽动为主。西药治疗效果不理想，且常见嗜睡、头晕乏力、恶心呕吐、反应迟钝、焦虑烦躁等不良反应。

儿童多动症、抽动症在中医大体可归属为瘛疭范畴，属于难治病。该病与中医理论的心、肝、脾、肺、肾均相关，临床分虚、实两型。实证病机为肝风内动、痰火扰心，治以清热化痰、平肝息风、镇静安神；虚证属气血不足、筋脉失养，治以健脾益气、养血荣筋、补虚安神。

针刺当贯彻"治病先治神"的治疗原则，采用"补益""治痰""开四关"的经验用方。中药汤剂方面，以清热化痰、健脾疏肝、育阴潜阳、补益肝肾为主要治疗方法，以半夏白术天麻汤、温胆汤为基础。由于儿童多动症患者注意力涣散，常伴有不同程度的学习困难，应在上述治疗基础上，加用针刺开窍醒神穴和益智安神中药。

（一）针刺治疗抽动障碍

1. 多动症与抽动症的治疗用穴区别

多动症主要从脾虚论治，多用健脾益气化痰之穴；抽动症主要从肝风、痰热论治，多用息风化痰清热之穴。另外还在于是否使用益智穴，抽动症者常仅使用百会、攒竹。抽动症合并注意力缺陷之多动症者，常在上方基础上加用四神聪、本神，但相对收效较缓。

2. 辨证取穴

挤眉弄眼者，加承泣透睛明、太阳；鼻子吭吭发声者加迎香；努嘴者加地仓；对于喉间发声者，可加用天突、璇玑、廉泉、承浆；点头、摇头者加风池、扶突；耸肩者加肩髃、肩髎；其他抽动部位可在相应区域取穴。

以上方针灸治疗可很快有效控制抽动症状，往往针刺治疗1～2次抽动症状即明显减轻。

动症分为虚实两型，本病与五脏和脑均相关。以"安神方""开四关"为基础，根据患者舌脉症，把握虚实。

气血不足等虚证特点表现为主者，以补中益气为主法，基本方为百会、神庭、攒竹、中脘、气海、手三里、内关、神门、足三里、悬钟、太冲。

痰热肝风等实证特点突出者，以治痰为主法，基本方为百会、神庭、攒竹、中脘、天枢、内关、合谷、丰隆、公孙、太冲。

（1）虚证

临床表现：可见精神不振，面色无华，注意力不集中，纳呆便溏，尿频而清，睡眠多梦，虽然好动，但自汗气短，或见不自主的挤眉弄眼，轻轻点头或摇头，或手足不自主抽动。舌淡红，苔薄白，脉虚细无力。多为先天不足，气血亏虚所致。

治法：补肾益气，养血荣筋。

取穴：百会、神庭、中脘、关元、天枢、手三里、内关、神门、足三里、三阴交、太白、太冲。

手法：平补平泻法。

按语：多动症属于"失聪""健忘"范畴，多为先天禀赋不足，后天失养所致，因此治疗以补肾健脾、养血息风为法，取百会用补法，益气升阳；神庭安神益智；关元补益肾元；中脘、天枢调理胃肠；足三里属足阳明胃经，足阳明胃经多气多血，与手三里相配，属同名经穴，一上一下，可健胃消食，养血荣筋；三阴交、太白为脾经腧穴，脾胃为后天之本，气血生化之源，二穴同用可奏养血荣筋之功；内关、神门养血安神；太冲柔肝息风。上述诸穴配伍，可达补肾益气、养血荣筋，以治虚性之动之目标。

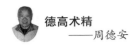

（2）实证

临床表现：可见精神涣散，多动多语，冲动任性，躁动不宁，注意力不集中，胸闷气短，多梦易惊醒，面红体胖，精力旺盛，或伴有挤眉弄眼，摇头晃脑，喉中吭吭有声，或肢体抖动不休，大便燥结，小便短赤，舌红少苔或苔黄腻，脉弦滑。多为痰火内结，上扰清窍。

治法：清热化痰，镇静安神。

取穴：百会、神庭、攒竹、中脘、天枢、内关、合谷、列缺、丰隆、公孙、太冲。

手法：泻法。

按语：抽动秽语综合征属中医的"瘛疭""痉证""瞤动"范畴，多因痰火内结，风阳上扰清窍所致，治以清热化痰、镇静息风为法。取百会用泻法，清热泻火；神庭、攒竹镇静安神；中脘、天枢健胃化痰；内关、公孙为八脉交会穴之对穴，具开胸顺气、化痰解郁之功；丰隆是治痰验穴，兼清热泻火；列缺为肺经络穴，可宣肺化痰；合谷、太冲合而为"四关穴"，是平肝潜阳、镇静安神、解痉息风的有效验方。诸穴配伍，可有效控制实性动症。

【典型病例】

患者孟某，男，10岁。自幼多言善动，上课时小动作多，交头接耳、挤眉弄眼，喉中常发"吭吭"声，不能自控，易激动，睡不实，纳可，大便干结，小便正常，智力正常，学习成绩中上。证属痰火内结、上扰清窍之实证。遂予百会、神庭、中脘、丰隆、合谷、太冲、公孙等穴治之，3次收效，15次各种动作基本控制。

（二）中药治疗抽动障碍

1. 治疗抽动障碍的基本方

天麻 10g   法半夏 6g   茯苓 10g   炒苍术 10g

炒白术 10g	胆南星 6g	天竺黄 6g	黄精 10g
枸杞子 10g	决明子 10g	钩藤 10g	白僵蚕 6g
白芷 6g	陈皮 10g	炙甘草 6g	

从药物组成分析看，以半夏白术天麻汤、温胆汤为底。天麻、法半夏、茯苓、炒苍术、炒白术为本方剂固定组合，健脾化痰、平肝息风；佐以胆南星、天竺黄清热涤痰；黄精、枸杞子平补肝肾之阴；决明子、钩藤、白僵蚕、白芷息风止痉；陈皮、炙甘草调理气机、调和诸药。

在此方基础上还可用白芍养血柔肝；珍珠母、菊花、郁金平肝潜阳；羌活、全蝎、蜈蚣加强息风止痉，减少抽动症状。

2. 常用对症加减

肝阳偏亢、失眠多梦者加生龙骨、生牡蛎；肝阳偏亢、肝肾不足者加龟板、鳖甲；心肝火旺者加琥珀粉、羚羊角粉；气阴不足者加沙参、麦冬、五味子；便干便秘者加熟大黄、枳实；脾胃不和、食少纳差者可酌情加用砂仁、薏苡仁等。

治疗该病脏腑着重于肝、脾、肾，从治痰、治风入手，辅以清热、养阴。强调平肝息风，常用决明子、钩藤、珍珠母、白芍、菊花、郁金等息风、平肝、柔肝之品，而疏肝解郁药柴胡、香附较少用于该类患者；强调虫类药包括白僵蚕、全蝎、蜈蚣的使用，用于止痉定抽；祛外风药多用羌活，有时加用防风；补益药的使用多从补益肝肾入手，最常用黄精、枸杞子。

【典型病例】

白某，男，15岁，2010年7月就诊。患者不自主抽动6年，加重1个月。患者2004年春季出现挤眉、眨眼、努嘴、喉间发声、点头、耸肩、腹部肌肉抽动等，伴轻度注意力不集中，听课不认真，完成作业无困难，学习成绩一般。外院诊断为抽动症，曾在儿科服用汤药3年，初有疗效，但每逢感冒、劳累后或情绪紧张后加重。至2008年7月开始在周德安教授处看病，经过暑

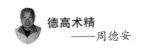
期治疗，症状明显改善。其后每年中药汤剂治疗4个月（寒暑假及刚开学阶段）；针灸治疗3个月（利用寒暑假来京治疗，寒假扎针18～19次，暑假24～25次，假期结束后回当地）。患者体质较弱，周德安教授治疗前每年感冒5～6次，扁桃体发炎5～6次，住院输液治疗2次，自接受针刺治疗后，扁桃体未再严重发炎，感冒次数减少，抽动减轻。

2010年6月因适逢考试精神紧张，出现腹部肌肉抽动，有时有点头、足趾相互摩擦等表现，持续1个月不解而再次来京找周德安教授看病。舌淡红苔薄白，脉略弦。中医辨证为肝风内动、痰火扰心。针刺治疗以安神化痰、清肝息风为主，使用毫针。取穴：百会、神庭、攒竹、中脘、天枢、丰隆、内关、合谷、公孙、太冲为基本方，承浆、廉泉、天突治疗点头、喉间发声症状，另加厉兑、大敦治疗足趾摩擦。针刺手法为平补平泻法。每周针刺治疗3次。同时口服清肝泻火、化痰止痉中药汤剂，处方：天麻10g，法半夏6g，茯苓10g，炒苍术、炒白术各10g，钩藤10g，白芍10g，羌活6g，僵蚕6g，白芷6g，陈皮10g，黄精10g，枸杞子10g，菊花10g，决明子10g，胆南星6g，天竺黄6g，炙甘草6g。7剂，水煎服，日2次。1周后抽动症状基本控制。

体会：针刺、中药结合在控制抽动症状方面有良好疗效，基本可以代替西药。该病与中医情志因素密切相关，常由于考试等精神压力加大时容易出现病情反复，及时接受针刺、中药治疗，可很快控制抽动症状。该病虽然起病于儿童时期，但是许多病人症状迁延，治疗困难，甚至延续到成年时期，导致终生疾患。应积极发挥中医治疗儿童抽动障碍的优势，可利用寒暑假期接受针刺、中药治疗，对预防病情反复、及时控制病情有重要的作用。中医药应成为治疗儿童抽动障碍的主要手段。另外，部分患者病情反复有可能与感冒等疾病有关，而患者是否易患感冒与其免疫力的强弱有直接关系。本例家属诉患者接受针灸治疗后，感冒及扁桃体发炎的发生明显减少，相应抽动发作也明显减轻。

六、治聋辨虚实

神经性耳聋可由内耳螺旋器、听神经及听觉中枢的结构中任何部位病变所引起，是五官科的一种常见病，中医称为耳聋、耳鸣。采用针刺、中药相结合的方法，70%可获得不同程度的疗效，其中20%～30%可获显著疗效。

（一）耳聋、耳鸣的针灸治疗

《诸病源候论》曰："肾为足少阴之经，藏精气通于耳，耳，宗脉之所聚也，若精气调和，则肾脏强盛，耳闻五音，若劳伤气血，兼受风邪，损于肾脏而精脱，精脱者则耳聋。"强调肾与耳之间密切的生理、病理关系。

治疗要根据耳聋的急性期和慢性期分期进行，辨证则主要分为虚、实两型。突发性耳聋多为实证，多属肝胆火旺型，治以清泻肝胆、通利耳窍；慢性耳聋耳鸣以虚证为主，多属肾精不足型，治以补益肝肾、镇静安神。

耳聋实证属肝胆火旺，常因外感或内伤情志、饮食，痰湿内生，肝郁化火，循经上扰，蒙蔽清窍所致；虚证多属肾精不足，久病体虚、气血不足、劳倦纵欲、肾精亏耗，精血不能上承，耳窍失养所致。

肝胆火旺型的主要表现为：暴病耳聋，耳内轰鸣，耳部胀痛，每于暴怒加重，伴胸胁胀满，面红目赤，咽干口苦，烦躁易怒，夜寐不宁，大便秘结，小便短赤，舌红苔薄，脉多弦数。治疗当以清泻肝胆、通利耳窍为法，针刺用"通耳方"，组成：

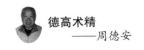

百会、神庭、耳门透听会、翳风、外关、筑宾、丘墟、太冲、足临泣。

肾精不足型主要表现为：耳鸣耳聋病程较长，耳鸣声细，呈逐渐加重之势，每于操劳过度时加重，伴有头晕眼花，腰酸肢软，男子遗精，女子带下，少寐或夜寐多梦，舌质红而少苔，脉虚细或两尺虚大。针刺用"聪耳方"，组成：百会、神庭、耳门透听会、翳风、内关、神门、筑宾、太溪、太冲。

百会与神庭相配，具有较强的镇静安神、开窍醒神和益气健脑作用，即"治病先治神"。近治取角孙、耳门透听会、翳风，远治取筑宾、丘墟、外关、太溪、太冲。近治作用，即腧穴所在，主治所在。耳门透听会，一针贯穿耳门、听宫、听会三穴，疗效好于仅单用其中一穴。耳为手、足少阳经所辖，耳门、听会属于手、足少阳经；听宫为手太阳经与手、足少阳经之交会穴，气通耳内，具有疏散风热、聪耳启闭之功，为治耳病之要穴；配手少阳经局部的翳风、角孙穴，充分发挥近治通利耳窍的作用。远治作用主要是通过经络循行部位，即"经脉所过，主治所及"。其中丘墟、太溪、太冲是与耳有密切关联的肾经、胆经、肝经的原穴，通过针刺原穴调整经络气血功能，与循上肢少阳经远端取的外关穴相配，通达上下，疏导少阳经气，宣通耳窍。肾开窍于耳，取肾经之筑宾，是国医大师贺普仁治疗耳聋的经验穴，有聪耳开窍之功。耳鸣明显者加合谷，取合谷、太冲开四关镇静安神之意。老年人因动脉硬化而脑部供血差者，可先针刺颈四针、风池、风府改善脑供血。

（二）脑鸣的针灸、中药治疗

脑鸣与耳鸣较难截然分开，针刺取穴治疗方面有较大相似性。西医认为脑鸣多发生在耳鸣后，是耳鸣中枢化的表现。对于脑鸣，可取悬钟穴，悬钟为髓之会。髓在骨中，包括骨髓、脊髓和脑髓。髓由精生，髓充于骨而养骨，脑为髓海，髓海空虚则头转脑鸣。对由于髓海不足所导致的脑鸣，在取百会、神庭、耳门透听会、翳风、角孙、外关、中渚、筑宾、太溪、太冲、丘墟等腧穴基础上，选悬钟穴以补益髓海，这是脏腑辨证理论在针灸临床中的应用。在中药方面，则辅以熟地黄、山茱萸、茯苓、山药、黄精、枸杞子等补肾填精之品。

第四章
针 灸 方 选

　　周德安教授临床多年，尊古不泥，善于创新，在大量临床经验的基础上总结整理出了一系列临床疗效卓著而稳定的经验处方。

一、补益门

针灸补中益气方

组成：百会、中脘、气海、足三里、三阴交、太渊。

功用：益气行血，通经活络，补中益气，升阳举陷，健脾和胃，温中散寒，脾肾双补，化水利湿，补虚益损，调和营卫。

主治：气虚血瘀之中风、胃脘痛、腹胀、腹泻、气短、乏力、腰肢无力、水肿、阴挺等。

方义：见针灸补中益气方的确立与应用篇。

歌诀：针灸补中益气方，益气升阳百会良；

气虚血瘀寻太渊，中脘气海不寻常；

脾肾双补三阴交，温中散寒三里强。

五脏俞加膈俞方

组成：肺俞、心俞、膈俞、肝俞、脾俞、肾俞。

功用：补五脏，调气血，安神定志，通经活络。

主治：心悸气短、腰酸乏力、癫狂痫、卒中后遗症及一切虚劳损伤。

方义：背部的俞穴为脏腑精气会聚之处，它可以直接反映脏腑的功能活动情况，既可以与脏腑部的募穴配合使用，而为俞募配穴法，又可以单独使用，称背俞穴。其中肺、心、肝、脾、肾5个背俞穴不仅可以调五脏之气机，而且还有益气生血之功，气充血盛则神安，气血亏虚或失调则神乱，因此调五脏，有镇静安神之效。膈俞为血之会穴，具有调理气血、疏通经络之功，与五脏俞合用，可加强五脏的气机调畅、气血的运行流通，从而达到治疗目的。本方是名医金针王乐亭教授之常用处方之一。

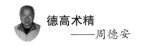
歌诀：王氏五脏加膈俞，调理脏腑效殊途；

肺心膈肝脾和肾，由上而下依次求；

调气和血定神志，通经活络效亦收。

使用说明：本方确立之初，只用于治疗由于气虚血瘀引起的中风患者。后在中医学异病同治的原则指导下，见到由于中气不足或气血亏虚，或气虚血瘀等引起的病症，都以本方治之，每获佳效。

临床应用：

1. 益气行血，通经活络

血是构成人体的物质基础，也是促进人体各种生理功能活动的原动力，而气血的生成、布化和功能协调，均要靠五脏的生理功能来供应和维持，正如唐容川所讲："血生于心而下藏于肝，气生于肾而上注于肺，其间运上下者脾也。"由此可见气血的生成、布化与五脏的生理功能密切相关。当五脏功能失调，气血生成受到影响时，或由于气机不畅，血脉瘀阻，则形成经脉痹阻不通的中风现象，遇此情况则急予益气行血、通经活络之法治之，往往会效如桴鼓。

【典型病例】

曹某，男，68岁，1988年4月初诊。

主诉：左半身突然无力5日。患者就诊前5日突感左侧肢体无力，不能走路，遂去某医院就诊，诊断为"脑梗死"，输液治疗3日后病情未见缓解，肢体无力加重，故来我科就诊。查患者的一般情况尚好，神清语利，左侧上下肢的肌力3级左右。平素脾胃功能较差，纳食不多，经常感到乏力，睡眠可，二便调。舌质淡红，苔薄白，边有齿痕，脉平缓。

中医诊断：中风（中经络）。

辨证：气虚血瘀，经络阻滞。

西医诊断：脑梗死。

治法：益气行血，通经活络。

取穴：百会、中脘、气海、太渊、足三里、三阴交。

手法：补法。留针 30 分钟，每日针 1 次，10 次为 1 个疗程。

经 1 个疗程的治疗，患者即可下地缓慢行走。查左侧肢体肌力为 4 级。再经 1 个疗程治疗（隔日 1 次），患者走路基本正常，左侧肢体肌力已恢复至 5 级，患者仍自觉周身乏力，遂按原方进行第 3 个疗程（隔日 1 次）治疗，以达补中益气、强身健体之效。经治疗患者痊愈。

2. 补中益气，升阳举陷

如患者先天禀赋不足，或脾胃失于调摄，导致脾胃功能受损，形成中阳不足、脘腹胀满、餐后加重、纳少便溏、气短乏力、面黄体瘦、妇人或出现小腹发凉、阴挺于外等病理现象，治宜补中益气，升阳举陷。

【典型病例】

刘某，女，62 岁，1990 年 9 月初诊。

主诉：阴道内有物下垂已 2 年多。患者于 2 年前因过度劳累而导致阴道内有物脱出，遂去医院检查，诊为"子宫脱垂Ⅱ度"，当即建议手术治疗，患者未同意，服中药治疗效果不显而到我科求诊。询问患者日前状况并无任何不适，只是子宫脱而不收，饮食、睡眠及二便均如常。查气色尚好，体态丰满，舌质淡，苔薄白，边有齿痕，闻下身有腥气，切脉沉细。

中医诊断：阴挺。

辨证：脾肾两虚，中气下陷。

西医诊断：子宫脱垂（Ⅱ度）。

治法：温补脾肾，升阳举陷。

取穴：百会、中脘、气海、太渊、足三里、三阴交、关元。

手法：补法，关元加灸。留针 30 分钟，隔日针 1 次，10 次为 1 个疗程。

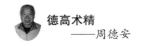

按上穴针灸 1 个疗程后，患者自觉下部有收缩之感，但挺出之物仍未回缩。遂继针第 2 个疗程，第 6 次时阴道挺出物已回缩大半，第 2 个疗程结束后，脱垂物已全部回升。为巩固疗效，再以原法针第 3 个疗程，终至治愈，患者免受开刀之苦。

3. 健脾和胃，温中散寒

脾与胃同位于人体的腹部，二者相为表里，共主饮食的受纳、腐熟、消化、吸收及输布的功能。脾胃常通称为人的后天之本，气血生化之源。在正常生理条件下，脾主运化，以上升为顺，胃主受纳，以下降为顺，共同完成升清降浊的功能。若脾胃功能失调，受纳无权，运化失司，就会出现饮食乏味，胃脘隐痛，腹胀便溏，全身乏力，面色无华，甚则少气懒言，四肢发凉等脾胃虚寒之证。治宜健脾和胃，温中散寒。

【典型病例】

解某，男，31 岁，1990 年 4 月初诊。

主诉：腹泻腹痛 2 年余。患者自诉于 2 年前因饮食不节后出现腹痛、腹泻，每日大便 4～5 次，大便稀黄，时有溏泻。到医院检查未见异常，遂按肠炎给予小檗碱、干酵母、乳酶生等西药。服药三四日后上述症状消失，大便每日 1 次，但约 1 个月后不明原因腹泻再次发作，症状同前，再予上药，服 1 周左右无效，遂改服汤药月余，症状时轻时重，有时虽可缓解，但未治愈。自觉体力略下降，易疲劳气短，体重逐渐减轻，2 年之内下降 10kg 左右。后又到协和医院检查，诊断为"过敏性结肠炎"，经测验多种食物不能服用，患者非常痛苦，服西药（名不详）效不明显，遂来针灸科求治。就诊时患者腹部隐痛，溏便日 2～3 次，虽有食欲而不敢妄进，每日只吃一些清淡之品，略感乏力，无其他不适，舌质淡，苔薄白，边有齿痕，面色淡黄，精神尚可，语音清晰有力，切脉濡细。

中医诊断：腹泻。

辨证：脾胃虚寒，运化失常。

西医诊断：过敏性结肠炎。

治法：健脾和胃，温中散寒。

取穴：百会、中脘、天枢、气海、太渊、足三里、三阴交、太白。

手法：补法，加灸神阙，留针半小时，隔日针 1 次，10 次为1 个疗程。

上法治疗 6～7 次时，腹痛逐渐缓解，大便每日 1～2 次，仍溏便。1 个疗程后大便恢复正常，每日或隔日 1 次，成形黄便，效不更方，再以前法治疗 2 个疗程，以巩固疗效。

本例患者由于病程较长，病情虽不甚重，但很顽固，在治疗期间曾有几次反复，遂在上方基础上加减用穴，如阴陵泉、上巨虚、关元、内关、脾俞、胃俞、肾俞、大肠俞等。终达临床治愈，体重增加 5kg，随访半年余未复发。

4. 脾肾双补，化湿利水

脾为后天之本，肾为先天之根，脾主运化，肾主藏精，后天有赖先天以成，先天则有赖后天以养。脾的运化功能，必须依靠人体元气的推动而发挥作用，而人体的元气，又需后天不断地提供营养物质来补充，才能继续生效。人体的一切正常的生理活动，都有赖于脾肾两脏之气来维持。临床上一旦出现脾肾两虚，阳不化水而导致水湿泛滥，则会出现周身酸重、疼痛、水肿、纳呆、便溏、气短、乏力等全身症状。治疗则以温肾健脾为主，佐以化湿利水之法。

【典型病例】

张某，女，62 岁，1993 年 10 月初诊。

主诉：周身酸痛，下肢水肿 5 年余。患者于绝经以后渐感身倦乏力，周身酸痛，双下肢水肿，晨起轻，下午重，时有头沉，视物模糊，眠可，纳可，二便润。经西医全面体检除血压较高

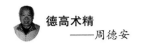

（150～160/90～100mmHg）外，心、肝、肾及尿检均无异常。舌淡红，苔薄白，闻无特殊气味，脉沉细滑。

中医诊断：水肿。

辨证：脾肾阳虚，水湿不化。

西医诊断：特发性水肿。

治法：温肾健脾，化湿利水。

取穴：百会、中脘、气海、太渊、足三里、三阴交、水道、阴陵泉。

手法：补法，留针30分钟，每日针1次，10次为1个疗程。

按上法治疗7次，一切症状悉减，自觉全身轻松舒适，恢复如初，为巩固病情又治3次。

5. 补虚益损，调和营卫

大凡人逾花甲，年老体弱，积劳成疾，或久病失治，气血两伤，终年难复者，临床可出现全身乏力，腰酸耳鸣，头晕眼花，食少便溏，汗出，小便频数，甚或腰背畏冷、四末不温等脾肾两虚诸症。亦可能表现为头晕目眩、五心烦热、腰膝酸软、盗汗遗精等肝肾阴虚诸症。还有一部分患者表现为皮肤干燥、肌肤甲错或瘙痒等症。中医称之为"虚劳"，相当于现代医学的神经衰弱、慢性消耗性疾病后期及久病体弱、老年病等。治以补虚益损之法，出现营卫失调、皮肤瘙痒者，则佐以调和营卫。

【典型病例】

李某，男，63岁，1994年3月初诊。

主诉：面目及全身暗黄，伴乏力怕冷1年余。患者于30年前因车祸输血而患丙型肝炎，经维持治疗身体状况尚好。但近几年自觉体力有所下降，复查肝功能损害较大，自1992年11月以后出现怕冷和无力症状，时有思卧嗜睡，记忆力减退，并出现尿黄、目黄和全身皮肤发黄的现象，到医院检查GPT、GOT、黄疸指数及血氨均高，诊断为中晚期肝硬化，立即收入院治疗。入院

1年多以来症状无明显变化，遂邀予会诊。患者乏力气短，后背怕冷，全身瘙痒，思卧嗜睡，语声低微，行动缓慢，纳食尚佳，尿少，无腹水，下肢无水肿。望面目灰黑而黄，晦暗无华，全身皮肤亦然。闻语声低微而缓慢。切脉沉细无力。

中医诊断：黄疸（阴黄）。

辨证：脾肾两虚，气血大伤，寒湿凝滞，营卫失调，肌肤不宣，郁为阴黄。

西医诊断：肝硬化（中晚期）。

治法：补虚益损，重用灸法，佐以行气活血，调和营卫。

取穴：百会、中脘、气海、太渊、足三里、三阴交。

手法：以上腧穴针用补法，每日1次。大椎、命门、神阙、关元隔姜灸，每穴灸7壮（大艾炷约1cm），每日2次，上午灸大椎、命门，下午灸神阙、关元。

按上法连续治疗5日，患者自觉体力大增，连续3日参加会议，并在会上做了重要讲话而无倦意，患者及家属的高兴心情不言而喻。由于与患者不在同一城市，针灸5日后予补元益气、扶正驱邪、活血化瘀之中药调理之，共服药19剂，肝功能各项异常指标均有所回落。

二、治风门

醒神开窍方

组成：人中、内关、涌泉、丰隆、手足十二井穴。

功用：豁痰息风，醒神开窍。

主治：中风闭证、神昏不语、高热便结、半身不遂。

方义：人中、涌泉醒脑开窍，内关清心，丰隆化痰，手足十二井穴放血清泄郁热，通达十二经气。

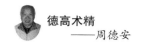
歌诀：中风闭证用人中，醒神开窍内关通；

涌泉丰隆两相配，息风化痰勘可贵；

高热神昏十二井，点刺放血莫迟疑。

回阳固脱方

组成：百会、素髎、神阙、关元、足三里。

功用：益气固脱，回阳救逆。

主治：中风脱证、神昏不语、肢冷汗出、二便失禁、呼吸微弱、半身不遂等。

方义：百会、素髎均为督脉穴。督脉总督一身之阳，当人体阳气衰微欲脱之际，可益气升阳、固脱救逆，据现代医学研究素髎有升压作用。神阙、关元为任脉穴，为人体阳气发出之处，有回阳救逆之效。足三里乃足阳明胃经的合穴，阳明胃经乃多气多血之经，后天之本，刺此者，不仅可以补益气血，而且有回阳之效，与上述诸穴相伍，可加强其救逆的作用。

歌诀：回阳救逆固脱方，百会素髎神阙藏；

更有关元元阳寄，后天三里气血乡。

中风解语方

组成：廉泉、通里、天容、照海、中脘、内关、丰隆。

功用：化痰解语，息风通络。

主治：中风语言謇涩、吞咽困难、饮水发呛、半身不遂。

方义：廉泉、天容为舌咽局部穴，刺之可通调局部气血，使经脉畅通，而达言清语利之效。通里为心经穴，舌为心之苗，刺之可开窍醒神、解语通络。照海为足少阴肾经穴，肾经经脉"循喉咙，夹舌本"。通里、照海上下相应、水火相济、直达病所，因而可奏解语之效。中脘、内关、丰隆助化痰解语之功。

歌诀：中风语涩用廉泉，通里照海天容速；

中脘内关与丰隆，吞咽困难亦能安。

平肝息风方

组成：百会、合谷、太冲。

功用：平肝潜阳，镇静安神，解痉息风。

主治：肝风欲动、头晕头痛、中风、惊痫抽搐、癫狂、脏躁不寐、风湿痹证。

方义：百会为诸阳之会，应用补法具益气升阳之效，应用泻法则有清热泻火之功，平补平泻法则可镇静安神。合谷、太冲合而用之，称为"四关"，其功效颇多，可平肝潜阳、镇静安神、解痉息风。

歌诀：平肝潜阳用百会，合谷太冲勘可贵；

两穴相合称四关，解痉息风又理痹。

手足十二针方

组成：曲池、内关、合谷、阳陵泉、足三里、三阴交。

功用：调和气血，通经活络，搜风祛邪，理痹止痛。

主治：高血压、中风偏瘫、痿证、四肢关节疼痛、屈伸不利等。

方义：曲池为手阳明大肠经之合穴，合谷为手阳明大肠经之原穴，本经多气多血，其气血壅滞不通，刺之可宣气行血。气血不足、运行无力者，又可助气行血。足三里为足阳明胃经的合穴，亦为多气多血之经，与曲池、合谷合用，同名相接，上下相通，助气运血，通经活络。阳陵泉为足少阳胆经的合穴，八会穴中的筋会穴，凡气血壅滞、经脉拘急之症，刺之均有舒利关节之效。内关为手厥阴心包经的络穴，具有开胸理气之功和镇静安神之效，特别是中脏腑之闭证，尚有醒神开窍之用。三阴交为足太阴脾经之穴，为肝、脾、肾3条阴经的交会穴，与上述诸穴相

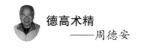

合，实有从阳引阴、以阴配阳之意，既调气血，又通经络。上述6穴，左右同取，合之为12穴，又都在肘膝关节以下，故名"手足十二针"，其组方之义，方名之妙，不可不赞！

歌诀：王氏手足十二针，曲池内关合谷寻；

阳陵三里三阴交，两侧同取妙绝伦。

使用说明：

1. 肝风欲动（小中风或中风前兆）

西医称之为脑血管痉挛或称 TIA。辨证要点：起病快、恢复快、多在 24 小时之内自行缓解。临床多以突然语言不利、一侧手足麻木或持物不稳、走路不灵活等为主症。舌红苔薄白，脉细弦。患者多为气阴两虚之体，偶因过劳或情绪激动而发病。

2. 中经络

临床可见语言謇涩，口角流涎，伸舌及口角歪向一侧，半身瘫痪或力弱，多于夜间发病。而脑栓塞的患者可于数秒钟之内达发病高峰。

（1）气虚血瘀

除上述症状外，还可见全身乏力气短，语声低微，面色㿠白，纳呆便溏，小便清长，舌淡暗，或有瘀斑，舌苔薄白，脉细涩。

（2）风痰阻络

本型患者体态多偏胖，行动迟缓，语言不清，喉中痰声辘辘。舌体胖大色淡，舌边有齿痕，脉滑。

（3）阴虚阳亢

本型患者多伴有头晕气短，眩晕耳鸣，心烦易怒，两颧泛红，两胁窜痛，口干少津，舌红少苔，脉细弦。

3. 中脏腑

起病较急，多在数小时之内达到高峰，多在白天活动中或情绪激动或饮酒时发病。其特点是突然昏倒，不省人事，以神志意识障碍为主要表现。重症患者可见剧烈的头痛和喷射性呕吐、脑疝形成等颅内压升高的征象。

（1）肝阳暴张（阳闭证）

突然昏仆，不省人事，面红气粗，躁动不宁，双拳紧握，牙关紧闭，二便闭结，舌红苔黄，脉弦而数。

（2）痰蒙清窍（阴闭证）

突然昏仆，不省人事，面白气粗，静而不烦，牙关紧闭，双拳紧握，痰声如锯，二便闭结，舌淡苔白腻，脉弦滑。

（3）阴阳离决（脱证）

若见神昏不语，面白汗出，目合手撒，张口呼吸，二便自遗，舌卷常缩，舌淡苔白滑，脉微欲绝，此乃阴阳离决，精气乃绝，中风脱证的危险证候。

4. 卒中后遗症

中风半年以上，仍留有一侧肢体不能自主活动，或无力麻木，或僵硬，屈伸不利，或瘫痪不用，等等。其舌淡红或紫暗有瘀斑，舌苔白或微腻，脉象正常或滑缓少力。以上表现皆由久病多虚，气血运行不畅，经脉失养所致。

三、外感门

疏风散寒方

组成：大椎、风门、外关、合谷、列缺。

功用：疏风散寒，解肌发汗。

主治：风寒感冒、身紧无汗、四肢酸痛、头项不舒、咳嗽、打喷嚏、流清涕。

方义：大椎为督脉穴，功专疏风散寒，由于表虚卫外不固，风寒外袭而发病，针刺或加灸治疗，可助阳发汗，驱散风寒邪

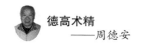

气。风门为膀胱经腧穴，膀胱主表，凡表邪侵入初期，针风门可疏风散邪外出。外关为手少阳三焦经之穴，祛风散邪之功最佳，外邪侵袭人体，寒、湿、热等均随风而入，因此治外感证以疏风解肌为主。合谷为手阳明大肠经的原穴，具有疏风、散寒、清热之功，凡因外邪引起的头痛、鼻塞、咽痛、咳嗽等，均可刺合谷以徙之。列缺为肺经络穴，具有解肌发汗之功，头项寻列缺，由于风寒束表引起的颈项不舒用之有效。

　　歌诀：风寒感冒刺大椎，风门外关紧相依；

　　　　　头痛项强身无汗，合谷列缺亦相随。

散风清热方

　　组成：大椎、风门、外关、曲池、合谷、鱼际。

　　功用：疏风散邪，清热解毒。

　　主治：头痛怕风、咳嗽咽痛、身热微汗或无汗、口干微渴、舌红苔薄白或薄黄、脉浮数。

　　方义：大椎、风门、外关主疏风散邪、清热解表，是一切表证之主方。曲池为手阳明大肠经的合穴，合谷为其原穴，肺与大肠相表里，二穴合用，可祛风散邪、宣行气血、解肌发汗、清热利咽，兼调理肺气，故专攻风热袭肺之感冒。鱼际为手太阴肺经的荥穴，荥能泄热，刺之可清热利咽、止痛。

　　歌诀：大椎风门外关通，曲池合谷鱼际从；

　　　　　咳嗽怕风身微热，风热感冒有奇功。

　　使用说明：发热是临床上最常见的症状之一，它可并发或继发于各种疾病之中，如传染病、感染、局部组织坏死、药物过敏反应、甲状腺功能亢进、风湿热及中枢性高热等。中医学可概括为外感发热和内伤发热两大类。外感发热多属实证；内伤发热多属虚证。外感发热多由六淫或疫疠之气侵入人体，引起正邪相争而致。临床可根据病邪之深浅分为表证、里证和半表半里证之发热。亦有邪热过盛、深入营血或逆传心包等危象。

1. 发热分型

（1）表热

多兼恶风、恶寒、鼻塞、打喷嚏、咳嗽等卫分症状，舌苔薄白，脉浮或浮数。

（2）半表半里热

主要是寒热往来、胸胁胀满、口苦咽干，或见呕吐，舌苔薄白或薄黄，脉弦数。

（3）里热

但发热，不恶寒，口渴引饮，大便燥结或臭秽稀便。舌苔黄燥，脉细数或洪大滑实。

（4）热入营血或逆传心包

邪热壅盛，深入营血，或逆传心包，则出现高热神昏、面赤气粗、抽搐，或热深厥深，四末逆冷，或出现斑疹等危重症状。

2. 治疗方法

（1）表热

宣肺解表。取少商、少泽点刺出血，太渊、偏历针刺泻法。

（2）半表半里热

治宜和解少阳。取关冲、足窍阴点刺放血，阳池、内关针刺泻法。

（3）里热

清泄阳明。取商阳、厉兑点刺出血，合谷、列缺针刺泻法。

（4）热入营血或逆传心包或直中心包

治宜泄热开窍。十宣或十二井放血，大椎、膈俞点刺出血，曲池、委中、曲泽放血，内关、人中针刺泻法。

【典型病例】

病例 1

李某，男，17 岁，中学生，于 1984 年 12 月 7 日初诊。患

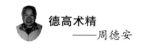
者于 1984 年 12 月 6 日下午踢足球时汗出较多，于当晚感头痛，周身关节痛，同时伴鼻塞，流涕，怕冷无汗，体温 38.7℃。翌日来诊，症状同前，舌苔薄白，脉浮数，虽着棉衣仍觉身冷。遂诊为重感冒，属寒邪束肺、肌肤失宣证。急刺少商、少泽出血。1984 年 12 月 8 日再诊时体温已恢复正常，头痛、身痛尽解。但仍感鼻塞，且咳嗽白痰，再以毫针刺太渊、偏历（泻法）而愈。

病例 2

刘某，男，38 岁，援几内亚工人，于 1980 年 6 月 4 日初诊，患者由几内亚回京途中，在飞机上突发高热 39.2℃，伴头痛、周身酸痛、出汗、怕冷、恶心、畏食等症状，到达住地后立即就诊。根据患者既往有疟疾感染史和寒热往来的典型症状，诊为疟疾发作。舌苔黄，脉弦数。证属邪入少阳，治以和解少阳为主。急以三棱针点刺关冲、足窍阴以泄热，再以毫针刺阳池、内关和解少阳。第 2 天再诊时患者已热退身安。

四、通便门

针灸大承气方

组成：天枢、阳陵泉、足三里、丰隆。

功用：泄热通便，降浊导滞。

主治：腹胀腹痛、大便燥结不通、口干思饮、舌红苔黄腻或黄燥、脉滑实有力。

方义：天枢为大肠经的募穴，具有调和胃肠、疏通大肠腑气之功，不仅可以清泄大肠之积热，且可以通导大肠之滞浊。阳陵泉乃足少阳胆经之合穴，肝胆相表里，刺之不仅可以清泄肝胆之热，且可调和胃肠，导滞通腑。足三里乃胃经合穴，为治疗一切胃肠疾患的主穴，故有"肚腹三里留"之说，在本方则主要起导气下行、降浊通便之作用。丰隆是胃经的络穴，攻泻通便之力最雄，不仅有攻逐顽痰之功，而且具导滞降浊之效，因此临床多用于一切顽疾怪病和大肠腑实、便结不通等病症。4 穴配伍，共奏消食导滞、泄热通便、通腑降浊、攻逐顽痰之功。

歌诀：大承气方有奇功，腹满便结显神通；

天枢阳陵足三里，丰隆加之力更雄。

针灸润肠方

组成：天枢、支沟、阳陵泉、照海。

功用：升清降浊，润肠通便。

主治：腹胀便秘、气短乏力、食少纳呆，以津亏气少之习惯性便秘为佳。

方义：天枢如前所述，具有调整胃肠、降浊通便之功。支沟为手少阳三焦经穴，可疏通三焦气机，具有清热利湿、通便导滞之效。阳陵泉为胆经合穴，少阳主枢，与支沟相配，疏通少阳气机，有疏肝理气、调理胃肠、加强运化和通便泻下之作用。照海为肾经腧穴，功专养阴生津润燥，与上述诸穴配伍，可达润肠通便之效，以老年或久病伤阴津亏之习惯性便秘者佳。

歌诀：气虚津亏便不通，天枢支沟与阳陵；

更加照海补津液，习惯便秘亦堪称。

使用说明：如果润下的话，针支沟、照海、天枢、阳陵泉，类似于麻仁润肠丸，尤其适合老年性便秘。如果攻下的话，针阳陵泉、足三里、丰隆、天枢，强刺激，类似大承气汤。天枢、丰隆、阳陵泉、足三里 4 穴行强刺激可宣泄阳明腑实，能起到大承气汤的作用。

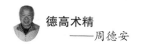

五、止泻门

降浊止泻方

组成：中脘、天枢、足三里、阴陵泉。

功用：升清降浊，导滞止泻。

主治：脘腹胀满、呕吐泄泻、饮食不化等。

方义：中脘为足阳明经之募穴，又为腑会穴，既可受纳水谷，又可消磨和腐熟水谷，因此临床具有消食导滞、止泻作用。

健脾止泻方

组成：百会、中脘、天枢、关元、足三里、太白。

功用：健脾和胃，益气止泻。

主治：纳呆便溏、脘腹隐痛、喜暖恶寒、身倦乏力、四肢不温。

方义：百会为诸阳之会，具有益气升阳之效，与足三里相配，可补中益气、调理中焦，加强中焦的升清降浊功能。中脘、天枢为胃与大肠之募穴，功调腑气，升清降浊，具有健脾和胃之功，百会、足三里与此二穴相伍，组成了治疗胃肠系统的首选处方，尤其是胃阳不足，肠腑气弱所引起的病症，疗效更佳，其意在鼓动胃肠机能、促进运化，有利吸清排浊。关元为小肠经的募穴，是任脉与足三阴经的交会穴，又是人体元气发出之处，具有益火壮阳、健脾补土之功，凡因阳气不足致使胃肠机能减弱之证，均可用之，以其加强运化、吸收和排泄机能。太白为脾经的原穴，具有健脾益气、温煦止泻之功。

歌诀：百会中脘与天枢，关元三里意相投；

太白健脾和胃好，益气止泻效亦收。

六、泌尿生殖门

治癃方

组成：神阙（隔盐灸）、列缺、丰隆、三阴交。

功用：益气通淋，宣肺利尿。

主治：尿闭不通或点滴而下、小腹胀急拒按、烦躁不安、呼吸急促。

方义：神阙乃任脉穴，临床以灸为主，本穴为先天与后天连接部，既可益肾又可健脾，功通三焦、利水道、宣气行血、利尿通淋，为治癃闭之主穴。列缺为肺经络穴，可宣肺气、利水道，方中用之以宣肺气通水道，有提壶揭盖之妙。丰隆为足阳明胃经之络穴，与列缺相配，可调理气机、宣行气血、缓急止痛。三阴交为肝脾肾 3 经之交会穴，具有健脾益肾、疏肝调气、加强三焦气化的作用。

歌诀：癃闭一证多气虚，神阙隔盐灸相宜；
列缺丰隆三阴交，调理气机亦称奇。

通淋方

组成：百会、水分、气海、水道、列缺、蠡沟、阴陵泉、三阴交。

功用：益气通淋，宣肺利水。

主治：尿频、尿急、尿痛、排尿困难、腰痛、小腹胀急、尿血、尿液混浊不清等。

方义：水分、水道均在腹部，二穴相配可通调局部经气、宣气行血，因此有利水通淋之功。将欲通之，必先升之，百会、气海有补中益气、升提阳气、促进运化之效，用于阳气不足，气化

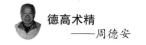
不利者较好。列缺为肺经络穴，肺主一身之气，肺气壅于上，水湿积于下，郁久成淋，因而以列缺宣行肺气，气道通则水道顺畅而淋下。蠡沟为肝经络穴，肝本喜条达而恶抑郁，肝气郁结，则气血滞涩，与湿热相搏则为淋，因而以蠡沟之行气活血之功，而达通淋止痛之效。阴陵泉为脾经合穴，合治六腑，因湿热蕴结成淋者，可清热利湿。三阴交则有健脾补肾养肝等功，因而既可益气养血，又可行气活血，与以上诸穴配伍，可加强益气通淋之效。

歌诀：益气通淋百会取，水分气海水道随；
　　　列缺蠡沟调气机，阴陵阴交亦相宜。

夜尿方

组成：百会、关元、中极、三阴交、承浆、夜尿点。

功用：益气升阳，补肾固本。

主治：尿意频发、小便失控、小便清长、夜间尿床、精神倦怠、形寒色冷、舌淡苔薄白、脉细弱。

方义：百会位于巅顶，属于督脉穴，有诸阳之会之称，用补法有益气升阳之效，临床经验表明，可以解除患者的紧张状态，使兴奋点转移，因而有治疗夜尿的作用。关元乃人体元气聚集生发之处，凡因先天不足、肾气未充或年老肾气衰微而致遗尿者，均可以此补肾壮阳、固脾止尿。中极为膀胱经之募穴，具有固摄膀胱经气之效。三阴交为肝脾肾3条足阴经的交会穴，可补先天、益后天、益气养血，加强肾与膀胱的气化约束作用。承浆、夜尿点均为治疗小便失控自遗的经验穴，可能与兴奋点转移有关，亦有下病上取之意。

歌诀：百会关元与中极，小便失控尿自遗；
　　　更有承浆夜尿点，三阴交穴不可弃。

阳痿遗精方

组成：主穴：关元、三阴交、肾俞、秩边。配穴：阴虚火旺者加神门、太溪；阳气衰微者加百会、命门，关元加用灸法；体胖湿盛者加中脘、水道、丰隆。

主治：睡眠多梦、遗精滑精、阳痿早泄、小便清长而频、妇女白带、小腹虚凉、男女不孕等。

功用：阳虚者补肾壮阳，阴虚者清心泻火，湿盛者则可温阳利水。

方义：关元乃肾间动气，人体元阴元阳皆出于此，具有较强的补肾作用。三阴交如上述，是足3条阴经的交会穴，既可补气，又可生血，精血同源，补血可填精，因此该穴是治疗泌尿生殖系统的常用穴。肾俞补肾壮阳，固摄精关。秩边一穴属膀胱经，膀胱与肾相表里，该穴斜向小腹部针刺，使针感向小腹或前阴方向传导，如向足部放射，则须调整针刺方向，直到针感到达小腹或前阴为度，如是则可达补肾壮阳之效。百会益气助阳，命门补肾火、壮肾阳，灸关元乃壮阳之法，神门、太溪二穴同用，具有交通心肾之效，中脘、水道、丰隆三穴合用，可健脾利湿、益气升阳，故可治疗湿盛之阳痿。

歌诀：关元肾俞三阴交，秩边斜刺方向调；

　　　虚火神门与太溪，阳虚会命关元烧；

　　　体胖湿盛加中脘，更有丰隆和水道。

使用说明：本病主要为肾气虚衰，肾虚宗筋弛缓，阳事不举。关元为元气所存之处，补之使真元得充，恢复肾之功能。三阴交为足三阴经交会穴，补益肝肾，健运脾土。肾俞以培补肾气。

【典型病例】

病例1

孙某，男，69岁，2011年9月11日初诊。

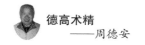
主诉：不能自行排尿约半个月。2011年8月22日患者因膀胱颈出口梗阻、前列腺增生，在解放军总医院住院16天，手术切除梗阻灶，仍无法自行排尿，遂留置导尿管。现面色㿠白不华，舌淡红苔薄白，脉沉细而尺弱。

中医诊断：癃闭。

辨证：肾不纳气，传输失司。

西医诊断：尿潴留。

治法：温补脾肾，益气启闭。

取穴：百会、神庭、攒竹、中脘、天枢、关元、中极、水道、列缺、阴陵泉、足三里、三阴交、太冲。

手法：天枢、关元、中极、水道针后加灸，中极穴刺前应轻扣膀胱底部的位置以估计针刺的深度，且针感需放射到前阴部，余穴皆平补平泻。

针刺后1周前来复诊，诉上次针后已有尿意，并能点滴排出少量尿液。效不更方，治疗4次后病情大为好转，后因久坐致病情加重，于西医医院行导尿管保留，故又加夜尿点，加灸神阙穴，治疗7次后，拔去导尿管，收功而愈。

按语：百会、神庭、攒竹乃秉承"治病先治神"之旨，百会直刺可安神，向前斜刺可益气，向后斜刺可清热，本案选用向前斜刺法以益气启闭。脾虚中气下陷，清气不升，浊阴不降，中脘乃胃之募穴，天枢乃足阳明胃经穴，又是大肠募穴，善于调理胃肠气机，脾胃相表里，取之可强壮脾胃。脾胃为后天之本，气血生化之源，取足阳明胃经下合穴足三里以健脾胃。患者面色㿠白、舌淡，是元气衰惫、命门火衰之征，故取小肠之募穴关元，膀胱之募穴中极，灸之，以温补肾阳、通利膀胱。《素问·灵兰秘典论》说："三焦者，决渎之官，水道出焉。"取水道灸之，可通利三焦，治疗小便不利。手太阴肺经的络穴列缺是八脉交会穴之一，通于任脉，任脉起于腹内，上循脊里，出于会阴，与肾相联系，肺属金，为水之母，故列缺可治疗小便不利之症。三阴交、阴陵泉同为足太阴脾经穴，且阴陵泉为其下合穴，配五行属水，应于肾，取这二者可健脾利湿，故小便可下。尿液的正常排泄，取决于肾的气化和膀胱的制约功能，而膀胱的制约功能与肝的疏泄功能相关，故取肝经原穴太冲以治癃闭。

中医称"尿潴留"为"癃闭"，引起尿潴留的原因很多，一般可分为阻塞性和非阻塞性两类。阻塞性尿潴留的病因有前列腺增生、尿道狭窄、膀胱或尿道结石、肿瘤等疾病阻塞了膀胱或尿道而发生尿潴留。非阻塞性尿潴留即膀胱和尿道并无器质性病变，尿潴留由神经或肌源性因素导致排尿功能障碍引起的。针灸治疗适用于非阻塞性尿潴留的病例。

病例 2

陈某，男，40 岁。

主诉：阴茎痿弱不起 1 个月。患者 1 个月前因家务事情志不畅，即出现阳痿不起。自服壮阳药物无效。现症：阴茎痿弱不起，伴情绪抑郁，脘胁胀闷，食少便溏，苔薄，脉弦。发病前未应用可引起性功能障碍药物。

中医诊断：阳痿。

辨证：肝郁不舒。

治法：疏肝解郁。

中药方剂：逍遥散加减。

柴胡 10g	白芍 20g	当归 12g	白术 15g
茯苓 20g	香附 12g	牡丹皮 10g	枳壳 9g
川楝子 9g	枸杞子 12g	甘草 6g	

取穴：百会、神庭、关元、三阴交、肾俞。予针灸治疗每日 1 次，10 次为 1 个疗程。

按语：中医学重视肝受损对阳痿发生的影响，认为肝为藏血之脏，主筋，职司疏泄，喜条达恶抑郁。此患者性知识缺乏，性

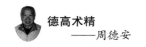

生活持续不满意，心理压力过大，当属心理因素所致，属阳气衰微型。百会为诸阳之会，配神庭调整督脉经气，振奋阳气。关元为元气所存之处，补之使真元得充，恢复肾之功能。三阴交为足三阴经交会穴，补益肝肾，健运脾土。肾俞以培补肾气。

七、调气门

理气健脾方

组成：中脘、内关、公孙、太冲、足三里。

功用：疏肝理气，健脾和胃。

主治：两胁窜痛、胸脘堵闷、急躁易怒、不欲饮食，或呕吐吞酸、气逆干呕，或便秘，或腹痛、腹泻等，舌红苔黄，脉多弦滑。

方义：中脘为胃经之募穴，又是腑会穴，具有健脾和胃、行气化痰之效；内关为心包之络穴，既可清心开窍，又可宽胸理气，可加强中脘的开胃化痰作用；公孙为脾经络穴，为八脉交会穴之一，与内关相配，可治胃心胸之疾；太冲为足厥阴肝经之输穴、原穴，有平肝息风、疏肝解郁之功效；足三里为足阳明胃经之合穴，有和胃健脾、通腑化痰之功效。

歌诀：中脘公孙与内关，健脾和胃三里率；

　　　　更用肝经原太冲，疏肝理气效非凡。

调气止痛方

组成：列缺、丰隆、蠡沟。

功用：疏肝理气，活血化瘀，通络止痛。

主治：偏头痛、血管紧张性头痛、高血压头痛、三叉神经痛、胁肋痛、痛经、泌尿系结石绞痛、胆道蛔虫症、胆结石绞痛、胃痉挛等疼痛。

方义：列缺为手太阴肺经的络穴。肺主一身之气，参与宗气的形成，并通过宗气调节各脏腑组织器官的功能活动。肺朝百脉，具有调节全身气血的作用。同时手太阴肺经又与手阳明大肠经相联络互为表里，阳明经系多气多血之经脉。因此列缺一穴，可通调一身之气，运全身之血，从而达到止痛的作用。丰隆为足阳明胃经的络穴，阳明经多气多血，丰隆不仅具有行气化痰之功，而且具有活血止痛之效。蠡沟为足厥阴肝经的络穴。肝为风木之脏，喜条达而恶抑郁，肝气郁结，最易导致气机不宣，血行不畅，从而发生经脉痹阻而出现多种痛症。肝主疏泄，通调人体气机，疏泄功能正常，气机通畅，人的情志活动正常，既不过于兴奋，也不过于抑郁。故蠡沟可以调理气机，运行气血，化瘀止痛。

歌诀：疼痛多因气血瘀，不通则痛是病机；

列隆蠡沟三般穴，络穴止痛效堪奇。

八、祛痰门

化痰方

组成：中脘、内关、列缺、丰隆、公孙。

功用：理气化痰，健脾利湿。

主治：因脾虚气化不利、肺气失宣引起的各种痰证，如咳嗽气喘、咽喉不利、梅核气、胸闷气短、呼吸不畅、腹胀腹泻等。

方义：中脘为胃经之募穴，又为腑会穴，具有健脾和胃、行气化痰之效。内关为心包之络穴，既可清心开窍，又可宽胸理气，可加强中脘的开胃化痰作用。公孙为脾经络穴，与内关相配，为八脉交会穴之一，可治胃、心、胸之痰，脾为生痰之源，

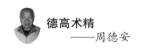

公孙可健脾养胃，促进运化，减少生痰之源，实乃治痰之本之意。列缺为肺经络穴，可宣通肺气，理气化痰。丰隆为足阳明胃经的络穴，是健胃化痰的经验穴，据现代医学研究，该穴对降低血脂、血液黏稠度有良好效应。

涤痰方

组成：中脘、内关、公孙、列缺、丰隆、天枢。

功用：清热涤痰，解痉息风。

主治：癫痫抽搐、腹胀腹痛、大便秘结等。

方义：天枢为大肠经的募穴，具有清泻阳明腑实之功，可加强上方泄热通便之效。余穴同上。

豁痰方

组成：中脘、内关、公孙、丰隆、列缺、人中、涌泉。

功用：清心泻火，开窍豁痰。

主治：中风昏迷、厥证、闭证、癫狂、躁扰不宁、登高而歌、弃衣而走、大便秘结不通等。

方义：人中为督脉穴，是清心泻火、镇静安神、开窍醒神的经验穴，是临床用于急救的要穴。涌泉为肾经井穴，取其滋水制火、加强醒神开窍之功。余穴同上。

消痰方

组成：中脘、内关、公孙、列缺、丰隆，瘰疬局部火针或用6寸金针曲池透臂臑。

功用：调和气血，消痰散结。

主治：淋巴结核、乳结、乳块、子宫肌瘤、癥瘕痞块等。

方义：6寸金针一针透三穴，即曲池、手三里、臂臑，三穴均为手阳明大肠经穴，阳明经为多气多血之经，透此三穴，可起行气活血、消肿散结之功。局部火针为贺普仁教授温通之法，既可治疗瘰疬未溃者，又可治疗已溃者，乃痰为阴邪，取火能祛之之意也。余穴同上。

歌诀：祛痰之法古人传，化涤豁消四般牵；

中脘内关列丰公，五穴组合功化痰；

人中涌泉齐投入，中风癫狂亦安然；

金针王氏属独创，贺氏火针效非凡。

使用说明：痰属湿，津液所化，行则为液，聚则为痰，流则为津，止则为涎，百病中多有兼痰者。生于脾，多腹痛膨胀。或二便不通，名曰清痰；或四肢倦怠，或久泻积垢，或淋浊带淫，名曰湿痰；若夹食积痰血，内成窠囊癖块，外为痞满坚硬，又名食痰；留于胃脘，多吞酸嘈杂，呕吐少食，噎膈嗳气，名曰郁痰；或上冲头面烘热，或眉棱鼻作痛，名曰火痰；若因饮酒，干呕嗳气，腹痛作泻，名曰酒痰；升于肺，则塞窍鼾睡，喘息有声，名曰中痰；若略有感冒，便发哮嗽，呀呷有声，名曰伏痰；若咽干鼻燥，咳嗽喉痛，名曰燥痰；久之凝结胸臆，稠黏难咳，名曰老痰；七情过多，痰滞咽喉，咳之不出，咽之不下，胸胁痞满，名曰气痰；迷于心为心痛惊悸，怔忡恍惚，梦寐奇怪，妄言见祟，癫狂痫暗，名曰惊痰；动于肝，多眩晕头风，耳叶瘙痒，左瘫右痪，麻木蜷跛，名曰风痰；停于膈上，一臂不遂，时复转移一臂，蓄于胁下，胁痛干呕，寒热往来，名曰痰饮；聚于肾，多胫膝酸软，腰背强痛，骨节冷痹，牵连隐痛，名曰寒痰，又名虚痰。治疗时热痰则清之，湿痰则燥之，风痰则散之，郁痰则开之，顽痰则软之，食痰则消之，在胸臆者吐之，在胃肠者下之，此为识人立法也。若肺虚有痰者，宜保肺以滋其津液；脾虚有痰者，宜培脾以化其痰涎；肾虚有痰者，宜补肾以引其归藏。

【典型病例】

患者，女，38岁，工人，2011年1月21日初诊。

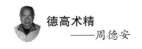
患者时感咽部有异物感已3年余，吐之不出，咽之不下，曾多次就诊于当地医院，疗效不佳，病情时轻时重，迁延至今。现伴有纳差、腹胀、困倦、便溏等症状，咽部检查见舌腭弓稍充血，咽后壁淋巴滤泡增多，呈念珠样改变，余检查为阴性。舌胖苔白腻，脉滑。

辨证：肝郁脾滞，痰气互结。

治法：拟疏肝解郁、行气导滞、散结祛痰之法。

中药方剂：半夏厚朴汤加味。

半夏 12g	厚朴 12g	紫苏 12g	桔梗 12g
云苓 15g	泽泻 15g	生姜 3 片	甘草 6g

服药3剂后腹胀、困倦、纳差、便溏诸症毕消，舌胖苔白腻，脉滑。继服上方5剂而痊愈。

取穴：针刺百会、神庭，配以合谷、内关、太冲、丰隆等穴，中等刺激，留针15～30分钟，每日1次。

九、安神门

四神方

组成：百会、神庭、四神聪、本神、神门。

功用：镇静安神，补元（元神之府）益智。

主治：惊悸不寐、健忘善恐、心烦意乱、耳鸣耳聋、腰膝酸软、老年痴呆、颤证手抖、更年紧张、小儿弱智、多语多动等。

方义：补百会益气升阳，泻之清热泻火。神庭乃神所居之高贵之处，居庭则神安，离庭则神动，故取神庭以安神。四神聪为历代医家所喜用之经验穴，功专安神定志。本神补元益智、增强记忆。头部诸穴相伍，可加强精明之府（脑）的功能。神门为心经之原穴，脉之会穴，既可养血，又可安神。

歌诀：百会神庭四神聪，本神神门力更雄；

　　　镇静安神功长在，补元益智效亦灵。

使用说明：本方为治神之经验处方，因其5穴中4个带有"神"字，因此称为"四神"。又5穴之中4腧穴于头部，盖因头为诸阳之会，精明之府，因而针刺可达益气升阳、安神定志之效。神门为心经原穴，心主血，藏神，又是神之大主，故而神门穴既可养心，又可安神。与中脘、气海、天枢、足三里、三阴交、太白诸穴配伍，可健脾益气，养血安神。

【典型病例】

张某，女，52岁，2012年1月11日初诊。

主诉：失眠伴头昏胀痛近10年。患者10年前因月经量过多就诊于当地医院，被诊断为子宫肌瘤，并行子宫切除术，手术成功。但此后经常失眠，头昏，头胀而痛，同时伴腰疲乏力，情绪低落，纳呆，腹胀，大便不燥但秘而不爽，便后乏力，心慌气短而欲卧。西医多项检查未发现器质性疾病。

既往史：子宫肌瘤术后10年。

家族史：无。

望诊：神情疲惫，面色淡黄，舌淡胖，苔薄白水滑，边有齿痕。

闻诊：无特殊发现。

切诊：脉濡细。

中医诊断：不寐（心脾两虚）。

西医诊断：继发性抑郁。

治法：健脾益气，养心安神。

取穴：百会、神庭、本神、四神聪、中脘、气海、天枢、手三里、内关、神门、三间、足三里、三阴交、太白、太冲。

手法：中脘、气海、手三里、足三里补法，其余腧穴施以平补平泻法。

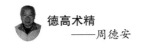

中药方剂：归脾汤加减。

党参 10g	炙黄芪 30g	当归 10g	炒苍术 10g
炒白术 10g	远志 10g	炒酸枣仁 20g	茯神 15g
合欢花 15g	柴胡 6g	广郁金 10g	木香 6g
龙眼肉 15g	川续断 15g	炒杜仲 15g	砂仁 6g
广陈皮 10g			

7 剂，水煎温服，日服 2 次。

二诊：2012 年 1 月 15 日，经以上腧穴及汤药治疗后，失眠、头昏明显减轻，心态亦有所改善，腰疲乏力、纳呆腹胀、大便不爽等尚无缓解之势，舌脉同上。

取肺俞、心俞、膈俞、肝俞、脾俞、肾俞、大肠俞、十七椎下、次髎进行针刺治疗，均施以平补平泻法，肾俞加灸。

三诊：2012 年 1 月 18 日，经上穴治疗后，一切症状均明显减轻，针刺第 2 天，大便通畅而下，心情更加舒畅，恢复正常。效不更方，按上法加减取穴遣方，巩固疗效。

按上述腧穴加减治疗 6 次，服中药 3 周，一切症状均明显改善，患者非常愉快。

按语：本案为一例心脾两虚的女性不寐患者，其一切症状均是子宫肌瘤术所致，西医诊为继发性抑郁，曾服百忧解治疗 3 个多月，病情有所缓解，但仍时有反复。

经详查病史，认为患者因子宫肌瘤出血而致思虑过度，损伤心脾，心神失养而不寐，脾伤失于运化而纳呆，腹胀，便不结而秘，为脾虚运化无力所致，头昏、头胀、头痛均为脾虚清阳不升，浊阴不降，清空失养所致，腰疲乏力，便后心慌气短，为术后胞宫受损，心血亏虚之征，面色淡黄、舌体胖大而淡、苔白水滑、边有齿痕、脉濡细等，均为心脾两虚、气血两亏之象。

方中党参、炙黄芪、炒苍术、炒白术可健脾益气，为本方之君。当归养肝补血，远志、炒酸枣仁、茯神、龙眼肉养心安神为臣。柴胡、合欢花、郁金疏肝解郁，可加强镇静安神的作用，为佐。陈皮、木香、砂仁理气醒脾，以防益气补血药之滋腻，可影响脾胃运化功能，为使。川续断、炒杜仲温阳补肾，祛风散寒，对症治疗腰疲乏力。

十、五官门

明目方

组成：睛明、承泣、承光、臂臑、养老、光明、太冲。

功用：益气养血，活络明目。

主治：近视眼、老花眼、迎风流泪、视神经萎缩、白内障等目疾。

方义：睛明为膀胱经之穴，是眼睛局部穴，适用于各种目疾，刺之可活局部气血，通眼部经络。承泣为足阳明胃经之穴，阳明经为多气多血之经脉，实证可行气活血，虚证可益气养血，使目得血而视。承光有清热明目、通经活络之效。臂臑为手阳明大肠经之穴，亦为多气多血之经，有助视力的恢复。养老为历代医家治疗目疾之经验穴，可能与小肠的消化吸收功能、运输气血至周身有关。太冲为肝经之原穴，光明为胆经之络穴，乃原络配穴之法，可治肝血不足和肝胆郁热之目疾。

歌诀：一切目疾选睛明，承光承泣亦相随；

臂臑养老古人训，太冲光明原络从。

通鼻方

组成：百会、大椎、肺俞、通天、上星、迎香、太渊、合谷、外关。

功用：益气升阳，温肺散寒，散风清热，通鼻解表。

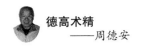
主治：风寒表证、鼻塞不通、风热鼻衄、鼻流清涕、浊涕鼻渊、急慢性鼻炎、过敏性鼻炎等。

方义：方中百会为诸阳之会，有益气升阳之效。大椎为督脉之穴，亦为阳脉交会穴，可振奋阳气。肺俞为肺脏在膀胱经所聚会之处，背为阳，可补肺气。三穴相伍，具益气升阳、解肌固表之功，可加强抵御外邪的作用。上星、通天、迎香均为鼻的局部穴和临床经验穴，可通调局部气机。太渊为肺经之原穴，可益肺气、御外邪。合谷为手阳明大肠经的原穴，有清热解表之功，可通五官之窍。

歌诀：阳气不足用百会，大椎肺俞紧相随；
　　　　上星通天迎香配，渊谷外关也相依。

聪耳方

组成：百会、神庭、耳门透听会、翳风、内关、神门、太溪、太冲。

功用：补益肝肾，镇静安神，聪耳活络。

主治：肾虚耳聋、耳鸣、眩晕、不寐多梦、心悸气短、腰膝酸软、五心烦热等。

方义：百会益气升阳，神庭安神定志，二穴是治神之要穴。耳门透听会，即一针透三穴（耳门、听宫、听会），三穴一为手少阳三焦经之穴，一为手太阳小肠经之穴，一为足少阳胆经之穴，均为耳部的局部穴，透刺可加强局部的通经活络作用，有助耳窍开启。翳风穴为手少阳三焦经之穴，亦为局部穴，作用与上三穴相同。内关、神门亦为镇静安神之常用穴，与百会、神庭相合，可相互为用。太溪为肾经原穴，有补肾填精之功，太冲为肝经原穴，有平肝潜阳之效，二穴相伍，可滋肾水、涵肝木，尤与诸穴相伍，则可共奏益肾潜阳、安神聪耳之效。

歌诀：肝肾阴虚常耳鸣，翳风百会与神庭；

耳门听宫听会透，内神溪冲也相从。

通耳方

组成：百会、神庭、耳门透听会、翳风、外关、筑宾、行间、足临泣。

功用：清泻肝胆，通利耳窍。

主治：耳中轰鸣、失聪、头晕头胀、两胁胀痛、烦躁易怒、声音重浊、大便燥结、小便短赤、突发性耳聋。

方义：百会、神庭、耳门、听宫、听会、翳风已如上述，诸穴相伍，意在通调局部之气血，开启局部之闭塞。外关为手少阳三焦经腧穴，足临泣为足少阳胆经腧穴，二穴属同名经的腧穴，一上一下，共解少阳之郁热，尤与上述局部穴相配，可共奏启闭通窍之功，因而可治疗急性肝胆火之耳聋。行间乃肝经之荥穴，清肝热，加强清解少阳的功效。筑宾为肾经穴，是阴维脉之郄穴，郄穴主治急症，又因与肾经相交，肾开窍于耳，因而治疗急性突发性耳聋可以取效。

歌诀：百会神庭与翳风，耳门听宫听会从；

外关专于临泣配，筑宾行间治突聋。

使用说明：针刺治疗五官科疾病时，由于面部血管丰富，稍有不慎极易引起出血，并且由于面部腧穴均比较敏感，针感会比较强，治疗前最好向患者做好解释说明，消除其紧张心理，以便于取穴配合。为增强疗效，在循行到病患处的经脉远端取穴会有不错的治疗效果。

【典型病例】

李某，女，56岁，2011年1月7日初诊。

主诉：右耳听力下降1年。

现病史：1年前右耳突聋，经治疗遗有右耳聋、耳鸣，平时夜眠欠安，性情急躁，纳可，大便偏干，时有心慌心悸，伴腰

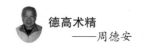
酸，腿软，夜尿多，尿频混浊。

既往史：亚急性甲状腺炎史 10 年，近半年口服去甲状腺素钠片 1/4 片，每天 1 次。

体检：舌暗淡少苔，脉沉取无力。

诊断：耳聋、耳鸣。

辨证：肝肾不足，耳窍失聪。

取穴：针刺百会、神庭、本神、攒竹、角孙、翳风、耳门透听会、内关、神门、筑宾、太溪、太冲、悬钟。

二诊：2011 年 1 月 10 日，耳鸣，夜眠差，性急，大便干，夜尿多，尿频、急、混浊，纳食可，舌淡暗，边有齿痕，苔薄，脉沉细。辨证：肝肾阴亏，肝郁不舒。针刺同前。中药方剂：熟地黄 10g，山药 15g，茯苓 10g，山茱萸 10g，黄精 15g，枸杞子 10g，香附 10g，郁金 10g，丹参 10g，合欢花 15g，远志 10g，炒酸枣仁 30g，蝉蜕 6g，生龙骨 15g，生牡蛎 15g，葛根 10g，路路通 15g。5 剂，水煎服。

三诊：2011 年 1 月 14 日，仍耳聋耳鸣、失眠、腰酸、腿软。上方减生龙骨，改为煅龙骨 30g，加何首乌藤 30g，珍珠母 30g。7 剂。

四诊：2011 年 1 月 25 日，自觉耳鸣减轻，面色萎黄少华。前方去郁金、香附，加沙参 15g，麦冬 15g，五味子 6g。

五诊：2011 年 2 月 11 日，舌质淡暗，苔薄白，脉沉缓。中药处方：熟地黄 10g，山茱萸 10g，茯苓 10g，山药 15g，黄精 15g，枸杞子 10g，丹参 10g，葛根 10g，麦冬 15g，天冬 15g，杏仁 6g，郁金 10g，桔梗 6g，陈皮 10g，菊花 10g，路路通 15g。7 剂。

六诊：2011 年 2 月 17 日，纳可，夜眠一般，起夜 1～2 次。舌淡暗，苔薄黄，脉沉缓。针刺同前。自觉耳聋耳鸣减轻，夜眠改善，心烦略减。

按语：该患者为中年进入老年之际，长期耳鸣、失眠、心烦，虽以右耳听力下降 1 年为其主诉，但经询病史，知其工作压力大，平常性情急躁，夜寐欠安，入睡困难，并伴尿频、尿混浊等症状，当属亚健康状态，因此辨证为肝肾阴虚、虚阳上扰之耳聋与失眠，治以滋补肝肾、镇静安神法。以补肝肾、解郁之中药，针刺以开耳窍、安神之方，经月余调养症状好转。

第五章

临 证 指 南

本章阐述了内科、妇科、儿科、五官科常见疾病及皮肤科疾病、美容的临证治疗和心得。

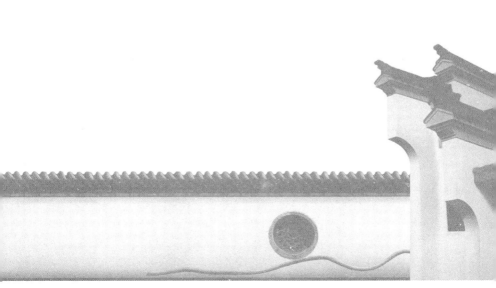

一、内科常见疾病

（一）面瘫

面瘫相当于西医的面神经炎、面神经麻痹，是临床常见的周围神经病变，是以口眼向一侧歪斜为主的病症，可发于任何年龄，无明显的季节性，多发病急速，以单侧面部发病多见。临床表现为睡眠醒来时发现一侧面部肌肉板滞、麻木、瘫痪、额纹消失、眼裂变大、露睛流泪、鼻唇沟变浅、口角下垂歪向健侧，病侧不能皱眉、闭目、露齿、鼓腮，部分患者初起时身后疼痛，还可出现患侧方前 2/3 味觉减退或消失等。

中医认为发病多由于机体正气不足，脉络空虚，卫外不固，风寒或风热乘虚侵袭，以致经气阻滞，经筋失养，经筋功能失调，筋肉纵缓不收而发病。手、足阳经均上头面部。足太阳经筋为"目上冈"，足阳明经筋为"目下冈"，眼睑不能闭合为足太阳和足阳明经筋功能失调所致；口颊部主要为手太阳和手、足阳明经筋所主，因此，口歪主要系该 3 条经筋功能失调所致。

【治疗】

阳白、太阳、承泣、颧髎、牵正、迎香、地仓、颊车等均为局部常用治疗面瘫的腧穴。先使用火针（贺普仁"三通法"之一——温通法）点刺患侧：攒竹、阳白、太阳、四白、颧髎、迎香、地仓、牵正，每穴点刺 3 下。健侧使用毫针（贺普仁"三通法"之一——微通法），取穴为攒竹、阳白、太阳、四白、颧髎、迎香、地仓、牵正，右病治左，此为巨刺法。除了局部取穴之外，取穴还有神庭、百会、手三里（双侧）、足三里（双侧）、合谷（双侧）、太冲（双侧）。神庭、百会以调神。手三里、足三里分别为手、足阳明经穴，面部为手、足阳明经所过，针之可以补

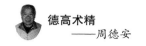
益气血，扶正，通经活络。"口面合谷收"，故取穴合谷。太冲为肝经原穴，肝经循行口面，太冲善治口僻。

中药常用的处方可概括为"四白二根二虫"。"四白"即白芥子、白僵蚕、白附子、白芷；"二根"即板蓝根、葛根；"二虫"即全蝎、蜈蚣。如果偏重风寒者，加姜黄、防风；如果偏重风热者，加赤芍、黄芩；如果久病入络者，加川芎、丹参。

【心得】

面瘫刚发病者浅刺，病久者深刺或透刺；刚发病者取穴少，病久者取穴多。神庭、百会镇静安神，体现周德安教授一贯的治神思想。《黄帝内经》中说"邪之所凑，其气必虚"。故周德安教授总是取手三里、足三里以益气扶正，甚或加中脘、气海加强益气扶正。如果单独针刺患侧效果不佳，周德安教授往往双侧面部都针刺，先针刺健侧，再针刺患侧。一是体现巨刺法，加强疗效，二是防止出现倒错现象。治疗面瘫后遗症时先使用火针点刺患侧，再于健侧使用毫针。周德安教授临证时一般翳风、完骨、风池都用，或者至少用其中的2个穴，因为根据现代医学耳后完骨处正是面神经出颅处，炎症往往发生在此处的面神经管，临床上急性面瘫往往伴有耳后痛。

另外，中药治疗中白僵蚕、白附子、全蝎为治疗口眼歪斜的名方"牵正散"。在此搜风通络的基础上，白芷是阳明经的重要引经药，可疏风通络活血；白芥子长于祛痰通络；蜈蚣长于搜风通络，以助全蝎之力；板蓝根清热解毒，尤其是清解上焦毒热之要药，并有很强的抗病毒作用，针对现代医学所认为的面瘫与病毒感染有密切关系的认识，尤其针对发病初期耳后疼痛的患者尤为适合；葛根为解表解肌、解热生津、升阳之要药，既有助于祛风，又助清阳上升，促进面瘫恢复。

周德安教授曾治一张姓患者，女，39岁，右侧面瘫5年。值产后哺乳期，贪凉吹空调后右侧面瘫，伴右侧耳后痛。经包括针灸的各种治疗效果不显（未服用激素）。治疗时先用火针点刺患侧攒竹、阳白、太阳、四白、颧髎、迎香、地仓、牵正，每穴点刺 3 下。健侧使用毫针，取穴为攒竹、阳白、太阳、四白、颧髎、迎香、地仓、牵正，右病治左为巨刺法。除局部取穴之外，还取神庭、百会、手三里（双侧）、足三里、合谷、太冲。经 2 次治疗症状有所减轻。由此可以看出火针治疗顽固的口僻确有疗效。

（二）面肌痉挛

面肌痉挛以阵发性不自主面部肌肉抽动为主要临床表现，多从眼睑周围开始逐渐向面颊及口角延伸，严重者单侧面肌整体抽搐。一般多因精神紧张、劳累等因素诱发或加重。本病属中医"面抽""痉证"范畴，多由于风寒阻络，筋脉收引，或气血虚，面部筋脉失养，或肝肾阴虚，肝风内动所致。

【治疗】

取百会、神庭、攒竹（双侧）、承浆、完骨（患侧，运气法加上烧山火手法）、颧髎（患侧）、中脘、天枢（双侧）、气海、手三里（双侧，患侧手三里行运气法使循经感传向面部走）、合谷（双侧）、足三里（双侧）、太冲（双侧）。

【心得】

面肌痉挛为临床常见疾患，西医除了手术、注射肉毒素等有一定危险性方法外，尚无其他有效疗法。针灸疗法效果好，是针灸治疗的优势病种。百会、神庭、攒竹为安神定志常用头部腧穴组合，体现了治病先治神的学术思想，神志安定是康复的重要前提条件。承浆具有镇静作用，为局部取穴，亦为经验用穴；患侧完骨、患侧颧髎为局部取穴，完骨穴为面神经出颅的部位；合谷、太冲为四关穴，可镇静安神、息风止痉；手三里、足三里为远端循经取穴，患侧手三里行运气法使循经感传向面部走，如果时间

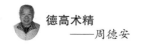

充裕，做半个小时运气法，使得隐形感传变成显性感传，气至病所，效果更佳。

（三）头痛（偏头痛）

早在《素问·奇病论》中就有头痛记载数条，为后来头痛的辨证分型奠定了理论基础。中医论述头痛一般分外感和内伤头痛两种，认为凡风寒湿热之邪外袭或痰浊、瘀血阻络均可引起头痛。

【治疗】

取穴：①百会、神庭、攒竹以调神（镇静安神）。②太阳透率谷、率谷透太阳。③"络穴止痛方"：列缺、丰隆、蠡沟。

【心得】

元代王国瑞《玉龙歌》中记载："偏正头风痛难医，丝竹金针亦可施，沿皮向后透率谷，一针两穴世间稀。"多数医者只知道有太阳透率谷，而不知道率谷透太阳，后者是对前者的改良。太阳透率谷、率谷透太阳可同时应用，屡试屡效。列缺、丰隆、蠡沟三穴均是络穴，即所谓的"络穴止痛法"。丰隆既是化痰要穴，又是胃经的络穴。凡顽病（顽病多痰）、久病（久病入络）可取丰隆。

周德安教授曾治杨某，女，31岁，右头痛近20年。几乎2～3天发作1次，疼痛剧烈时伴恶心、呕吐，须服"止痛片"，头痛发作前有右侧眼睛"闪光"的先兆。西医医院诊断为"偏头痛"。针灸处方：百会、神庭、攒竹（双侧）、头维（右侧）、太阳透率谷、率谷透太阳、风池（右侧）、外关（双侧）、合谷（双侧）、丰隆（双侧）、蠡沟（双侧）、丘墟（双侧）、太冲（双侧），针刺治疗1次后，1周没有发作头痛。过去月经前和用眼多（玩电脑时间长）会诱发头痛，针刺后未再出现这种情况。

（四）面痛（三叉神经痛）

"面痛"是中医的病名，类似西医的"三叉神经痛"。此病之痛极为难忍，且发作频繁，不经过治疗难以自愈。即使缓解仍易复发，复发后症状较前加重，治疗也较困难。明代王肯堂《证治准绳》记载："面痛属火，盖诸阳之会，皆在于面，而火阳类也……暴痛多实，久痛多虚……颊车、发际皆痛不开口，言语饮食皆妨，在额与颊上常如糊，手触之则痛，此足阳明经受风毒，传入经络，血凝滞而不行，故有此证。"所描述症状和三叉神经痛临床表现基本一致。

其病因病机：外因为卫气不固受风，内因为思虑过度，忧愁不解，怒气难消，以致气郁化火，突受惊恐，心胆火动生风，阴虚火旺、阴虚阳亢化风，风火上窜阳明经，筋脉掣挛，气血郁逆而导致面痛。面痛的特征是发作突然、呈闪电样、阵发性、时间短暂而疼痛剧烈，正是风火煽动的表现。

【治疗】

除面部局部取穴和远端取穴外关、合谷、行间、内庭同时使用外，还有三组腧穴：①百会、神庭、攒竹（双侧）。②列缺、丰隆、蠡沟。③膻中、期门（双侧）、气海。

【心得】

百会、神庭、攒竹三穴为治神要穴，可镇静安神，神庭、攒竹（双侧）还是局部取穴。列缺、丰隆、蠡沟三穴均为络穴，列缺为肺经络穴，"头项寻列缺"，丰隆为足阳明胃经的络穴，为化痰第一穴，蠡沟为足厥阴肝经的络穴，为行气要穴。现在络病学说方兴未艾，又有"久病入络"之说，而痛症一般为气滞痰凝所致，三穴正可以行气化痰，通络止痛。膻中、期门（双侧）、气海四穴在胸腹呈菱形，被称之为三叉神经痛（面痛）的"菱形反应区"，是已故针灸医家夏寿人从临床上总结出来的专门治疗三

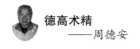

叉神经痛（面痛）的经验穴。

（五）颈椎病

颈椎病是指颈椎间盘组织退行性改变及其继发病理改变累及其周围组织结构，导致颈部软组织、神经根、脊髓、椎动脉和交感神经等受到刺激或压迫，从而产生一系列临床症状和体征的一种综合征。人到中年，气血渐亏，阳气渐衰，督脉空虚，阳气不足，卫外不固，风寒湿邪，乘虚而入，阻滞经脉；或因跌打损伤，经络受损，瘀血内停；或因积劳成疾，肝肾亏损，督阳不运，痰凝血瘀，而成颈椎病。颈椎病属中医学"痹证""痉证""痿证""眩晕"等范畴，结合临床，本病可分为痰瘀交阻、湿火流筋、气血不足、阳虚痰阻、肝肾阴虚、痰火上扰、风寒痹阻等证型。

【治疗】

①椎动脉型颈椎病："颈四针"加上双侧的风池穴。先令病人坐位点刺（快针）"颈四针"加上双侧的风池穴，然后令病人躺下呈仰卧位，再针刺其他腧穴。

②神经根型颈椎病："颈四针"加上患侧曲池、手三里、外关、中渚、合谷、八邪。如果手指麻木发胀明显，于患侧十宣穴点刺放血。

【心得】

"颈四针"位于后正中线上，分别在第4～7颈椎棘突下（其中第7椎棘突下为大椎穴），属于督脉，能够活血散风通络。加上双侧风池、风府（合称"三风"）治疗颈椎病疗效颇佳。2009年11月周德安教授曾治一本医院配餐员刘某，女，49岁，自诉双手出现麻、胀感月余，近4～5天明显加重，尤以骑自行车时症状明显。予双侧十宣穴三棱针点刺放血，双手麻、胀感即明显改善，继而予针刺"颈四针"加上曲池、手三里、外关、中渚、合谷、八邪。治疗 3 次症状基本消失。

（六）肩凝（肩周炎）

肩凝属中医"痹证"范畴，早在《素问·痹论》即有相关论述，认为痹证发生多由于正气亏虚，卫外不固，风寒湿三气侵袭人体，经络血脉痹阻，营卫气血运行不畅，筋肉失于濡养而挛缩变生诸证。

【治疗】

取穴：第 1 组：大椎、肩髃、肩髎、肩贞、曲池、外关、合谷、后溪。第 2 组：对侧阳溪穴，用巨刺法。第 3 组：对侧条口透承山，用巨刺法，先得气，捻转 1～2 分钟，捻转的同时令患者活动患侧肩关节，留针 30 分钟，每 10 分钟重复以上方法 1 次。以上 3 组穴可以交替使用，也可同时使用。

【心得】

第 1 组穴中局部穴与远端取穴相配，肩部三穴肩髃、肩髎、肩贞分属手阳明大肠经、手少阳三焦经和手太阳小肠经，远端三穴合谷、外关、后溪也分属以上 3 经，中间以一个大穴曲池相连接。3 条手阳经远、近分别取 2 个穴，均衡形如扁担。其特点：①"肩三针"（肩髃、肩髎、肩贞）可治疗各种疾患造成的肩部瘀滞疼痛；②均为阳经穴，可通调三阳。还可配合贺普仁"三通法"中的温通法，应用火针点刺局部阿是穴，以提高疗效。

（七）腰痛（急性腰扭伤）

腰痛一证，外感内伤均有，古代文献早有论述。《素问·脉要精微论》指出："腰者，肾之府，转摇不能，肾将惫矣。"指出了肾虚腰痛的特点。《素问·刺腰痛》根据经络特点，阐述了足三阴、足三阳及奇经八脉为病所出现的腰痛病证，并介绍了相应的针灸疗法。《金匮要略·五脏风寒积聚病脉证并治》载有"肾

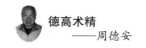
着"之病，"其人身体重，腰中冷，如坐水中……腰以下冷痛，腰重如带五千钱"，是为寒湿内侵所致。《诸病源候论》和《圣济总录》认为腰痛原因和少阴阳虚、风寒着于腰部、劳役伤肾、坠堕伤腰及寝卧湿地 5 种情况有关。《丹溪心法·腰痛》指出："腰痛主湿热、肾虚、瘀血、挫闪、痰积。"《七松岩集·腰痛》指出："然痛有虚实之分，所谓虚者，是两肾之精神气血虚也，凡言虚证，皆两肾自病耳。所谓实者，非肾家自实，是两腰经络血脉之中，为风寒湿之所侵，闪肭挫气之所碍，腰内空腔之中，为湿痰瘀血凝滞不通而为痛，当依据脉证辨悉而分治之。"对腰痛常见的病因和分型做了概括。

【治疗】

令患者站立，针刺攒竹（双侧）、养老（双侧）或后溪（双侧），留针时令病人活动腰部，并于每 5～10 分钟行针 1 次，针刺过程中病人活动腰部时通常会感到疼痛减轻，活动范围增大。养老、后溪是治疗急性腰扭伤的特效穴。此外，人中、龈交、委中也是治疗急性腰扭伤的特效穴，可于临证时选择使用。

【心得】

攒竹不仅作为眼周的腧穴可以治疗目疾，而且是重要的镇静安神腧穴，同时也是治疗呃逆的要穴。另外，攒竹还是治疗急性腰扭伤的常用穴。

周德安教授曾治疗魏某，68 岁，家住秦皇岛海港区。就诊 1 周前弯腰取物时不慎扭伤腰肌，弯腰或于坐位立起时疼痛明显、活动受限。自用云南白药喷雾剂治疗效果不显。予以针刺双侧攒竹、右侧养老，留针时令病人活动腰部，并于每 5～10 分钟行针 1 次，针刺过程中病人活动腰部时即感疼痛减轻，活动范围增大。

（八）足跟痛

足跟痛是由于足跟的骨质、关节、滑囊、筋膜等处病变引起的疾病。中医学认为，肝主筋，肾主骨，肝肾亏虚，筋骨失养，复感风寒湿邪或慢性劳损导致经络瘀滞，气血运行受阻，使筋骨肌肉失养而发病。

【治疗】

照海透足跟，为局部取穴，可直接疏通局部气血，通经止痛，同时又是循经取穴，照海为足少阴肾经穴，通于阴跷脉，快针直接扎入跟中治疗足跟痛，效果亦佳。

【心得】

足跟痛临床上常见，足少阴肾经循行通过足跟，《灵枢·经脉》曰："肾足少阴之脉……循内踝之后，别入跟中……"另外，在《难经·二十八难》中也记载："阴跷脉者，亦起于跟中，循内踝上行……"中医认为，足跟痛是肾虚的表现，当从肾虚论治，针刺照海可调补肾气，通经止痛。

（九）瘰疬（颈部淋巴结核）

瘰疬又名"鼠疮""老鼠串""鼠疬""蟠蛇疬"等。瘰疬相当于西医学的颈部淋巴结核，是一种发生于颈部的慢性感染性疾病，属痨病范畴。瘰疬发病有内外两因，外因主要责于素体虚弱，情志不畅，感受风火毒邪，或直接感染痨虫；内因多为肝气郁结，日久化火，脾失健运，痰湿内生，气滞痰凝，阻于经脉，结于颈项而成。亦可因肺肾阴亏，虚火内炽，肺津亏虚，输布无力，津凝为痰，血滞为瘀，痰瘀阻滞，痰火凝结颈项而致；或继发于肺痨。湿浊化热，热盛肉腐而成脓，破溃成疮。瘰疬术后久不敛口，主要责于气阴两虚，湿邪留恋。

【治疗】

①用6寸芒针针刺曲池透臂臑。

②神庭、百会、攒竹、手三里、内关、合谷、中脘、天枢、关元、血海、足三里、三阴交、太冲、公孙。

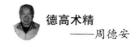
【心得】

曲池透臂臑是金针王乐亭治疗瘰疬（颈部淋巴结核）的绝招，因为金针不易操作和保存，现以芒针代之。神庭、百会、攒竹以治神，手三里、关元、血海、足三里、三阴交扶正以祛邪，合谷、内关、中脘、天枢、太冲、公孙行气化痰散结，体现"针灸治痰"的观念。

（十）中风

中风是临床一种常见的急性病，古代有"卒中""大厥""仆击""偏枯""偏身不用""偏风"等名称。唐宋以前的医学家多认为中风是由于正气不足，外风乘虚而入所致，金元以后的医学家则认为中风多与火、热、痰湿、气虚等内因有关。与此同时，王履又提出了"真中"与"类中"的观点，《医经溯洄集·中风辨》说："殊不知因于内者，真中风也；因于火、因于气、因于湿者，类中，而非中风也。"西医则称中风为急性脑血管病。临床可分为缺血性中风（脑梗死，为脑血栓形成或脑栓塞）及出血性中风（脑出血），系指非外伤引起的脑实质内出血。本病具有发病率高、致残率高和起病急、恢复慢等特点。

中医学认为中风病的发生多以五志过极、心火内燔、火化风动，或情志不舒、肝阳上亢，或痰火内生、上扰清窍，或房劳过度、水不涵木等虚阳上越有关。概括起来看不外风、火、痰、虚四端，涉及的脏腑器官多以心、肝、脾、肾为主。

西医学认为脑血管病的发生多与高血压、脑动脉硬化、冠心病、糖尿病等有关，与不良的饮食习惯如饮酒、吸烟及情绪紧张激动、气候变化等亦相关。具体地讲，与血管和血液两大因素有直接关系。即动脉硬化、血管弹性差、血管壁不光滑、有斑块或血液黏度高等造成血流缓慢，甚至受阻而成脑梗死，或因血管弹性差，又遇情绪激动或饮酒而脑血管破裂出血。

【治疗】

1. 肝风欲动（小中风，中风先兆）

治法：益气行血，息风通络。

取穴：百会、神庭、中脘、气海、天枢、手三里、合谷、足三里、三阴交、太溪、太冲。

手法：平补平泻法。

中药方剂：补阳还五汤合镇肝熄风汤加减。

炙黄芪 30g	当归尾 10g	赤芍 10g	白芍 10g
红花 10g	桃仁泥 10g	牛膝 10g	生龙骨 30g
生牡蛎 30g	菊花 10g	生石决明 10g	钩藤 10g
夏枯草 10g	沙参 15g	五味子 6g	麦冬 15g

水煎温服，日 2 次。

2. 气虚血瘀

治法：益气行血，通经活络。

取穴：百会、神庭、中脘、气海、天枢、手三里（双侧）、太渊（双侧）、足三里（双侧）、三阴交（双侧）、曲池（患侧）、内关（患侧）、合谷（患侧）、阳陵泉（患侧）、太冲（患侧）。

手法：平补平泻法。

中药方剂：加味补阳还五汤加减。

炙黄芪 30g	当归尾 10g	炒苍术 10g	炒白术 10g
地龙 10g	桃仁泥 10g	红花 10g	川牛膝 10g
赤芍 10g	鸡血藤 30g	川芎 10g	广陈皮 10g
桑枝 15g	豨莶草 15g	水蛭 3g	炙甘草 6g
桂枝 6g			

水煎温服，日 2 次。

3. 风痰阻络

治法：理气化痰，通经活络。

取穴：中脘、内关、列缺、丰隆、公孙、手三里、足三里、

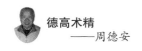
合谷、太冲。

手法：平补平泻法。

中药方剂：半夏白术天麻汤加减。

法半夏 9g	天麻 12g	炒苍术 10g	炒白术 10g
陈皮 10g	广郁金 10g	云苓 10g	羌活 10g
独活 10g	豨莶草 15g	炙甘草 6g	丹参 10g
白僵蚕 6g	白芷 10g		

水煎温服，日 2 次。

4. 阴虚阳亢

治法：滋水涵木，息风通络。

取穴：百会、神庭、曲池、内关、合谷、阳陵泉、足三里、三阴交、太溪、太冲。

手法：平补平泻法。

中药方剂：镇肝熄风汤加减。

怀牛膝 10g	生代赭石 15g	生龙骨 20g	生牡蛎 20g
生龟板 15g	生白芍 15g	生麦芽 15g	广陈皮 10g
乌玄参 15g	麦冬 15g	明天麻 10g	豨莶草 15g

水煎温服，日 2 次。

5. 肝阳暴张（阳闭证）

治法：平肝潜阳，醒神开窍。

取穴：百会、合谷、太冲、人中、内关、十宣、四神聪。

手法：十宣及四神聪点刺出血，其他腧穴以毫针强刺泻法。

中药方剂:安宫牛黄丸或局方至宝丹温水化开灌服，1 次 1 丸，1 日 2 次。

6. 痰蒙清窍

治法：开窍豁痰，息风醒神。

取穴：人中、内关、通里、丰隆、涌泉、手足十二井。

手法：手足十二井点刺出血，其他腧穴强刺泻法。

中药方剂：苏合香丸温开水化开灌服，每次 1 丸，日服 2 次。或以半夏白术天麻汤合涤痰汤加减治疗。

法半夏 6g	天麻 10g	炒苍术 10g	炒白术 10g
云苓 10g	胆南星 6g	陈皮 10g	天竺黄 6g
钩藤 10g	广郁金 10g	石菖蒲 10g	炙甘草 6g
水牛角丝 10g			

水煎温服，日 2 次。

7. 阴阳离决（中风脱证）

治法：益气固脱，回阳救逆。

取穴：百会、素髎、神阙、关元、足三里。

手法：百会、素髎、足三里皆用补法，神阙、关元艾炷各灸 9 壮。

中药方剂：参附汤合生脉饮加减。

人参 15g	炮附片 10g	山茱萸 10g	麦冬 15g
五味子 6g	煅龙骨 30g	煅牡蛎 30g	

急煎灌服（温服），日 2 次。

8. 卒中后遗症

治法：益气养血，疏经活络。

取穴：针灸补中益气方合手足十二针方。百会、神庭、中脘、气海、天枢、曲池、手三里、内关、合谷、血海、阳陵泉、足三里、三阴交、通里、照海、太冲。

手法：平补平泻法。

中药方剂：补阳还五汤加减。

炙黄芪 30g	当归尾 10g	桃仁泥 10g	红花 10g
川牛膝 10g	地龙 10g	鸡血藤 30g	桂枝 6g
羌活 10g	独活 10g	川芎 10g	广陈皮 10g
柴胡 6g	穿山甲 10g	桑枝 15g	豨莶草 15g
升麻 6g			

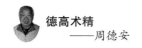
水煎温服，日 2 次。

【心得】

中风病分为三期（三个阶段），即中风先兆期、中风期（从发病开始至半年以内，其中包括急性期和恢复期）、后遗症期（半年以后）。分为六型，即气虚血瘀、风痰阻络、阴虚阳亢中经络三型；肝阳暴张（阳闭证）、痰蒙清窍（阴闭证）、阴阳离决（中风脱证）三型。治疗则根据三期六型分为八法：①益气行血、息风通络法，主治中风先兆；②益气行血、通经活络法，主治气虚血瘀之中经络；③理气化痰、通经活络法，主治风痰阻络之中经络；④滋水涵木、通经活络法，主治阴虚阳亢之中经络；⑤平肝潜阳、醒神开窍法，主治肝阳暴张型之阳闭证；⑥开窍豁痰、息风醒神法，主治痰蒙清窍型之阴闭证；⑦益气固脱、回阳救逆法，主治阴阳离决之中风脱证；⑧益气养血、疏通经络法，主治卒中后遗症。

配方选穴与用药遵循以下几点：①治病先治神，在上述中风八法中有肝风欲动、气虚血瘀之中经络、阴虚阳亢之中经络及卒中后遗症均选用百会与神庭，此二穴是临床中用以镇静安神的主穴。②中风与痰相关，在风痰阻络型中经络的治疗中，取中脘、天枢、丰隆、内关、公孙、列缺理气化痰；痰蒙清窍则取内关、通里、丰隆和涌泉。③阴虚阳亢及肝阳暴张者应从肝论治，如滋水涵木、息风通络法，可取太溪、太冲、合谷穴；肝阳暴张可加人中、内关醒神开窍。④中风原因虽多，但气虚血瘀是发病的主因，因此治疗多选用针灸补中益气方。常用穴有百会、中脘、气海、天枢、手三里、太渊、足三里、三阴交等。⑤治疗中风的常用中药方剂有补阳还五汤、镇肝熄风汤、半夏白术天麻汤、涤痰汤、参附汤、生脉饮等，可加减灵活运用，或服安宫牛黄丸、局方至宝丹、苏合香丸等中医急救药。

（十一）不寐（失眠）

不寐一词始见于《难经·四十六难》，曰："老人卧而不寐，少壮寐而不寤，何也……老人气血衰……故昼日不能精，夜不得寐也。"《黄帝内经》中将不寐称为"不得卧""目不瞑"，即现代医学的失眠，是以经常不能获得正常睡眠为特征的一类病症。其主要表现为睡眠时间或深度不足，轻者入睡困难，或寐而不酣，时寐时醒，或醒后不能再寐，重者则彻夜不寐。

本病病位主要在心，与饮食不节、情志失常、劳逸失调或病后体虚等因素有关。其基本病机为阳盛阴衰，阴阳失交。若肝郁化火，或痰热内扰心神，致神不安宅，可见不寐；或因心脾两虚，气血不足，或心胆气虚，或由于心肾不交，水火不济，心神失养而神不安宁，以致不寐。

按照病因病机，可将不寐分为以下 5 个证型：

①肝火扰心：暴怒伤肝，肝气郁结，郁而化火，邪火扰动心神，神不安而不寐。

②痰热扰心：暴饮暴食，宿食停滞，脾胃受损，酿生痰热，壅而上扰，胃气失和而致不寐。

③心脾两虚：思虑或劳倦太过则伤脾，脾运不健，气血生化乏源，不能上奉于心，则心神失养而不寐。

④心肾不交：素体阴虚，兼房劳过度，肾阴耗伤，阴衰于下，不能上奉于心，水火不济，心火独亢，火盛则神动，心肾失交而不寐。

⑤心胆气虚：若暴受惊恐，致心虚胆怯，神魂不安，而见夜不能寐。

【治疗】

①百会、印堂、神庭、四神聪、内关、太冲。

心脾两虚加心俞、脾俞、足三里；心肾不交加心俞、肾俞；

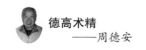

心胆气虚加心俞、胆俞；肝火扰心加行间、侠溪；痰热内扰加丰隆、内庭。

平补平泻法，留针 20～30 分钟，每周 3～5 次。百会、印堂、神庭加用电针增强得气效果。

脑为元神之府，督脉入络脑，百会、神庭、印堂可调理脑神。四神聪为经外奇穴，可镇静安神。百会、四神聪相配，一则可以镇静安神，二则百会升举清阳，使气血阴阳上荣于脑，脑髓得养。内关为心包经络穴，可调理心神而安神定志。失眠患者多有情志不畅，太冲穴可疏肝解郁。

②印堂、四神聪、安眠、神门、照海、申脉。

平补平泻法，留针 20～30 分钟，每周 3～5 次。对于较重的不寐患者，四神聪可留针过夜。

心藏神，不寐证病位主要在心，神门为心经原穴；脑为元神之府，印堂可调理脑神，二穴相配，可安神利眠。四神聪、安眠可镇静安神。照海、申脉为八脉交会穴，分别与阴跷脉、阳跷脉相通，阴跷、阳跷脉主睡眠，若阳跷脉功能亢盛则致不寐，故补阴泻阳使阴跷、阳跷脉功能协调，不寐可愈。

【心得】

针灸治疗不寐（睡眠障碍）效果明显，是针灸的优势病种。另外，如果前后两组穴交替使用，既可避免腧穴疲劳，又可相互补充。

（十二）嗜睡

嗜睡又称多卧、嗜卧，后世又称善眠、多眠、多睡、多寐等，是指神疲困倦，睡意很浓，不分昼夜，经常不自主地入睡。其轻者神识清楚，精神极度疲惫，困倦易睡，或似睡非睡的状态，呼之能应；重则日夜沉睡，呼之可醒，神志朦胧，偶可对答，随即又睡。其发病早在《灵枢·口问》中就有论述："卫气昼日行于阳，夜半则行于阴。阴者主夜，夜者卧……阳气尽，阴气盛，则目暝。阴气尽而阳气盛，则寤矣。"嗜睡可以由人体阳虚阴盛，阴脉阴气满盛，卫气不得行于阳所致。其轻者《伤寒论》称之"但欲寐"；重者《诸病源候论·嗜睡候》称之为"嗜眠"。

本病发病原因不越先天和后天二因。先天中包括髓海不足，神无所养和年岁已高，心气始衰。《灵枢·海论》说："髓海不足，则脑转耳鸣，胫酸眩冒，目无所见，懈怠安卧。"《灵枢·天年》曰："六十岁，心气始衰，若忧悲，血气懈惰，故好卧。"后天主要由于阳气不足或脾虚湿盛所致。《医述·不寐》曰："不寐由阴气之虚，不寤由阳气之困，故不寐当养阴，不寤当养阳也。"《诸病源候论·嗜睡候》曰："嗜眠者，由人有肠胃大，皮肤涩者，则令分肉不开解，其气行于阴而迟留，其阳气不精神明爽，错塞，故令嗜眠。"其他尚可见情志所伤、痰浊痹阻、瘀血阻滞等。

病因病机：嗜睡病不外乎虚实两端，实则因湿浊、痰浊、瘀血、情志而致清阳受困，不能升清；虚则气血亏虚，脾肾虚寒而致心神失养。

按照病因病机又可分为以下 6 个证型：

①湿邪困脾：湿邪外来，内困脾土，运化失司，湿浊停留，清阳不升，故头蒙如裹，昏昏欲睡。临床表现为头蒙如裹，日夜昏昏嗜睡，肢体沉重，或伴水肿，胸脘痞闷，纳少泛恶，脉濡苔腻。

②痰浊痹阻：脾失健运，不化水谷精微而成痰浊，痰浊痹阻，阳气不振，故见精神委顿，昼夜嗜睡。临床表现为精神委顿，昼夜嗜睡，胸闷脘胀，形体肥胖，脉滑，苔厚。

③瘀血阻滞：瘀血阻滞，阳气痹阻，故见神倦嗜睡。临床表现为头昏头痛，神倦嗜睡，病程较久，或有头部外伤病史，舌质紫暗或有瘀斑，脉涩。

④肝郁痰结：郁怒伤肝，气机不舒，木郁克土，痰气郁结，

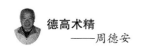
导致清阳不升，清窍失养，故见精神疲乏，脑力迟钝，迷迷糊糊，困乏嗜睡。临床表现为精神恍惚，思想不集中，时时困倦嗜睡，噩梦纷纭，情绪抑郁，闷闷不乐，不欲与人交往，胸胁满闷，舌淡苔厚腻，脉弦滑。

⑤脾气不足：脾虚气弱，运化无权，脾气不足，清阳不升，则神倦嗜睡，饭后尤甚。临床表现为精神倦怠，嗜睡，饭后尤甚，肢怠乏力，面色萎黄，纳少便溏，苔薄白，脉虚弱。

⑥阳气虚衰：年高久病，肾气亏虚，命门火衰，阳气虚衰，故见精神疲惫，嗜睡懒言。临床表现为久病或年高之人，精神疲惫，整日嗜睡懒言，畏寒肢冷，健忘，舌淡苔薄，脉沉细无力。

【治疗】

辨证选穴，补泻兼施，针灸并用。

①湿邪困脾：补足三里，针刺中脘、脾俞、阴陵泉、三阴交等。

②痰浊痹阻：补阴陵泉，泻丰隆，针风池、天柱、水沟等。

③瘀血阻滞：穴用百会、三阴交、太冲、阿是穴等。

④肝郁痰结：针刺合谷、神门、三阴交、泻太冲、行间。

⑤脾气不足：补足三里，针刺神门、心俞、三阴交、内关、百会等。

⑥阳气虚衰：灸命门、关元穴，针刺百会、命门、志室、关元、申脉、照海等。

【心得】

①针刺风池、天柱可较好地改善椎-基底动脉的供血，调整双侧椎动脉并使之平衡，有醒神、通络、升阳的作用。

②水沟是醒神要穴，再加上手法使两眼流泪或湿润，可起到醒神志、启目窍、使卫气由阴转而行于阳的作用。

③心脾两虚型嗜睡，取三阴交、内关。三阴交穴向心斜刺，内关穴离心斜刺。《针灸甲乙经》说："气不足于上者推而往之。"

故取捻转推顶手法，意在虚者引而起之。

④《千金翼方》曰："鼻交頞中一穴……主多睡健忘……莫不神验。"

（十三）呃逆

呃逆俗称打嗝，古称"哕"，又称"咳逆"，是指气逆上冲，出于喉间，呃呃连声，声短而频，不能自止的病症。《黄帝内经》对呃逆首先提出为中上二焦病。《灵枢·口问》说："谷入于胃，胃气上注于肺。今有故寒气与新谷气，俱还入于胃，新故相乱，真邪相攻，气并相逆，复出于胃，故为哕。"阐发了中上二焦产生呃逆的病理机制。王肯堂《证治准绳》曰："呃逆，即内经所谓哕也。"西医认为呃逆是由于膈肌痉挛所致，中医学则不仅局限于膈肌痉挛，还包括临床上的胃肠神经官能症、胃炎、胃扩张、脑血管病等其他原因所引起的呃逆。

【治疗】

百会、神庭、攒竹（双侧）、章门（左侧）、合谷（右侧）为基本取穴。必要时加用"老十针"以和胃降逆，为加强和胃降逆之功，可再加上梁门（双侧）、公孙（双侧）。

【心得】

呃逆是传统的针灸适应证之一，治疗呃逆应"三管齐下"，一是使用治疗呃逆的经验穴攒竹强刺激；二是取百会、神庭、攒竹（双侧）以镇静安神；三是使用金针王乐亭的经验，取左章门、右合谷。原卫生部部长陈敏章在协和医院行胰腺癌切除手术后，出现顽固的呃逆，昼夜不停，西医束手无策。周德安教授为之针百会、神庭、攒竹（双侧）、章门（左侧）、合谷（右侧），针后呃逆停止，堪为神奇！

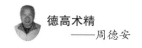

（十四）癃闭（尿潴留）

癃闭是指小便量少，点滴而出，甚则小便闭塞不通为主症的一种疾患。其中以小便不利、点滴短少、病势较缓者称为"癃"；以小便闭塞、点滴不通、病势较急者称为"闭"。癃和闭虽有区别，但都指排尿困难，只是程度不同，因此多合称。癃闭之名首见于《黄帝内经》，该书对癃闭的病位、病因、病机都做了比较详细的论述。如《素问·灵兰秘典论》说："膀胱者，州都之官，津液藏焉，气化则能出矣。"又说："三焦者，决渎之官，水道出焉。"《素问·宣明五气》说："膀胱不利为癃，不约为遗溺。"《素问·标本病传论》说："膀胱病，小便闭。"

【治疗】

于神阙、关元二穴隔姜灸，具体方法：生姜 2 片，直径约 5cm，厚 0.3～0.5cm，中间用针扎 10～20 个小孔，分别放于神阙、关元 2 处，将艾条剪成长度为 1～1.5cm 的小段，去掉外层的纸，以手把艾绒捏成圆锥状，置于姜片上，点燃艾绒，使热传至腹部。当患者感觉灼痛时，端起姜片将未燃尽之艾绒倒于有水之弯盘里，使其彻底熄灭。燃尽 1 个圆锥状艾绒为 1 壮，一般灸 7 壮，重者灸 9 壮。

【心得】

尿潴留属于中医学"癃闭"的范畴，发病原因中医认为当责之于膀胱的气化失职。但气化功能又与脾、肝、肾、三焦等密切相关。正如孙思邈《备急千金要方》云："有人因时疾瘥后，得闭塞不通，遂至夭命，大不可轻之。"用灸法治疗尿潴留屡起沉疴，隔姜灸神阙或关元可以成为治疗尿潴留的有效疗法和适宜技术加以大力推广。

（十五）便秘

便秘是一种较常见的胃肠道症状，临床表现为大便干燥、排出困难、3 天以上排便 1 次等。中医对便秘的研究可追溯至《黄帝内经》，称其为"大便难"，明代秦景明的《症因脉治·大便秘结论》中出现与现代基本一致的称呼，曰："胃实便秘者，大承气汤主之。"

【治疗】

①润下通便，取穴支沟、阳陵泉、天枢、照海，类似于麻仁润肠丸，尤其适合老年性便秘。

②攻下通便，取阳陵泉、足三里、丰隆、天枢，强刺激，可宣泄阳明腑实，类似大承气汤，因而命名为"针灸大承气方"。

【心得】

天枢属于足阳明胃经，又为大肠募穴，具有调和胃肠、疏通大肠腑气之功；阳陵泉为足少阳胆经之下合穴，可调畅气机；足三里是足阳明胃经之下合穴，是治疗一切胃肠疾患的主穴；丰隆是足阳明胃经的络穴，它不仅具有攻逐顽痰之功，而且又具导滞降浊之效，因此临床多用于顽疾怪病和大肠腑实、便结不通等病症。

（十六）消渴（糖尿病）

广义的消渴病，泛指以多饮多尿为主症的一类疾病。包括现代的糖尿病、尿崩症、甲亢、原发性醛固酮增多症等病。狭义的消渴病，指以"多饮、多食、多尿、消瘦、尿甜"为特征的一种疾病，相当于现代的糖尿病。从《黄帝内经》开始已对消渴病有记载。张仲景在《金匮要略》一书中始立消渴病专篇。唐初甄立言的《古今录验方》记载有"渴而饮水多，小便数……甜者，皆是消渴病也"。

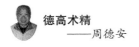

【治疗】

取鱼际、中脘、内关、丰隆、照海。中脘、内关、丰隆祛湿化痰，此三穴是"针灸化痰方"的主要组成腧穴。

【心得】

上方多用于治疗血糖小于 11.1mmol/L 的 2 型糖尿病，之前没有用过西药的效果最好。临床观察，2 型糖尿病多因痰湿内蕴而致，表现出火盛津亏阴伤的"三多一少"。鱼际清实火，照海滋阴生津，二穴相配，具有类似张景岳的玉女煎之功。鱼际、中脘、内关、丰隆、照海可谓标本兼治，祛湿化痰，清火生津。在"三消"的针对性治疗中，鱼际专门治疗上消，中脘专门治疗中消，内关专门治疗下消。

（十七）百合病（神经衰弱）

百合病是以神志失常为主要表现的一种疾病，以精神恍惚，欲卧不能卧，欲行不能行，食欲时好时坏，以及口苦、尿黄、脉象微数为主要临床表现。百合病是脏腑、经络、躯体形态无损而功能失调的疾病，常由情志不遂引起或继发于热病之后。主要病机为心肺阴虚、脑气不足导致脑神失调。其病主要是精神情志失和，神无所依，行无所措，自觉症状多，变化快，难以掌握其自觉症状的变化规律，故谓"如有神灵"。《素问·疏五过论》说："不在脏腑，不变躯形。"很似百合病的症状特点。

由于情志失调或热病之后，脏腑功能失调，津亏血燥，心神失养，脑神失调而发百合病。①心肺阴虚：肺主气，以推动血液运行全身，气血充盛则思考敏捷，精力充沛，即《灵枢·营卫生会》所谓"血养神"。心肺阴虚，气血失调，心气不足，脑神失调则神明无主。脑为元神之府，有赖于气血充养，"主不明则十二官危"，故脑神失调，扰及百脉而成百合病。②情志失调：郁怒伤肝，思虑伤脾，肝郁脾虚痰浊内生，痰浊郁久化热，热扰心神而成百合病。③阴虚燥热：热病之后，津液亏耗，或亡血伤津而致阴虚燥热，热扰心神，发为百合病。另阴亏及肾，"阴者，肾水之所主……阴虚则肾虚"。而肾主骨生髓，通于脑，肾虚则加重脑神失聪。

【治疗】

取穴：神门、三阴交、印堂、百会。

辨证加减：①阴虚内热：加心俞、肾俞、太溪、照海。②痰热内扰：加肺俞、脾俞、丰隆、中脘。③心肺气虚：加心俞、肺俞、厥阴俞、太渊。

经验选穴：印堂、腕三针（内关、神门、太渊）、太溪。

【心得】

印堂乃经外奇穴，具有醒神开窍的作用。神门为手少阴心经的腧穴、原穴，针刺可以起到补益心气、安神的作用。三阴交为足太阴、足少阴、足厥阴经交会穴，可滋阴降火。百会具有镇静安神之功效。太溪为肾经的原穴，与肾俞相配，取俞原配穴之法，意在补益肾气。心俞养心安神，照海为八脉交会穴，通于阴跷，与太溪相配可滋阴降火。胃募穴中脘和络穴丰隆相配和胃化痰清热。肺俞、脾俞具有宣肺健脾的作用。太渊为肺经的原穴，与肺俞相配取俞原配穴之法，具有补益肺气的作用。心俞、厥阴俞补养气血、宁心安神。

（十八）汗证（自主神经功能紊乱）

汗证之名首见于《医学正传》。汗证是指由于阴阳失调，营卫不和，腠理开阖不利，而引起汗出过多或出汗时间及颜色异常的病证。一般分自汗、盗汗两类。由于病情不同，又有阴汗、阳汗之分，以及战汗、狂汗、红汗、漏汗、阴盛格阳汗、亡阳汗、绝汗、头汗、额汗、心汗、腋汗、手足汗、无汗、偏沮等多种。汗证多属于现代医学的自主神经功能紊乱、甲状腺功能亢进、风

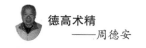
湿热、内分泌疾病等范畴。病因可见外感与情志不调，外感以风、热、湿邪较为常见，可致营卫不和或里热炽盛、湿热郁蒸而汗出异常。情志不调多可见思虑烦劳过度，损伤心脾，血不养心，心不敛营，则汗液外泄；或因耗伤阴精，虚火内生，阴津被扰，不能自藏而汗泄；亦有愤郁恼怒，气机郁滞，肝郁化火，火热逼津外泄而致汗出。

内伤虚损汗出，一般发病较缓，或由其他疾病演变而来；表证、热证汗出一般起病较急。病位由内伤引起者，病位多在脏腑；伴痰饮瘀血所致者则病在经络；外感者则病在卫表。病性有虚实之分，但虚多实少。多见气虚、阴虚，亦有实热证或虚实夹杂者；虚证日久，亦可出现气阴两虚或阴阳两虚之候。病势与病性、病位及病因有关。病性属热者，其汗出或在头面，或为全身；病位在心者常有心胸汗出；在脾胃多旁达四肢手足；在肝者又可见汗出胁腋；若属湿热，多有下注之势而见阴股汗出。

辨证分型如下：

①营卫不和：营卫不和，腠理不固而汗出恶风，周身酸痛；如风邪在表者，则兼见头痛发热、脉浮等症。

②邪热郁蒸：里热素盛，或好饮多食，积滞酿热，热邪在里，蒸迫津液外泄，故见蒸蒸汗出，面赤气粗；湿热蒸腾，外阻于肌表，内阻于肝脾，故汗出而黏，色黄染衣着色，苔黄腻；津液被劫，故口渴饮冷、大便干结。

③肺气不固：咳喘日久，必伤肺气；久病体弱，则脾气不足；肺脾气虚，肌表不实，腠理疏松，故汗出恶风，倦怠乏力；动则耗气，故动则汗出益甚。

④心脾两虚：劳倦过度，暗耗心脾，脾气虚弱，故气不摄津而汗出；心血耗伤故心悸少眠，入夜神气浮越，故睡中汗出；面色无华、气短神疲、舌淡、脉细均为气血亏虚之象。

⑤阴虚火旺：素体阴虚或劳累日久，必阴精亏耗，虚火内生，

迫津外泄而汗出；入夜尤甚，故见盗汗；虚热内蒸，故五心烦热，潮热，颧红，舌红少苔，脉细数，均为阴虚火旺之象。

【治疗】

针灸疗法与方药疗法同样遵循着"实则泻之，虚则补之"的原则，根据病变、虚实的不同选取经穴治疗。

①营卫不和之自汗以背俞穴、手太阴肺经和手阳明大肠经穴为主：心俞、脾俞、曲池、合谷、足三里、复溜、大椎。采用平补平泻法，旨在调和营卫。

②肺气不固型可取背俞穴、肺经穴：肺俞、列缺、膻中、足三里、合谷、复溜。采用补法。

③热湿于内型取多气多血之阳明经穴：曲池、合谷、外关、委中、陷谷。采用泻法。

④暑伤气津者治以清暑泄热，益气生津，取督脉、肝经穴：大椎、曲池、曲泽、十二井穴。采用泻法。

⑤风湿伤表者则泻其太阳、阳明经穴：大椎、曲池、合谷、阴陵泉等。

⑥盗汗之心血不足证可治以养心补液敛汗，取背俞、任脉、手少阴心经穴：心俞、巨阙、膈俞、关元、通里。采用补法。

⑦阴虚火旺型则治以补足少阴经、泻手少阴经：心俞、肾俞、太溪、劳宫、神门、复溜。

【心得】

汗证的治疗因病机不同而有所区别，以调和营卫、益气固表、清里泄热、滋阴降火、补血养心、益气固脱、回阳敛阴为基本治疗大法。虚证当根据证候的不同而治以益气、养阴、补血、调和营卫；实证当清肝泄热，化湿和营；虚实夹杂者，则根据虚实的主次而适当兼顾。此外，由于自汗、盗汗均以腠理不固、津液外泄为共同病变，故可酌用麻黄根、浮小麦、糯稻根、五味子、瘪桃干、牡蛎等固涩敛汗之品，以增强止汗的功能。

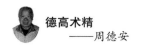
（十九）奔豚气（神经症）

奔豚气是指因为七情郁结或心肾阳虚，阴寒之气上逆所致，表现为自觉有气从少腹上冲胸咽的一种病证。由于气冲如豚之奔突，故名奔豚气。奔豚始见于《灵枢·邪气脏腑病形》，说："肾脉急甚为骨癫疾，微急为沉厥奔豚。"强调是肾脏虚寒，督脉失调引起的逆冲证。《难经·五十六难》云："肾之积，名曰奔豚，发于少腹，上至心下，若豚状……"这里所说的奔豚即是五脏积聚中的肾积。虽都有奔豚之名，但病实不同。本病类似于西医学的神经症之癔症、疑病症或见于精神分裂症之内脏性幻觉等。

奔豚气之病机较为复杂，关键是冲脉之气上逆，病位在冲脉，冲脉是病变的中枢，其他脏腑功能失常只有引动冲脉之气上逆才可发为奔豚，否则只能形成嗳气、呃逆、呕吐等气逆症状，涉及心、肝、肾、脾等脏。

辨证分型如下：

①脾肾两虚，寒水上逆：面色萎黄，眼睑水肿，精神疲惫，少气懒言，纳呆食少，脘腹胀满，得温则缓，眩晕耳鸣，发作时小腹悸动不安，上冲胃脘，窒息欲死，伴坐立不安，恶闻人声，发作后疲惫不堪，甚则昏睡，舌质淡苔白腻，脉沉迟，可伴有下肢水肿、小便不利、大便溏等。

②情志所伤，气病奔豚：面色无华，沉默少语，凡事不决，神情紧张，善惊易恐，惊惕多梦，眩晕耳鸣，焦虑不安，恶闻声响，男子阳痿，女子闭经不育，每多于惊吓或恼怒之后出现小腹悸动，上至咽喉，伴腹肌跳动感，惊慌失措，舌淡红苔白，脉沉细无力或沉细弦。

③肝郁化火，夹气上逆：面色微红，急躁易怒，坐卧不宁，胸胁胀满疼痛，口苦咽干，夜不安眠，头痛眩晕，自觉阵发性气从少腹上冲胸咽，惊悸不宁，恶闻人声，烦闷欲死，痛苦异常，

或兼腹痛，往来寒热，善太息，舌苔薄白或薄黄，脉弦数。

④心肾阳虚，寒湿内动：精神倦怠，面色㿠白，形寒肢冷，惊悸气怯，胸中痞闷，腹痛阴冷，脐下悸动，旋即逆气上冲，心慌不安，入夜尤甚，甚则肢厥，大便不实，小便清长，性欲减退，舌淡苔白或白腻，脉沉迟。

【治疗】

辨证选穴，可补泻兼施，针灸并用。

①脾肾两虚，寒水上逆：灸关元、气海、足三里、肾俞，泻三阴交、阴陵泉。

②情志所伤，气病奔豚：神门、合谷、三阴交、膻中、关元、太冲。

③肝郁化火，夹气上逆：合谷、神门、三阴交，泻太冲、行间。

④心肾阳虚，寒湿内动：通里、神门、三阴交，灸肾俞、关元、命门。

【心得】

①《针灸甲乙经》曰："奔豚，卵上入，痛引茎，归来主之。奔豚上下，期门主之。疝瘕，髀中急痛，循胁，上下抢心，腹痛积聚，府舍主之。奔豚腹胀肿，章门主之。少腹积聚，劳宫主之。环脐痛，阴骞两丸缩，坚痛不得卧，太冲主之。寒疝，下至腹腠膝腰，痛如清水，大腹诸疝，按之至膝上，伏兔主之。寒疝痛，腹胀满，痿厥少气，阴市主之。大疝腹坚，丘墟主之。"

②《备急千金要方》还有灸治腧穴疗奔豚的记载，所用腧穴有：石门、阴交、关元、中极、气海（以上为任脉之穴）、章门、期门（以上为肝经之穴）、天枢、归来（以上为胃经之穴）、中府（肺经之穴）。这些腧穴都有主奔豚或止逆下气的作用。

③关元乃三阴经与任脉之会，且"冲脉起于关元"，寒水上逆，实根于此，故取之能温阳行水，抑制其冲逆；气会膻中，可

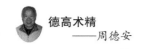
理气平逆；气冲位于脐之气街，是古人用治奔豚气之验穴。

（二十）烦躁（广泛性焦虑症）

烦躁是指情绪不宁、急躁易怒、手足动作或行为举止躁动不宁。其证名始见于《黄帝内经》，烦与躁实属两证，烦为自觉症状，是指患者自觉心中烦闷不舒、情绪不安，历代医籍记载的"烦满""虚烦""微烦""暴烦"等均属烦的范畴；躁为客观表现，是指患者表现出动作行为躁扰不宁或言语多而缺乏头绪，"躁扰""躁动""躁狂"等皆属躁的范畴。因二者临床表现相似，常并见，故"烦""躁"并称。烦躁证在精神疾病中属多见。在精神疾病和很多躯体疾病的发病过程中均可出现烦躁。本病类似于西医学广泛性焦虑症。

病因不外外感、内伤。或外感六淫，邪气化热上扰脑神；或情志失调，内耗肝血；或脾运失常，精微生成不足，肝血无源，导致肝血不足，而致疏泄失常，气机逆乱，神明被扰；或大病久病，或失治误治，或劳倦过度，或起居不节，房事过度，导致五脏虚损，脑神失养。

本证由外感或情志内伤所致者发病多较急，饮食或劳倦所致者发病多较缓。病位：病位在心，与肝、脾、肾、肺均有关系。病性：病程短者多为实证，以心火亢盛或心神被扰为主；病程长者多属虚证或虚实夹杂证，以心神失养、神明失守为主。

辨证分型如下：

①邪入太阳：表寒里热，发热恶寒，无汗，肢体疼痛，烦躁口渴，舌红苔黄，脉浮数。

②邪入阳明：壮热烦躁，情绪不稳，兴奋话多，易发脾气，汗出气粗，小便黄赤，大便干结或热结旁流，甚则神昏谵语，喜凉恶热，舌质红苔黄燥，脉洪大或洪数。

③少阳郁热：头痛发热，胸胁满闷，目赤目眩，双耳无闻，

寒热往来，烦躁多忘，惊惕不安，周身困重，不可转侧，小便不利，口苦咽干，苔薄黄，脉弦细。

④气分热盛：壮热不退，烦躁不安，胸膈灼热，唇焦咽燥，口渴引饮，小便黄赤，大便秘结，舌红少津，苔黄燥，脉浮滑而数。

⑤热入营血：身热入夜尤甚，心烦，躁扰不宁，坐卧不安，烦躁不眠，甚或发狂，斑疹，或有鼻衄，肌衄，吐血，尿血，舌红绛无苔，脉细数。

⑥痰热内扰：身热面赤，胸闷气急，烦躁不宁，心中灼热，小便黄赤，大便秘结，失眠多梦，易惊易醒，舌质红，苔黄腻，脉滑数。

⑦阴虚火旺：虚烦不寐，多梦，躁扰不宁，心悸怔忡，头晕健忘，腰膝酸软乏力，两颧红赤，五心烦热，大便秘结，舌红少苔，脉细数。

⑧肝火上扰：烦闷不舒，胸胁满闷，急躁易怒，嗳气频繁，或疑虑重重，无中生有，或少言寡语，善太息，兴趣索然，食少纳呆，口干口苦，小便黄，大便秘结，舌红苔黄，脉弦数。

⑨阴盛格阳：面赤如妆，蜷卧不恶寒，气冷息微，甚者状如狂，四肢不温，小便清长，下利清谷，渴不欲饮或喜热饮，舌质暗淡，脉沉细。

⑩瘀血内结：心烦，躁扰不宁，面唇青紫，心悸怔忡，健忘多梦或少腹硬满疼痛，小便自利，大便色黑，舌质紫暗有瘀点，脉沉涩或结代。

⑪妊娠烦躁：妊娠早期，时时烦闷不安，精神情绪不宁，饮食乏味，恶闻食味或厌油腻，时时欲呕，失眠，心悸，胸脘满闷，卧起不安，郁郁寡欢，呼吸急迫，头晕目眩，口干唇燥或唇红，舌质红，脉滑数。

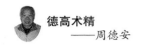

【治疗】

1. 辨证选穴

阴虚内热，虚火上扰：补泻兼施，选神门、内关、太溪、照海、三阴交。

心肝血虚，脑神失养：以补为主，选心俞、肝俞、神门、血海、三阴交。

阳明热盛：刺厉兑放血，合谷、曲池、天枢、上巨虚用泻法。

肝郁气结：泻法或平补平泻法，选太冲、合谷、内关、期门、肝俞。

痰火内扰，神志不安：以泻为主，选神门、合谷、膻中、中脘、丰隆、行间。

妇女妊娠，胎动扰神：针刺太溪、阴郄、血海，以补为主，手法宜柔和，或灸至阴。

2. 经验选穴

幻听：加翳风、耳门、听宫、听会。

失眠：加神庭、四神聪、神门、本神，可用小剂量电针治疗。

焦虑：加中脘、膻中、通里、内关、三阴交、太冲。

抑郁：加电针百会、印堂为主。

兴奋冲动：加水沟、十宣、太阳、大陵、合谷、曲池、行间。

3. 耳穴压豆

取穴：神门、心、肝、脾、脑点、内分泌。

方法：局部清洁消毒，用医用胶布将王不留行籽固定在耳穴部位，嘱患者每次按压10分钟，每日2次。以微痛可耐受为度。

【心得】

烦躁的治疗首应调神，调神不可忽略调养气血，调养气血必须抓住各脏腑功能活动的基本病机，虽病机各不相同，但细辨之，无非分为实热证与虚寒证两大类。属实热证者，多见于太阳病，亦可见于阳明、少阳病，其主要病机为热扰心神；属虚寒证者，多见于少阴、厥阴病，也见于太阳病误治后的变证，其主要病机为寒浊上逆，或虚阳上越、心神被扰，多属危重证候。可见，同一烦躁临证当分清寒热、虚实，"随证治之"。邪入太阳，治以解表散寒，清热除烦；邪入阳明，治以清热生津，攻下泄热；少阳郁热，治以和解少阳，清热除烦；气分热盛，治以通腑清热，凉膈泄热；热入营血，治以清热解毒，凉血除烦；痰热内扰，治以清热豁痰，宁心安神；阴虚火旺，治以滋阴降火，安神除烦；肝火上扰，治以疏肝清热，安神除烦；心血不足，治以补养心脾，宁心安神；阴盛格阳，治以回阳救逆，敛神除烦；瘀血内阻，治以清热化瘀，宁心除烦；妊娠烦躁，治以养阴润燥，清热宁神。

（二十一）健忘（神经症、抑郁症）

健忘又称"善忘""多忘""易忘"等，是指记忆力衰退、遇事易忘的一种病症。有关本证最早见于《灵枢·大惑论》，云："上气不足，下气有余，肠胃实而心肺虚。虚则营卫留于下，久之不以时上，故善忘也。"本证多因心脾虚损、心肾不交、肾精亏虚和痰瘀痹阻所致。西医学的"神经症""抑郁症"及脑病后遗症，如脑梗死、脑动脉硬化等，皆可出现健忘，可参考本证辨证论治。情志失调，劳欲过度，年老体衰，思虑过度，精血亏损，脑神失养是本病主因；痰邪内结，上扰脑神是继发病因。因情志失调、劳欲过度或年老体衰等而致者，发病多缓慢；因外伤所致者发病较急骤。病位在脑，与心、脾、肾均有关系。病性有虚有实，多见虚实夹杂。

基本病机是心脾气血两虚，肾精亏损，痰瘀痹阻，神明失养，或心火、痰火扰动神舍，元神不宁。各类证候病机可相互转化：心脾两虚证，气血亏虚，气不行血，转化为瘀血痹阻；脾虚失运，痰浊内生，转化为痰浊扰心；久病及肾，转化为肾精亏虚。

辨证分型如下：

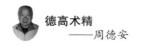
①心脾两虚：健忘，面色㿠白，心悸，少寐多梦，气短神怯，食少纳呆，脘腹胀满，倦怠无力，大便溏，舌淡苔白，脉细弱。

②心肾不交：健忘，记忆力减退，虚烦不眠，心悸怔忡，头晕耳鸣，腰膝酸软，多梦遗精，潮热盗汗，夜尿多，舌红少苔，脉细数。

③肾精亏虚：健忘头晕，记忆力减退，神情恍惚，反应迟钝，形体疲惫，毛发早白易脱，腰膝酸软，步履艰难，舌淡苔白，脉虚。

④痰浊扰心：健忘嗜卧，头重目眩。脘腹痞闷，烦躁易怒，咳吐痰涎，甚者语无伦次，哭笑无常，口渴不欲饮，大便干，舌红苔腻，脉弦滑数。

【治疗】

1. 辨证选穴

心脾两虚：百会、神门、三阴交、心俞、脾俞、膈俞。

心肾不交：阴郄、神门、太溪、三阴交，行平补平泻手法。

肾精亏损：百会、神门、四神聪、肾俞、志室、关元。

痰浊上扰：百会、神庭、头维、风池、中脘、丰隆、太冲。

2. 经验选穴

健忘：五脏俞加膈俞，或百会、关元、内关、神门、足三里、三阴交。两组穴交替使用。

失眠：加神庭、四神聪、神门、本神、三阴交，可用小剂量电针治疗。

焦虑：加中脘、膻中、通里、内关、三阴交、太冲。

抑郁：加电针百会、印堂为主。

自汗盗汗：加太渊、太溪。

哭笑无常：加人中、少商、隐白。

精神萎靡：灸关元。

3. 耳穴压豆

取穴：神门、心、肝、脾、脑点、内分泌。

方法：局部清洁消毒，用医用胶布将王不留行籽固定在耳穴部位，嘱患者每次按压 10 分钟，每日 2 次。以微痛可耐受为度。

【心得】

健忘虚多实少，虚则补之，实则泻之，侧重补虚，以补益心脾、固肾填精、益脑养神为主。对于痰浊瘀血所致者，以化痰泻浊、活血化瘀、祛邪为主。心脾两虚，治以补益心脾。心肾不交，治以交通心肾。肾精亏虚，治以填精补髓。痰浊扰心，治以化痰宁心。

（二十二）郁病（抑郁症、焦虑症）

郁证作为一个独立病证论述首见于《丹溪心法》，朱丹溪首创"六郁"之说，即气郁、血郁、痰郁、火郁、湿郁、食郁等 6 种，其中以气郁为先，然后才有诸郁的形成。郁证是由于情志不舒、气机郁滞所致，以心情抑郁，情绪不宁，胸部满闷，胁肋胀痛，或易怒易哭，或咽中如有异物梗阻等为主要临床表现的一类病症。"郁"有积、滞、蕴结等含义。郁证有广义和狭义两种，其临床表现极为复杂。广义泛指由外感六淫、内伤七情引起的脏腑机能不和，从而导致多种病理产物的滞塞和郁结之证。狭义则指以情志不舒为病因，以气机郁滞为基本病变的郁病，即情志之郁。《景岳全书·郁证》指出，郁证有"因病而郁"和"因郁而病"的不同，使本病的概念更加明确。描述中已将情志之郁作为郁证的主要内容，发展到清代对情志因素所致之郁论述更加详尽。《临证指南医案》认为："郁证全去，病者能移情易性。"郁证多属于现代医学的抑郁症、更年期综合征、神经衰弱、焦虑症等范畴。

郁证的病因多由于情志所伤或素体偏弱，致气血失和。郁证

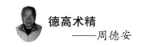
病理变化和心、肝、脾关系密切。情志不遂，肝失疏泄，脾失健运，心神失守，心失所养，脏腑阴阳气血失调，气机运行失畅，是郁证的主要病机。

辨证分型如下：

①肝郁气滞：情绪不稳，焦虑不安，头胀、头痛，坐卧不宁，夜不能寐，严重者整夜不寐，时而易怒心烦，二便正常，舌红苔白腻，脉弦。兼症胃脘不适，胸胁胀疼，食少纳呆，女子可见月经不调，痛经或闭经。

②肝郁痰结：情绪低落，时易激惹，少动懒言，郁郁寡欢，少寐烦躁，记忆力减退，反应迟钝，自责自罪，惊恐不安，食少纳呆，大便干燥，舌红苔白腻，脉弦滑。兼症胸胁胃脘胀满，时而呃逆呕吐，心悸怔忡，头目眩晕。

③气滞血瘀：精神抑郁，情绪不宁，烦躁不安，少寐多梦，头痛、头晕，身体某部有发热或麻痛感，情绪低沉，健忘嗜卧，大便干燥，舌暗红苔白腻，脉弦细。

④心肝滞热：情绪不稳，烦躁不安，时而冲动，整夜不眠，面红目赤，表情紧张，恐惧不安，内心困境感，喜冷饮，求治心切，大便数日不行，小便混浊，舌红苔黄腻，脉弦数。

⑤心脾两虚：病程日久，情绪低落，心神不宁，忧愁郁闷，失眠多梦，食少纳呆，惊悸怔忡，形体消瘦，面色㿠白，气短懒言，倦怠乏力，妇女月经量少、色淡或淋沥不尽，大便不规律或便溏，小便正常，舌淡苔白，脉沉细。

⑥肝肾阴虚：情绪低落，兴趣索然，悲观失望，忧虑重重，对生活失去信心，终日郁闷不乐，精神疲惫，心神不宁，注意力分散，记忆力差，不愿与人交谈，自汗、盗汗，五心烦热，阳痿早泄，大便不规律，舌淡红苔白，脉细。

⑦肾阳亏虚：病程日久，情绪低沉，默默不乐，阴囊潮湿，腰膝酸冷，疲惫身痛或周身疼痛或男子阳痿，舌淡胖或有齿痕，

苔白腻或白滑，脉沉细。

【治疗】

1. 针灸

①百会，印堂。

方法：用毫针沿督脉走向平刺至腧穴局部有重胀感，将电极分别夹在两个针柄上，不分正负。选用疏密波，频率15Hz，逐渐加大电量至患者感觉到震动，能耐受为度。行针30分钟。

②五脏俞加膈俞。

方法：患者取俯卧位，毫针斜刺（向脊柱方向）0.5～0.8寸，捻转至腧穴局部有酸胀感觉。行针30分钟。

③辨证取穴。

取穴：百会、神庭、攒竹、中脘、天枢、关元、内关、合谷、太冲，并与"五脏俞加膈俞"交替使用。

④加减取穴。

在电针百会、印堂或者针刺五脏俞加膈俞的基础上，夹痰者，加中脘、丰隆、公孙；夹瘀者，加合谷、太冲、三阴交；气血不足者，加足三里、三阴交；夹湿者，加阴陵泉；失眠者，加神门、大陵；烦躁者，加膻中、内关；脘痞者，加中脘、内关；便秘者，加天枢、支沟。

2. 走罐

取背腰部督脉及两侧足太阳膀胱经的俞穴。患者采取俯卧位，肩部放平，选用最常见的玻璃罐，容积为30～60mL，其口边宽厚光滑，不易漏气，吸拔时可观察到皮肤的变化情况，便于掌握时间和刺激量。先采用连续闪罐法把罐吸拔在背俞穴上，随后取下，由上至下反复操作，以皮肤潮红为度。然后在取穴部位的皮肤表面和玻璃罐口涂上少许液状石蜡，用闪火法把罐吸拔在大椎穴处，向下沿督脉至尾骶部，上下推拉数次后，推拉旋转移至背俞穴，依次垂直于脊柱方向上下推拉，吸拔力的大小以推拉

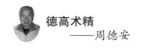
顺手，患者能忍为度。走罐部位皮肤充血，颜色变为紫红色，以局部出现紫色瘀斑为佳。起罐后将液状石蜡擦净，每周2次，6周为1个疗程。

（二十三）癫证

癫证的名称出自《黄帝内经》，古籍中"癫"亦写作"颠""瘨"，如《足臂十一脉灸经》和《五十二病方》。《康熙字典》中，"癫"字的解释为：音颠，与瘨同，狂也，喜笑不常，颠倒错乱也。《医宗金鉴·杂病心法要诀》有"经言癫狂本一病，狂乃阳邪癫是阴"之说，将癫和狂看作一种疾病。由此可以看出，所谓癫证包括了癫和狂两个部分。

癫证的病位在心、脑、肝、脾、肾，多由情志因素所引发，病初为实证，病久迁延不愈则为虚证或虚实夹杂之证。病机为七情所伤、饮食不节，肝脾损伤，导致气滞、痰阻、血瘀、火热上犯脑络，阻滞心窍，神机逆乱，阴阳失调，病久则脾气心血不足、肝肾阴虚，或出现虚实夹杂气虚痰结之证。

此外，本病与人体的先天禀赋和体质强弱也有密切的关系。若禀赋强健，体质强壮，虽有七情所伤或饮食不节而并不为病。反之，若禀赋不足，体质衰弱，则遇有七情所伤或饮食不节就会阴阳失调而为病。癫证患者可有家族病史。

辨证分型如下：

1. 实证

（1）肝郁气滞证

主症：病之未久，情绪不稳，哭笑无常，脾气暴躁，易于激惹，喜静恶动，胸胁胀闷不适，舌淡苔薄白，脉弦。

辨证分析：精神刺激，所愿不遂，七情内伤。肝气郁滞，失于条达，疏泄不利，故而情绪不稳，哭笑无常，脾气暴躁，易于激惹，喜静恶动。肝经布于胸胁，肝郁则胸胁胀闷不适。舌淡苔薄白、脉弦均为肝郁气滞的表现。

（2）痰浊蒙窍证

主症：神情淡漠，表情呆滞，目瞪不瞬，喃喃自语，言语错乱，静卧少动，舌淡红苔白腻，脉弦滑。

辨证分析：肝郁日久，损伤脾土，脾失健运，聚湿生痰；或饮食不节，脾胃受损，失于运化，痰浊自生。痰浊内盛，上蒙心神，故而神情淡漠，表情呆滞，喃喃自语，言语错乱。痰湿重浊，经络闭阻，故而目瞪不瞬，静卧少动。舌淡红苔白腻、脉弦滑均为痰浊蒙窍的表现。

（3）痰气郁结证

主症：表情淡漠，言语无序，喃喃自语，多疑多虑，喜怒无常，生活懒散，秽洁不分，胸闷不舒，不思饮食，大便溏软，舌红苔白腻，脉弦滑。

辨证分析：精神刺激，所愿不遂，肝气郁滞；忧愁悲伤，脾失健运，蕴湿生痰。痰气郁结，蒙蔽心窍，上犯脑络，神机逆乱，故而表情淡漠，言语无序，喃喃自语，多疑多虑，生活懒散，秽洁不分。肝气郁滞，故而喜怒无常。肝经布于胸胁，肝气郁滞，故而胸闷不舒。脾失健运，故而不思饮食，大便溏软。舌红苔白腻、脉弦滑均为痰气郁结的表现。

（4）瘀血阻滞证

主症：多疑多虑，妄闻妄见，语无伦次，昼轻夜重，面色晦暗，头痛如刺，妇人经血量少、色紫暗有血块，舌质青紫，脉弦或涩。

辨证分析：气为血帅，血为气母，气行则血行，气滞则血瘀。肝气郁滞，失于条达，血行不畅，故而面色晦暗，头痛如刺。瘀阻心窍，脑络不通，神机逆乱，灵机顿失，故而多疑多虑，妄闻妄见，语无伦次。血属于阴，故而昼轻夜重。气滞血瘀，冲任失调，故而经血量少、色紫暗有血块。舌质青紫、脉弦或涩均为瘀

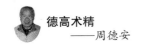
血阻滞的表现。

（5）心肝火炽证

主症：洋洋自得，口若悬河，谈笑风生，终日忙碌，不知疲倦，或言语凌乱，狂乱奔走，毁物伤人，急躁易怒，面红目赤，口苦咽干，渴喜冷饮，便秘溲赤，舌边尖红，或舌尖红起刺，脉弦数。

辨证分析：暴怒伤肝，肝气郁滞，气郁化火，引动肝胆木火上升，冲心犯脑，心火炽盛，神不守舍；或突遭惊恐，触动心火，上扰清窍，神明失守，故而洋洋自得，口若悬河，谈笑风生，终日忙碌，不知疲倦，狂乱奔走，毁物伤人。肝为风脏，心为火脏，风火相煽，内热炽盛，故而急躁易怒，面红目赤，口苦咽干，渴喜冷饮，便秘溲赤。舌边尖红为肝经火炽的表现，舌尖红起刺为心火炽盛的表现，脉弦数为心肝火炽的表现。

（6）痰火上扰证

主症：语无伦次，狂乱奔走，逾垣上屋，詈骂呼号，不避亲疏，打人毁物，妄闻妄见，不食不眠，面红目赤，口渴喜饮，便秘尿赤，舌红苔黄腻，脉滑数。

辨证分析：暴怒伤肝，肝气郁滞，气郁化火；突遭惊恐，触动心火。火邪炽热，炼液成痰。痰火互结，上扰清窍，痰随火升，蒙蔽神窍，扰乱清灵，故而语无伦次，詈骂呼号，不避亲疏，妄闻妄见。四肢为诸阳之末，阳盛则四肢实，故而狂乱奔走，逾垣上屋，打人毁物。气火有余，热盛于内，故而面红目赤，口渴喜饮，不食不眠，便秘尿赤。舌红苔黄腻、脉滑数均为痰火上扰的表现。

（7）阳明热盛证

主症：狂笑歌哭，怒骂不迭，毁物伤人，骁勇异常，蓬头垢面，袒胸露乳，口臭便秘，舌红苔黄燥或焦黄起芒刺，脉数。

辨证分析：素体阳明热盛，更兼贪杯好饮，嗜食肥甘，化湿生痰，郁而化热，充斥胃肠，故而口臭便秘。腑热上冲，扰动心神，故而狂笑歌哭，怒骂不迭，毁物伤人，骁勇异常，蓬头垢面，袒胸露乳。舌红苔黄燥或焦黄起芒刺、脉数均为阳明腑实证的表现。

2. 虚证

（1）气血两虚证

主症：胆怯恐惧，心悸易惊，昏昏欲睡，神思恍惚，言语无序，善悲欲哭，面色苍白，肢体困乏，甚至疲惫不堪，饮食减少，舌淡苔薄白，脉沉细无力。

辨证分析：病情迁延日久，思虑过度，劳伤心脾。血少气衰，心血暗耗，心神失养，神机逆乱，故而胆怯恐惧，心悸易惊，昏昏欲睡，神思恍惚，言语无序，善悲欲哭。脾运失司，运化乏力，不得充养，故而面色苍白，肢体困乏，甚至疲惫不堪，饮食减少。舌淡苔薄白、脉沉细无力均为气血两虚的表现。

（2）阴虚阳亢证

主症：妄闻妄见，敏感多疑，烦渴焦躁，呼之尚能自制，口干便秘，形瘦面红，五心烦热，舌红少苔，脉细数。

辨证分析：癫证因循失治，或治不得法，火热痰瘀，势已渐挫，故而呼之尚能自制。日久病进，心营肾液被劫，渐致水火不济，阴虚阳越，上扰脑络，故而妄闻妄见，敏感多疑，烦渴焦躁。口干便秘、形瘦面红、五心烦热、舌红少苔、脉细数均为阴虚阳亢的表现。

3. 虚实夹杂证

气虚痰结证

主症：情感淡漠，不动不语，呆若木鸡，目瞪如愚，傻笑自语，妄闻妄见，面色萎黄，饮食减少，便溏溲清，舌淡胖苔白腻，脉滑或弱。

辨证分析：病程日久，正气日虚，脾失健运，痰浊益甚，蒙

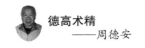
蔽心神，故而情感淡漠，不动不语，呆若木鸡，目瞪如愚，傻笑自语，妄闻妄见。脾失健运，生化乏源，故而面色萎黄，饮食减少，便溏溲清。舌淡胖苔白腻、脉滑或弱均为气虚痰结的表现。

【治疗】

根据癫证的病因病机，初期以邪实为主，治当理气化痰、泻火逐瘀，使神机畅达；后期以正虚为主，治当益气补血、补益肝肾，兼祛除邪气，使阴平阳秘。

1. 肝郁气滞证

疏肝理气，行气解郁。

（1）针灸

取穴：百会、印堂、安眠、神门、后溪、支正、内关、肝俞、膻中、申脉、行间、太冲。

百会为三阳五会，是督脉之要穴，有平肝开窍之功效；印堂为经外奇穴，与百会相配，有疏肝解郁、安神开窍之功效；安眠也为经外奇穴，能够镇静安神；神门为手少阴心经之输穴、原穴，有宁心安神之功效；后溪为手太阳小肠经之输穴，同时为八脉交会穴而通于督脉，有通络、解郁、清热之功效；支正为手太阳小肠经之络穴，能够疏肝解郁、清心宁神；内关为手厥阴心包经之络穴，同时为八脉交会穴而通于阴维脉，用于理气宽胸、宁神镇惊；肝俞为肝之背俞穴，有疏肝理气、利胆解郁之功效；膻中是任脉要穴，为心包募穴、八会穴之气会，功能理气宽胸；申脉为八脉交会穴而通于阳跷脉，有宁心安神的作用；行间为足厥阴肝经之荥穴，能清肝泻火；太冲为足厥阴肝经之输穴、原穴，有平肝息风、疏肝解郁之功效。

针刺方法及手法：泻法，持续运针1分钟，留针30分钟，并做间断运针，每日1次。

（2）中药

柴胡疏肝散加减。柴胡、芍药疏肝解郁、养血柔肝，陈皮、川芎、香附、枳壳理气化痰。

2. 痰浊蒙窍证

豁痰开窍，涌吐痰涎。

（1）针灸

取穴：神门、心俞、中脘、丰隆、足三里、公孙。

神门为手少阴心经之输穴、原穴，有宁心安神之功效；心俞为心之背俞穴；中脘是任脉要穴，同时是胃之募穴、八会穴之腑会，功能和胃健脾；丰隆为胃经之络穴，有和胃健脾、化痰利湿之功效；足三里为足阳明胃经之合穴，有和胃健脾、通腑化痰之功效；公孙为脾经络穴，且为八脉交会穴而通于冲脉，能够降逆气，理气化湿。

针刺方法及手法：泻法，持续运针 1 分钟，留针 30 分钟，并做间断运针，每日 1 次。

（2）中药

导痰汤加减。半夏、胆南星化痰清热，茯苓、橘红、甘草、生姜健脾燥湿，枳实下气破坚，诸药并用，共奏行气开郁、化痰燥湿之功。本证也可应用涌吐痰涎之法，方用三圣散加减。瓜蒂、防风、藜芦三味，可消实热风痰。藜芦药性刚猛，虽有毒性，但是可速祛痰浊治病，使用时应斟酌用量。

3. 痰气郁结证

理气解郁，化痰开窍。

（1）针灸

取穴：神门、内关、心俞、中脘、膻中、丰隆、足三里、公孙、行间、太冲。

神门为手少阴心经之输穴、原穴，有宁心安神之功效；内关为手厥阴心包经之络穴，同时为八脉交会穴而通于阴维脉，用于理气宽胸、宁神镇惊；心俞为心之背俞穴；中脘是任脉要穴，同时是胃之募穴、八会穴之腑会，功能和胃健脾；膻中是任脉要穴，

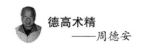

为心包募穴、八会穴之气会，功能理气宽胸；丰隆为胃经之络穴，有和胃健脾、化痰利湿之功效；足三里为足阳明胃经之合穴，还为胃的下合穴，有和胃健脾、通腑化痰之功效；公孙为脾经络穴，且为八脉交会穴而通于冲脉，能够降逆气，理气化湿；行间为足厥阴肝经之荥穴，能清肝泻火；太冲为足厥阴肝经之输穴、原穴，有平肝息风、疏肝解郁之功效。

针刺方法及手法：泻法，持续运针1分钟，留针30分钟，并做间断运针，每日1次。

（2）中药

顺气导痰汤加减。方中半夏、陈皮、胆南星、香附、枳实、木香、茯苓理气化痰，加入郁金、石菖蒲化痰开窍。

4.瘀血阻滞证

活血化瘀，理气解郁。

（1）针灸

取穴：水沟、神门、内关、少海、心俞、膈俞、膻中、血海、太冲。

水沟为督脉要穴，能疏经活络；神门为手少阴心经之输穴、原穴，有宁心安神之功效；内关为手厥阴心包经之络穴，同时为八脉交会穴而通于阴维脉，用于理气宽胸、宁神镇惊；少海为手少阴心经之合穴，可清心安神、行气活血；心俞为心之背俞穴；膈俞为八会穴之血会，能够理气降逆、活血通脉；膻中是任脉要穴，为心包募穴、八会穴之气会，功能行气活血；血海为理血之要穴；太冲为足厥阴肝经之输穴、原穴，有平肝息风、理气疏肝之功效。

针刺方法及手法：泻法，持续运针1分钟，留针30分钟，并做间断运针，每日1次。

（2）中药

癫狂梦醒汤加减，送服大黄䗪虫丸。癫狂梦醒汤重用桃仁、赤芍活血化瘀，柴胡、香附理气解郁，青皮、陈皮、苏子、大腹皮、桑白皮行气降气，半夏和胃，甘草调中。大黄䗪虫丸用大黄、黄芩、甘草、桃仁、杏仁、芍药、生地黄、干漆、虻虫、水蛭、蛴螬、䗪虫祛瘀生新，攻逐蓄血。

5. 心肝火炽证

清肝泻火，醒脑宁神。

（1）针灸

取穴：少冲、劳宫、神门、大陵、间使、曲池、大椎、心俞、行间。

少冲为手少阴心经之井穴，为心经经气之源头，有清热、息风、安神之功效；劳宫为手厥阴心包经之荥穴，能够清心泻火、疏风通络；神门为手少阴心经之输穴、原穴，有宁心安神之功效；大陵为手厥阴心包经之输穴和原穴，宁心安神之功效较好；间使为手厥阴心包经之经穴，亦可宁心安神；曲池为手阳明大肠经之合穴，可以清热祛风、通经活络；大椎位于督脉之上，与曲池相配，泄热之效极佳；心俞为心之背俞穴；行间为足厥阴肝经之荥穴，能清肝泻火。

针刺方法及手法：少冲放血，余穴泻法，持续运针1分钟，留针30分钟，并做间断运针，每日1次。

（2）中药

当归龙荟丸加减。龙胆草、青黛、芦荟直入肝经而泻火，大黄、黄连、黄芩、栀子通泻上中下三焦之火，配合木香、麝香走窜通窍，当归补血和肝。

6. 痰火上扰证

泻火逐痰，镇心安神。

（1）针灸

取穴：神庭、劳宫、间使、曲池、大椎、心俞、足三里、丰隆、涌泉、行间。

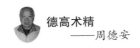

神庭为督脉要穴，有清热宁神之功效；劳宫为手厥阴心包经之荥穴，能够清心泻火、疏风通络；间使为手厥阴心包经之经穴，可宁心安神；曲池为手阳明大肠经之合穴，可以清热祛风、通经活络；大椎位于督脉之上，与曲池相配，泄热之效极佳；心俞为心之背俞穴；足三里为足阳明胃经之合穴，还为胃的下合穴，有和胃健脾、通腑化痰之功效；丰隆为胃经之络穴，有和胃健脾、化痰利湿之功效；涌泉为足少阴肾经之井穴，灸法可以用于降邪；行间为足厥阴肝经之荥穴，能清肝泻火。

针刺方法及手法：涌泉采用灸法，余穴泻法，持续运针 1 分钟，留针 30 分钟，并做间断运针，每日 1 次。

（2）中药

生铁落饮合礞石滚痰丸加减。生铁落镇心降逆安神，礞石滚痰丸用青礞石、沉香、大黄、黄芩泻火逐痰，加用胆南星、贝母、橘红涤痰，麦冬、玄参、连翘清热泻火，石菖蒲、远志、茯神、朱砂安神开窍。

7. 阳明热盛证

荡涤胃肠，开窍醒神。

（1）针灸

取穴：少商、神门、阳溪、曲池、心俞、天枢、解溪、冲阳、厉兑。

少商为手太阴肺经之井穴，有泄热开窍之功效，且肺与大肠相表里，可泄手阳明大肠经之热；神门为手少阴心经之输穴、原穴，有宁心安神之功效；阳溪为手阳明大肠经之经穴，有清热安神之功效；曲池为手阳明大肠经之合穴，可以清热祛风、通经活络；心俞为心之背俞穴；天枢为大肠之募穴，能治疗便秘；解溪为足阳明胃经之经穴，有清热降逆之功效；冲阳为胃经之原穴，可泄阳明实热；厉兑为足阳明胃经之井穴，为胃经经气初出之所，可泄胃经实热。

针刺方法及手法：少商、厉兑放血，余穴泻法，持续运针 1 分钟，留针 30 分钟，并做间断运针，每日 1 次。

（2）中药

大承气汤合泻心汤加减。大承气汤重用大黄泄热通便、荡涤胃肠，芒硝软坚散结、润燥通便，芒硝与大黄相须为用，峻下热结之力更强，厚朴、枳实行气除满。大黄、黄连、黄芩清泄三焦实热，与大承气汤共奏荡涤胃肠、开窍醒神之功。

8. 气血两虚证

益气补血，养心安神。

（1）针灸

取穴：神门、心俞、脾俞、神道、身柱、气海、巨阙、足三里、隐白。

神门为手少阴心经之输穴、原穴，有宁心安神之功效；心俞为心之背俞穴；脾俞为脾之背俞穴，能够健脾益气；神道和身柱均为督脉的腧穴，主治精神、神志疾病，有养心安神之功效；气海位于任脉之上，是肓之原穴，能够补益元气；巨阙位于任脉，为心之募穴，能够养心安神；足三里为足阳明胃经之合穴，还为胃的下合穴，有和胃健脾、通腑化痰、扶正培元之功效，是强壮保健之要穴；隐白为足太阴脾经之井穴，有健脾宁神之功效。

针刺方法及手法：补法，持续运针 1 分钟，留针 30 分钟，每日 1 次，足三里可用灸法。

（2）中药

养心汤加减。人参、黄芪、甘草补脾益气，当归、川芎养心补血，茯苓、远志、柏子仁、酸枣仁、五味子养心安神，更有肉桂引药入心，共奏益气补血、养心安神之功。

9. 阴虚阳亢证

滋阴潜阳，安神定志。

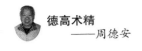
（1）针灸

取穴：神门、心俞、肾俞、三阴交、申脉、阴谷、照海、涌泉。

神门为手少阴心经之输穴、原穴，有宁心安神之功效；心俞为心之背俞穴；肾俞为肾之背俞穴，可以滋阴益肾；三阴交为肝脾肾经之交会穴，可健脾胃、补肝肾；申脉为八脉交会穴而通于阳跷脉，有宁心安神的作用；阴谷为足少阴肾经之合穴，为经气充盛且入合于脏腑之处，有补肾之功效；照海为八脉交会穴而通于阴跷脉，可用于安心神、滋肾阴；涌泉为足少阴肾经之井穴，可用于滋阴宁神。

针刺方法及手法：补法，持续运针 1 分钟，留针 30 分钟，每日 1 次。

（2）中药

二阴煎、定志丸加减。二阴煎用生地黄、玄参、麦冬滋阴潜阳，养阴清热，黄连、木通、灯心草、淡竹叶清心安神；定志丸用人参、茯神、石菖蒲、甘草健脾养心，安神定志。

10. 气虚痰结证

益气健脾，涤痰开窍。

（1）针灸

取穴：关元、气海、中脘、心俞、脾俞、足三里、丰隆、三阴交、公孙、隐白。

关元是任脉要穴，功能培元固本、大补元气；气海位于任脉之上，是肓之原穴，亦能够补益元气；中脘是任脉要穴，同时是胃之募穴、八会穴之腑会，功能健脾益气；心俞为心之背俞穴；脾俞为脾之背俞穴，能够健脾益气；足三里为足阳明胃经之合穴，有和胃健脾、通腑化痰、扶正培元之功效，是强壮保健之要穴；丰隆为胃经之络穴，有和胃健脾、化痰利湿之功效；三阴交为肝脾肾经之交会穴，可健脾胃、祛痰湿，还能补益肝肾；公孙为脾经络穴，且为八脉交会穴而通于冲脉，能够健脾和胃、理气化湿；隐白为足太阴脾经之井穴，有健脾宁神之功效。

针刺方法及手法：平补平泻法，持续运针 1 分钟，留针 30 分钟，每日 1 次。

（2）中药

四君子汤合涤痰汤加减。人参、白术、茯苓、甘草四君益气健脾以固本扶正，半夏、胆南星、石菖蒲、橘红、枳实、竹茹涤痰开窍，可加远志、郁金，既可理气化痰，又能辅助石菖蒲开窍。

【心得】

癫证应及早治疗，病初正气未虚，邪实为主，迁延不愈则正虚邪恋，病久正气亏虚，预后不佳。在药物针灸治疗癫证的同时，还要做好心理治疗，避免意外刺激，以期收到较好的效果。

（二十四）痫证（癫痫）

痫证，俗称"羊癫风"。其临床表现为突然昏仆，不省人事，两目上视，四肢抽搐，口吐白沫，或咬舌，吐涎沫，甚则二便失禁，或发出惊叫声。发作时间长短不一，轻则数分钟，重则数十分钟。有每日发或数日发，乃至数月或间歇一年一发者。但不论间歇时间长短，病情轻重，醒后都一如常人，实属顽固难治之疾。

【治疗】

第 1 组："督脉十三针"、后溪、申脉。

第 2 组：百会、神庭、攒竹（双侧）、内关（双侧）、中脘（双侧）、丰隆（双侧）、公孙（双侧）、合谷（双侧）、太冲（双侧）、鸠尾。

两组穴交替使用，一可共奏化痰息风之功，二则交替使用可以避免腧穴疲劳。

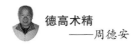

【心得】

第1组穴"督脉十三针"是金针王乐亭的经验扩展，后溪、申脉二穴为对穴，为八脉交会穴，分别通于督脉、阳跷脉，都是治疗癫痫的常用穴。此对穴也常用于治疗小脑病变所致的眩晕、平衡障碍和椎体外系病变所致的震颤、肌张力障碍等疾患。第2组穴有三个特点：第一，组方中含有百会、神庭、攒竹（双侧），此三穴为治神要穴，镇静安神；第二，组方中含有"化痰方"，内关、中脘、丰隆、公孙以豁痰开窍；第三，组方中含有"四关穴"合谷、太冲，具有镇静安神、疏肝解郁、平肝潜阳、镇肝息风之功。鸠尾为治疗癫痫的要穴。

（二十五）狂证（精神分裂症）

狂证最早是以癫狂的病名出现于《黄帝内经》中，《灵枢·癫狂病》曰："狂始发，少卧、不饥，自高贤也，自辩智也，自尊贵也，善骂詈，日夜不休。"《难经》有阳狂、阴癫之论，为后世区分癫狂之准绳。《证治准绳》中有"狂者病之发时猖狂刚暴，如伤寒阳明大实发狂，骂言不避亲疏，甚则登高而歌，弃衣而走，逾垣上屋，非力所能"的描述。是以精神错乱、神志失常为主要表现的病证。

本病之发生是由于大惊大怒、饮食不节而伤肝化火，乘胃扰心，心窍昏蒙，痰火上扰，神气逆乱。病在心、肝、胆、胃经，三阳并而上升，故火炽则痰涌，脏腑功能失调，心窍为之闭塞，而引起神志异常。

辨证分型如下：

①痰火扰神：多因情志内伤过极，而致肝胆木火上升，躁扰心脑，痰火上扰神明，出现神志逆乱之症。暴躁易怒，狂乱号叫，哭笑无常，言语错乱，不避亲疏，伤人毁物，彻夜不眠，面红目赤，喉中有痰，大便数日未行，舌红苔黄厚腻，脉弦滑数。

②痰热瘀结：情志素激或久郁化火，火灼阴液，血随气滞，肝血瘀阻，痰热瘀结，蒙蔽心神，出现狂证。情绪躁扰不宁，哭笑无常，多言善怒，头痛失眠，目有妄见，耳有妄闻，面色晦暗，舌暗红有瘀斑，苔黄厚，脉弦滑。

③阴虚火旺：素体脏虚或五志过极化火，病久阴伤，熬津成痰，痰火上扰清窍。狂证日久，时作时止，烦扰不宁，善惊恐，时有语无伦次，寝食不安，形瘦面色潮红，口干便秘，舌红少津苔薄黄，脉细数。

【治疗】

主穴：百会、神庭。

配穴：配穴一：人中、间使、后溪、冲阳。痰火扰神者，加内庭、曲池、丰隆；痰热瘀结者，加血海、膈俞；阴虚火旺者，加泻太冲、补太溪。泻法，强刺后留针 20 分钟，每日 1～2 次。

配穴二：十三鬼穴：人中（鬼宫）、少商（鬼信）、隐白（鬼垒）、大陵（鬼心）、申脉（鬼路）、风府（鬼枕）、颊车（鬼床）、承浆（鬼市）、劳宫（鬼窟）、上星（鬼堂）、男会阴女玉门头（鬼藏）、曲池（鬼腿）、海泉（鬼封）十三穴。每次取 2～5 穴，男先针左女先针右，泻法强刺激，不留针，每日 1～3 次。

【心得】

百会系督脉和手足三阳经之会穴，位居巅顶，联系脑部，有通调督脉、升阳举陷之功，是调节大脑功能的要穴。神庭为督脉与足太阳膀胱经之会穴，有宁神醒脑之功，对神经系统有治疗作用。人中是十三鬼穴中的鬼宫，为督脉足阳明之会，是通阳开窍之要穴，有疏经利窍、宁神之功，历代医家视其为开窍醒神之救急穴。间使属手厥阴心包经经穴，别名鬼营，有宁心、安神、宽胸之功效，中医古籍多处记载针刺间使治疗癫狂。后溪通于督脉小肠经，有疏经利窍、宁神之功，《针灸聚英·拦江赋》曰："后溪专治督脉病，癫狂此穴治还轻。"《针方六集》曰："后溪：癫狂，

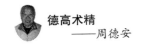

不识前后。"冲阳是足阳明胃经的原穴，在足背最高处，有和胃化痰、通络宁神之功效，配丰隆穴，有豁痰宁神的作用。曲池为手阳明大肠经的合穴，有清热燥湿之功，《针灸甲乙经》中有治惊狂之记载。丰隆为足阳明胃经的络穴，可和胃气、化痰湿、清神志，与曲池相配可治痰热之证。内庭为足阳明胃经的荥穴，荥主身热，有泻火清热之效。血海别名百虫窠，属足太阴脾经，膈俞属足太阳膀胱经穴、八会穴之血会，两穴均有活血化瘀通脉的作用，合用加强祛瘀之效。太冲属足厥阴肝经的输穴、原穴，太溪别名吕细，属足少阴肾经输穴、原穴，两穴一泻一补，有滋阴泻火之效。

（二十六）散发性脑炎后遗症

散发性脑炎后遗症，患者肢体筋脉软弱无力，不能随意运动，神情呆钝，肌肉逐步萎缩，属"痿证"的范畴。本病的病因为风温直中经络，导致精气、阴血亏虚，以致筋骨痿废不用。加之进食少，脾胃受纳运化功能失常，津液气血生化之源不足，肌肉筋脉失于濡润。邪犯心包则神昏不语。

【治疗】

百会、四神聪、神庭、本神、"督脉十三针"、"五脏俞加膈俞"、中脘、合谷、神门、内关、后溪、丰隆、悬钟、申脉、照海、太冲。

【心得】

百会为"三阳五会"，四神聪、神庭、本神、神门腧穴命名均带"神"字，也都是治疗神志疾患的要穴，诸穴相合可以醒脑开窍、聪神益智。"督脉十三针""五脏俞加膈俞"分属督脉和膀胱经，而督脉和膀胱经均入络于脑，脑为髓之海、元神之府，针之亦可醒脑开窍、聪神益智。合谷、太冲为常用对穴以开四关。内关、丰隆、中脘三穴相配为针灸化痰重要组方，用以化痰开窍。后溪为八脉交会穴之一，通于督脉。悬钟为八会穴之一，为髓会。申脉、照海分属足膀胱经和足少阴肾经，又分别通于阳跷脉、阴跷脉，针之共奏醒脑开窍、聪神益智之功。综上所述，组方精妙而严谨，疗效确切。

（二十七）呆证（阿尔茨海默型痴呆）

呆证是大脑萎缩、痴呆及智能减退（或下降）的一种老年性病证，中医又有脑萎、痴呆、健忘等不同名称，与郁证、癫证、失眠、眩晕等有密切关系。现代医学老年性痴呆与此相似。老年性痴呆是一种发生在老年人，以精神活动障碍为主要症状，主要包括血管性痴呆（VD）和阿尔茨海默型痴呆（AD）。临床表现为进行性远近记忆力障碍、分析判断能力减退、情绪改变、行为失常甚至意识障碍。

中医传统理论认为，"脑为元神之府"，由脑髓滋养，脑髓充足，才能神气清灵；髓海不足，则神呆气钝，失却清灵。年老之人，肾气渐衰，阴精渐亏，精亏于下，不能上充于脑，髓海空虚，元神失明，神明失聪；脾气亏虚易致痰阻脑络；七情失调，可使脑络发生瘀滞。

呆证之病机，以虚为主，虚实夹杂，病位在脑，与心、肝、肾、脾相关。现代医学将老年痴呆分为阿尔茨海默型痴呆和血管性痴呆。阿尔茨海默型痴呆指病因未明的原发性退行性脑变性疾病，以智能损害为主要临床表现，起病缓慢且不可逆。其发生与脑内老年斑（SP）及神经原纤维缠结（NET）形成相关，并可见多种神经递质如乙酰胆碱、去甲肾上腺素、五羟色胺、谷氨酸等。血管性痴呆指由脑血管病引起的痴呆。

辨证分型如下：

1.肝肾亏虚，髓海不足：肝肾同源，精血互生。肝肾亏虚，精血匮乏，髓海失充，脑脉空虚则致痴呆。肾藏精，精生髓，髓

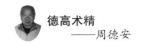
聚于脑。精为神之基，积精以全神。《灵枢·海论》曰："脑为髓海……髓海有余，则轻劲多力，自过其度；髓海不足，则脑转耳鸣，胫酸眩冒，目无所见，懈怠安卧。"若精气亏虚，则髓减脑消，由此可致痴呆。症见记忆力减退，认知障碍，腰酸腿软，盗汗，五心烦热，头晕目眩，倦怠乏力，牙齿枯槁，毛发枯燥，步行艰难，口干舌燥，舌红苔薄，脉细数。

2.心脾两虚，痰湿内阻：心脾亏虚，痰浊内生，上蒙清窍，神明失养。思虑伤脾，运化失常，胸脘滞塞，甚至神情呆滞，意识不清。症见神志呆滞，心悸，肌肉萎缩，记忆力减退，神疲乏力，头重，口齿不清，或语不达意，或肢体沉重，或不思饮食，或脘腹胀满，或失眠多梦，舌质淡，苔白厚腻，脉虚弱或沉滑。

3.心肝火旺，瘀血内阻：心肝郁热内生，灼伤阴津，血行滞涩，瘀血内阻，神明失养。瘀血内停，阻滞血脉，血不得滋养于心，心不得主持记忆。症见神志呆滞，焦虑不安，心烦，记忆力下降，口苦，急躁易怒，或头痛如针，或肢体麻木，或少言寡语，或词不达意，或胸胁胀满，或失眠多梦，舌质暗红瘀紫，苔薄黄，脉弦数或涩。

【治疗】

1.调理督脉

取穴：百会、神庭、风府、神道、至阳、长强。辅以本神、神门、足三里、太溪。

手法：风府不宜深刺，可不留针，余穴针用补法，留针30分钟。

2.调神醒脑

取穴：百会、神庭、四神聪、神门、内关、足三里。夹痰者加中脘、丰隆；夹瘀者加血海、三阴交。

手法：平补平泻法，留针30分钟。

3. 俞原配穴

取穴：百会、神庭、心俞、脾俞、肝俞、肾俞、太白、太冲、太溪。

手法：针用补法，留针 30 分钟。

【心得】

①脑为元神之府，神主思维意识，督脉循行上至风府，入于脑，肾主骨生髓，脑为髓海，补益督脉能补髓益脑，醒神开窍，安神定志。风府为督脉入脑之处，醒脑开窍之力最强，但因部位险要，不宜深刺。神道健脑通脉，至阳通气兴阳，长强为督脉之根基，补长强以鼓动阳气上行。配本神、神门养心安神定志。足三里、太溪补先后天之本，固肾培元，生精养脑。

②四神聪原名神聪，最早见于《银海精微》，原载在百会四旁各开 2.5 寸。现在的定位源自《太平圣惠方》。《太平圣惠方》载："神聪四穴，理头风目眩，狂乱疯痫，针入三分。"现代研究显示，四神聪具有较强的醒脑安神功效，对于呆证所致的健忘、不寐、妄言等均有治疗作用。神庭穴为督脉天部气血的汇聚之地，也是督脉、足太阳、足阳明交会之所，"神处其中则灵，灵则应，应则保身"，具有较强的通调督脉、醒脑安神、益智增忆功效，对呆证所致健忘、惊悸不安、癫狂、痫证效果明显。神门为心经体内经脉的气血物质由此交于心经体表经脉之所。心主神明，神者，智之渊也。针刺神门可取养心安神、增智聪慧之效。三穴合用，共奏安神增智、醒脑通窍之功。内关、足三里补益气血，增益元气，养脑生髓。中脘、丰隆为化痰要方。血海、三阴交活血通瘀效强。

③呆证病位在脑，与心、肝、脾、肾脏腑机能失调、气血不足、脑髓失养有关。背俞穴是脏腑之气输注于背腰部的腧穴，原穴是脏腑经气所经过和留止的地方，俞原配穴补虚泻实，健脾益气，宁心安神，补益肝肾，醒脑益智。

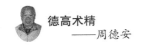

现代研究也表明，针刺背俞穴可以作用于交感神经末梢，通过神经轴突反射，节段反射作用于脊髓相应节段的自主神经中枢，良性信息作用于大脑皮层，促进和加强脑功能的代偿作用。而针刺原穴后神经冲动对大脑皮层的影响较大，神经反射调节和体液调节功能活跃广泛，促进加强脑功能代偿作用，对智力、记忆力及生活自理能力有改善作用。

（二十八）阳痿（勃起功能障碍）

阳痿又作"阳萎"，古代又称"不起""阴痿""筋痿""阳不举""阴器不用"。现代医学多称"勃起功能障碍"。国际阳痿学会对它的定义是：性交时，阴茎不能有效地勃起以致性交不满足。阳痿为成年男性常见多发病，是男性性功能障碍最常见的病症之一，严重影响男性心理健康和生活质量并导致一系列相应的家庭和社会问题。

病因病机不外虚实两方面，实者由于情志刺激（忧郁、恼怒、焦虑、猜忌、自责等），直接影响肝的疏泄功能，或疏泄不及，或疏泄太过，肝气郁结或肝气横逆，则气机不调，血行受阻，经络失畅，宗筋失养，发为阳痿。肝气一郁，疏泄失职，水道失畅，水湿留滞，日久化热，湿热下注宗筋可致阳痿；肝气一郁，疏泄不及，血行不畅，甚者留而成瘀，阻于络脉，宗筋失养，难以充盈，亦致阳痿。若强忍房事、性交受阻、嗜食肥甘厚味、跌仆损伤或寒热暑湿六淫侵袭等，造成气滞、精瘀、湿热、瘀血等，一则病邪本身会影响经络通畅，使宗筋失充而不用，再者亦会令肝疏泄失常，或加重原有的肝郁，如此因痿致郁，又因郁致痿，恶性循环，则阳痿病生矣。虚者如纵欲房劳、病后劳后行房、过度手淫、久病体虚、禀赋不足、年高体衰等，一则造成阴、精、血的亏虚，或因虚致瘀，则宗筋失养，痿而不用；一则耗伤阳气，真元虚惫，失于温煦和鼓动，则阴器亦不起矣。因为肾藏精，内寓真阴真阳，主司生殖，所以命门火衰是阳痿的一个重要病机。

【治疗】

治法：补益肾气以任脉、足太阴经穴及背俞穴为主。

取穴：百会、神庭、关元、三阴交、肾俞、八髎。肾阳不足者，加命门；肾阴亏虚者，加太溪、复溜；心脾两虚者，加心俞、脾俞、足三里；惊恐伤肾者，加志室、胆俞；湿热下注者，加会阴、阴陵泉；气滞血瘀者，加太冲、血海、膈俞；失眠或多梦者，加内关、神门、心俞；食欲不振者，加中脘、足三里；腰膝酸软者，加命门、阳陵泉。

操作：主穴用毫针补法，可用灸；针刺关元针尖略向下斜刺，使针感向前阴放射，配穴按虚实补泻法操作。

【心得】

本病主要为肾气虚衰，肾虚宗筋弛缓，阳事不举。百会、神庭调整督脉经气，振奋阳气。关元为元气所存之处，补之使真元得充，恢复肾之功能。三阴交为足三阴经交会穴，补益肝肾，健运脾土。肾俞以培补肾气。

（二十九）早泄（射精过早症）

早泄是在同房时阴茎尚未接触或刚接触女方外阴，或阴茎虽进入阴道，但在很短时间内便发生射精，随后阴茎疲软，不能维持正常性生活的一种病症，是较常见的男性性功能障碍疾病。本病中医古称"鸡精"，西医称为"射精过早症"。陈士铎《辨证录》曰："男子精滑之极，一到妇女之门，即便泄精。"沈金鳌《沈氏尊生书》曰："未交即泄，或乍交即泄。"叶天士《秘本种子金丹》曰："男子玉茎包皮柔嫩，少一挨，痒不可当，故每次交合，阳精已泄，阴精未流，名曰鸡精。"

中医认为精液的疏泄与肾、肝、心相关，以肾虚为本，与

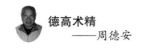

心、肝等脏腑的功能失调有关。本病的发生多责于肾，以肾气及肾之阴阳偏盛偏衰为主。若其他脏腑发生病变、功能异常或虚损，亦多最终累及肾，导致肾脏功能失常、封藏失职、精液外泄，而发生早泄之证。肝经湿热、阴虚阳亢、肾气不固、心脾虚损是阳痿的病机。

【治疗】

治法：补益肾气以任脉、足太阴经穴及背俞穴为主。

取穴：百会、神庭、气海、肾俞、神门、心俞。肾阳不足者，加命门；肾阴亏虚者，加太溪、复溜；心脾两虚者，加心俞、脾俞、足三里；肝经湿热者，加会阴、阴陵泉；气滞血瘀者，加太冲、血海、膈俞；失眠或多梦者，加内关、神门、心俞；食欲不振者，加中脘、足三里；腰膝酸软者，加命门、阳陵泉。

操作：主穴用毫针补法，可用灸；针刺关元针尖略向下斜刺，使针感向前阴放射，配穴按虚实补泻法操作。

【心得】

诸穴中百会为诸阳之会，百会、神庭调整督脉经气，振奋阳气。气海、肾俞、百会通任督、和阴阳。神门、心俞安定心神。诸穴合用阴阳和调，心肾相交，心神安定而明显提高射精控制能力。

二、妇科常见疾病

（一）热入血室（急性盆腔炎）

热入血室指妇女在经期或产后，感受外邪，邪热乘虚入侵血室，与血相搏出现的病证。症见下腹部或胸胁下硬满、寒热往来、白天神志清醒、夜晚则胡言乱语、神志异常等。《金匮要略》有如下记载："妇人中风七八日，续来寒热，发作有时，经水适断，此为热入血室，其血必结，故使如疟状，发作有时，小柴胡汤主之。"又曰："妇人伤寒发热，经水适来，昼日明了，暮则谵语，如见鬼状者，此为热入血室，治之无犯胃气及上二焦，必自愈。"热入血室的病名首见于《伤寒论》，是中医特有的病证名称，可发生于西医多种感染性疾病或传染性疾病，类似西医的急性盆腔炎。

病因主要为外邪侵袭与血脉不利。外邪侵袭：正值经期，感受外邪，邪入血室，络脉不畅而致本病。血脉不利：素体血脉不利，气血不和，经来之时邪热易乘虚而入，内陷血室。

本病病位在冲脉、胞室，可累及心、肝二经。初期以实证、热证为主，后期可见虚实夹杂证候。

辨证分型如下：

①热入血室：经水适来适断之时，或流产、产后，伴见寒热往来，口苦咽干，喜呕烦躁，胸胁不舒，不思饮食，舌质红苔薄黄，脉弦数。

②热瘀血室：经水适来或产后，伴夜深身热，少腹满痛，烦躁不宁，甚则神昏谵语，痉厥动风或动血，舌质红绛，脉数。

③热入血室，余邪未清：本病后期，邪热已退，但见低热持续或夜热早凉，口渴喜饮，舌质光红少苔，脉细数。

④热入血室，正气亏虚：热退神疲，气短口渴，舌质红少苔或无苔，脉虚或细数。

【治疗】

1. 刺期门，随其实而泻之

《伤寒论》第 143 条曰："妇人中风，发热恶寒，经水适来，得之七八日，热除而脉迟，身凉，胸胁下满，如结胸状，谵语者，此为热入血室也。当刺期门，随其实而取之。"妇人中风，发热恶寒，为中风表病。"经水适来，得之七八日，热除而脉迟，身凉"似乎表欲解，但复见"胸胁下满，如结胸状，谵语"，则

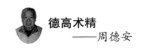

知并未转属阳明。满而如结胸，但非结胸。热入阳明多谵语，但又非阳明腑实证，又不可下。此时表邪之热，因经水适来，乘虚而入于血室。汪琥曰："邪传少阳，热入血室，故作谵语等证。"少阳病，汗、吐、下三法俱在所禁，故选刺期门，以从肝经泻血室之邪热。

2. 内关配太冲

期门部位接近重要脏器，若患者正处于发作阶段，如不合作，针之恐有差虞，故用内关、太冲二穴代之。内关为心包经络穴，取之可治心包之疾，此外，手足厥阴同气，通过导泻手法刺手厥阴经，亦可泻足厥阴肝木之邪，况此穴别络手少阳，通于阴维脉，阴维与冲脉合于心、胸、胃，又会于期门，故能治冲脉之疾，从而治疗热入血室之谵语、胸痞、经水适来适断等症。太冲为足厥阴肝经原穴，属十二原穴之一，主治"五脏六腑之有疾"，泻太冲以治肝经实邪，实属正治之法，与内关配合治疗热入血室，有相得益彰之妙。

3. 经验用穴

①"治神十法"：心悸气短加内关；眩晕加太冲；心烦易怒加四关；哭笑无常加人中、少商、隐白。

②内关与神门相配：内关为心包经的络穴，心为君主之官，包络为心之宫城，既可代君行令，亦可代君受邪，与心经之原穴神门相配，可开胸顺气，清心安神。

③合谷与太冲相配：即开"四关"，此二穴一上一下，一阴一阳，均为原穴，共居人体四肢虎口冲要之处，既可疏肝解郁，又可镇静安神。

④攒竹、三间、下三里（足三里下1寸，即阑尾穴）都是在临床上常用的具有镇静安神作用的有效单穴。

【心得】

清热凉血化瘀是本病的治疗大法。初期以邪实为主，重在祛邪，根据血热与血瘀的轻重而确定清热凉血与清热化瘀的主次；后期多侧重调理，阴伤则养阴，气虚者补气，余邪未清者当攻补兼施。要点：①热陷血室治以和解少阳，清热凉血。②热瘀血室治以清热凉血，活血化瘀。③余邪未清治以滋阴清热，清透余邪。④热入血室，正气亏虚治以益气养阴。

（二）月经不调（卵巢功能早衰）

月经不调是月经的周期或经量出现异常。如《妇科玉尺》说："经贵乎如潮，若来时或前或后，或多或少，或月二三至，或数月一至，皆为不调。"其包括了月经先期、月经后期、月经先后无定期、经期延长、月经过多、月经过少。又《医宗金鉴·妇科心法要诀》曰："腹痛经后气血弱，痛在经前气血凝，气滞腹胀血滞痛，更审虚实寒热情。"

【治疗】

第1组：神庭、百会、内关（双侧）、神门（双侧）、合谷（双侧）、中脘、天枢（双侧）、关元、中极、足三里（双侧）、三阴交（双侧）。

第2组：五脏俞加膈俞、大椎、长强、次髎。

两组穴交替使用。

【心得】

第1组穴以神庭、百会、内关、神门宁心安神；中脘健脾和胃，天枢调理气机，关元补益先天真阴真阳，中极以调胞宫局部气血；足三里、三阴交补益气血。第2组穴以五脏俞加膈俞调理五脏气血；大椎、长强为督脉腧穴，督主一身之阳，针之可助阳益气；次髎为女子调经要穴。

周德安教授曾治疗陈某，女，37岁，4年前开始月经提前，大约2周1次，半年前停经，至今不孕，伴有眠差，最长连续5天不能入睡，纳呆，烦躁，潮热、汗出。2008年开始就诊，被诊

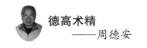
断为"卵巢功能早衰"（POF），一直以中药调理，效果不显，仍不孕，特来针灸治疗。第1次针刺（第1组穴）治疗后，即感烦躁大减，经过2个月的治疗，睡眠正常，饮食大增，基础体温恢复正常，FSH（促卵泡生成激素）恢复正常水平，月经来潮并旋即怀孕。

（三）脏躁（更年期综合征）

"脏躁"一词始见于《金匮要略·妇人杂病脉证并治》，曰："妇人脏躁，喜悲伤欲哭，象如神灵所作，数欠伸，甘麦大枣汤主之。"妇女精神忧郁，烦躁不宁，无故悲泣，哭笑无常，喜怒无定，呵欠频作，不能自控者，称为"脏躁"。若发生于妊娠期称"孕悲"；发生在产后则称"产后脏躁"。

本病之发生与患者体质因素有关，脏躁者，脏阴不足也。精血内亏，五脏失于濡养，五志之火内动，上扰心神，以致脏躁；或因情志不舒，郁火内扰，阴血亏虚，阴阳失调，气机紊乱，心神不宁，以致脏躁。

辨证分型如下：

①心血不足：神疲恍惚，喜怒无常，呵欠频频，心烦不安，心悸失眠。苔薄舌淡，脉细弱无力。

②阴虚火旺：心烦易怒，夜寐不安，梦多善惊，坐卧不定，时悲时笑，溲赤便秘。苔黄舌红，脉细数。

③痰火上扰：心胸痞闷，喉中痰黏，烦乱易怒，甚则狂怒，殴打扯衣弃物，或意识不清，语无伦次。

④肝肾不足：神志恍惚，无故悲伤喜哭，不能自控，呵欠频频，彻夜不寐，烘热汗出，心悸神疲。苔薄，脉细。

【治疗】

第1组：百会、神庭、四神聪、肾俞（双侧）、肝俞、心俞、脾俞、肺俞。潮热汗出者加然谷、阴郄；失眠者加神门；易激动、抑郁、疑心者加内关、太冲；性交痛者加大敦；泌尿系统感染者加中极。平补平泻法，留针20分钟，每周3~5次。

第2组：百会、神庭、内关、三阴交、印堂、膻中、中脘、足三里。平补平泻法，留针20分钟，每周3~5次。

【心得】

百会配合四神聪可以宁神定志，对于更年期妇女出现精神异常有良好的疗效。背俞穴为脏腑之气主于背腰部的重要腧穴，对调理脏腑功能具有重要的作用，虚证可补，实证可泻，使五脏功能恢复正常。且背俞穴于足太阳膀胱经上，足太阳膀胱经"络肾属膀胱"，与足少阴肾经相表里。又足太阳膀胱经"起于目内眦，上额交巅……从巅入络脑"，所以，足太阳膀胱经上络于脑，下络于肾而达胞宫，与脑和胞宫这两个重要的脏器都有密切的关系。根据"经脉所过，主治所及"的原则，背俞穴又可以调节脑和胞宫这两个奇恒之腑。肾为先天之本，脾为后天之本，针刺脾俞、肾俞，则精、血双补；肝藏血、主疏泄，心藏神，肺主治节，分别取其相应的背俞穴，调理肝、心、肺，则五脏各有所主，气血阴阳复归平衡。针刺百会、四神聪者，一则可以镇静安神，二则百会升举清阳，使气血阴阳上荣于脑，脑髓得养。诸穴配伍，五脏得调，脑髓得充，胞宫得养，诸症自除。

脏躁与患者的体质因素有关，如素多抑郁忧愁思虑，或肝气郁结，郁久化火，或劳倦伤脾，心脾受伤，化源不足，精血内亏。内关为手厥阴心包经络穴，别走手少阳三焦经，又为八脉交会穴之一，通于阴维脉，具有清心胸郁热、宽胸理气、和胃降逆、清心安神之功，用于治疗心悸怔忡、妇人脏躁。三阴交为足太阴脾经的腧穴，又为足三阴经之交会穴，有补肾、健脾、益肝、调气补血之功，为治疗妇科病的常用穴，故二穴相配，诸症得消。百会、印堂治疗失眠、健忘，中脘、足三里健运脾胃，膻中可宽胸中之气。

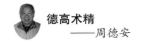

三、儿科常见疾病

（一）夜啼（小儿夜啼）

夜啼为小儿的常见病证。多指小儿白日如常，入夜啼哭不安，或每夜定时啼哭，甚则通宵达旦的一种病证。本证应排除小儿因饥饿、尿布潮湿及夜间点灯睡眠习惯等因素引起的夜间啼哭，且要与皮肤病、蛲虫症等因奇痒而致夜间啼哭相鉴别。中医多责之于寒、热、惊，而分为脾寒、心热、惊恐等证型。

本病主要因脾脏虚寒、心经积热、惊恐伤神所致。《诸病源候论·小儿杂病诸候·夜啼候》曰："小儿夜啼者，藏冷故也。夜阴气盛，与冷相搏则冷动，冷动与脏气相并，或烦或痛，故令小儿夜啼也。"脾寒腹痛是导致夜啼的常见原因。常由孕母素体虚寒、恣食生冷，胎禀不足，脾寒内生。或因护理不当，腹部中寒，或用冷乳哺食，中阳不振，以致寒邪内侵，凝滞气机，不通则痛，因痛而啼。由于夜间属阴，脾为至阴，阴盛则脾寒愈甚，腹中有寒，故入夜腹中作痛而啼。《保婴撮要·夜啼》云："若见灯愈啼者，心热也。心属火，见灯则烦热内生，两阳相搏，故仰身而啼。其候面赤，手腹俱暖，口中气热是也。"若孕母脾气急躁，或平素恣食香燥炙烤之物，或过服温热药物，蕴蓄之热遗于胎儿。出生后受火热之气熏灼，心火上炎，积热上扰，则心神不安而啼哭不止。由于心火过亢，阴不能潜阳，故夜间不寐而啼哭不宁。彻夜啼哭之后，阳气耗损，无力抗争，故白天入寐，正气未复，入夜又啼。周而复始，循环不已。心主惊而藏神，小儿神气怯弱，智慧未充，若见异常之物，或闻特异声响，而致惊恐。惊则伤神，恐则伤志，致使心神不宁，神志不安，寐中惊惕，因惊而啼。《张氏医通》曰："惊啼者，邪气乘心也，哭而多泪。"

总之，寒则痛而啼，热则烦而啼，惊则神不安而啼，是以寒、热、惊为本病之主要病因病机。

辨证分型如下：

①脾脏虚寒：小儿夜间啼哭，多以午夜及后半夜为主，其哭声低弱，时哭时止。屈腰而啼，腹部喜按，得温则缓。面色青白，唇色淡红，吮乳无力，四肢不温，大便溏薄，小便清长。舌淡苔薄，脉弱，指纹淡红。

②心经积热：啼哭时哭声较响，见灯尤甚，哭时面赤唇红，烦躁不宁，身腹俱暖，大便秘结，小便短赤，舌尖红苔薄黄，指纹多紫。

③惊恐伤神：夜间突然啼哭，似见异物状，神情不安，时作惊惕，紧偎母怀，面色乍青乍白，哭声时高时低，时急时缓，舌苔正常，指纹色紫，脉数。

【治疗】

1. 脾脏虚寒

取穴：百会、印堂、足三里、三阴交、太白。

手法：得气即出，不留针。或用灸法。

2. 心经积热

取穴：百会、神庭、合谷、内关、中冲、通里。

手法：得气即出，不留针。

3. 惊恐伤神

取穴：百会、神庭、内关、神门、丘墟、心俞、胆俞。

手法：得气即出，不留针。或用灸法。

【心得】

①百会、印堂为主穴。足三里为足阳明胃经的合穴，三阴交为肝脾肾3条阴经的交会穴，脾胃为后天之本，气血生化之源，凡因脾胃功能失调，运化失司，乃至气血不足者，以此二穴补

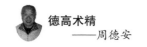
之，即可达到健脾胃、益气血之效。太白为脾经原穴，可以益脾气，振脾阳，升清降浊。

②百会、神庭为主穴。合谷为四总穴之一，具有清热泻火、宣发阳气之功效，内关为心包经要穴，具有宁心安神之功效，二穴合用可奏清泻心火之功。中冲属手厥阴心包经，是该经气血所出之处，《灵枢·顺气一日分为四时》云："病在脏者，取之井。"今邪热忤及心包，故取其本经之井穴点刺放血，可清其热而泻其火、宁其心而安其神。通里为心经络穴，清心宁神。

③百会、神庭为主穴，神门为心经原穴，脉之会所，既可养血，又可安神。与内关、心俞合用，养血宁心，安神定志。丘墟、胆俞合用，补益胆气，定惊止恐。

（二）遗尿

遗尿是指 5 岁（也有文献称 3 岁）以上儿童或成年人，在睡眠中小便自遗，醒后方知。若 3 岁以下的幼童出现遗尿可视为生理性的，但少数患儿也可以因器质性病变而出现遗尿，例如尿道先天异常、脊柱裂、膀胱结石等，需要鉴别诊断。

遗尿可以分为原发性遗尿和继发性遗尿两种。原发性遗尿是指持久的或持续的遗尿，期间控制排尿的时间从未超过 1 年；继发性遗尿是指患儿控制排尿至少 1 年，但之后又出现遗尿。此外，在清醒状态下不能控制排尿，小便自行排出者，称为小便不禁；若以神志不清伴有小便失禁，古时称"失溲"或"失溺"，这些疾病均不在遗尿的范畴之内。

病机多见于以下 4 个方面：

①下焦虚寒：《诸病源候论·小儿杂病诸候·遗尿候》曰："遗尿者，此由膀胱有冷，不能约于水故也。"《幼幼集成·小便不利证治》说："睡中自出者，谓之尿床，此皆肾与膀胱虚寒也。"小便的潴留和排泄均由膀胱的气化功能所致，若下焦虚寒，膀胱

气化失司，导致尿液不能贮存于膀胱，而发生遗尿。

②脾肾两虚：脾肾两脏均与水液代谢有关，若脾肾功能正常，则水液固摄正常，气化有序，小儿先天脾常不足，肾脏常虚，导致水液固摄功能失调而发生遗尿。

③肺气不足：肺为水之上源，有通调水道的功能，若小儿病后体虚，累及肺脏，导致肺气不足，通调水道的功能低下，易使水液输布失常，而发生遗尿。

④肝经湿热：《证治汇补·遗溺》曰："遗尿又有夹热者，因膀胱火邪妄动，水不得宁，故不禁而频来。"肝经循阴器，抵小腹，若湿热之邪侵袭肝脏，湿热下注，累及膀胱，膀胱失司而遗尿。

【治疗】

取百会、神庭二穴为针灸基本方，配以承浆、遗尿点之临床经验穴，结合辨证分型加减。

①下焦虚寒：加印堂、关元、太溪、肾俞、命门、次髎。

操作方法：百会和神庭均向前平刺0.5寸，印堂针尖向下平刺0.5寸，采用平补平泻法；在针刺关元之前，嘱患者排空小便以避免伤及膀胱，针尖稍向下，针深约1寸，采用补法，使针感向阴部传导；太溪、次髎均直刺，太溪深0.5寸，次髎深1寸，均采用补法；肾俞向脊柱方向斜刺深1寸，采用补法；命门针尖稍向上，针深1寸，采用补法。以上腧穴在必要时可以加用灸法。

②脾肾两虚：加印堂、脾俞、太白、太溪、肾俞、三阴交、足三里。

操作方法：印堂针尖向下平刺0.5寸，采用平补平泻法；太白、太溪、肾俞、三阴交、足三里、脾俞均直刺深1寸，均采用补法。

③肺气虚弱：加太渊、肺俞、气海、足三里、膻中。

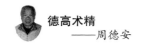
操作方法：太渊沿经脉循行方向斜刺 1 寸；肺俞向脊柱方向斜刺 1 寸；气海、足三里直刺深 1 寸；膻中针尖向下斜刺 1 寸，以上腧穴均采用补法。

④肝经湿热：加太冲、肝俞、丰隆、期门、中极、膀胱俞、行间。

操作方法：太冲、丰隆直刺 1 寸；肝俞、膀胱俞向脊柱方向斜刺 1 寸；在针刺中极之前，嘱患者排空小便以避免伤及膀胱，针尖稍向下，针深约 1 寸，使针感向阴部传导；行间直刺 0.5 寸；期门沿肋间隙斜刺 0.5 寸，以上腧穴均采用泻法。

【心得】

①印堂乃经外奇穴，具有醒神开窍的作用；关元为任脉穴，为任脉与足三阴经之交会穴，小肠募穴，是人体元气聚集与生发之处，具有补肾健脾、益气助阳、温补下焦的作用，凡因阳气不足，致使膀胱约束功能减弱者均可用之，以达加强膀胱约束之效。太溪为肾经的原穴，与肾俞相配，取俞原配穴之法，意在补肾固摄。命门具有温补肾阳的作用，使下焦充实，肾阳得助，则遗尿自止。次髎属足太阳膀胱经，具有温肾壮阳的作用，可以通过补肾壮阳而达到缓解遗尿的作用。

②太白为脾经的原穴，与脾俞相配取俞原配穴之法，具有健脾益气的作用。三阴交为足三阴经交会的腧穴，取该腧穴有阴中求阳之意。足三里为足阳明胃经的合穴，阳明经多气多血，具有补益气血的作用，且胃经与脾经互为表里，也可以补脾益气。

③太渊为肺经的原穴，与肺俞相配取俞原配穴之法，具有补益肺气的作用。气海具有补气的作用。针刺以上腧穴可以补益全身之气，尤其可以补益肺气，肺气充足，则肺主气的作用可以恢复，增强固摄作用使症状缓解。

④太冲为肝经的原穴，与肝俞相配取俞原配穴之法，采用泻法可以清泻肝阳。丰隆乃足阳明胃经的络穴，为除湿的要穴，可

以祛除身体之湿邪。期门为肝经的募穴，与肝俞相配取俞募配穴之法，可以疏肝理气。行间为肝经的荥穴，具有清泻实邪的作用。中极为膀胱经的募穴，与膀胱俞相配取俞募配穴之法，可以增强膀胱的约束能力。

（三）五迟、五缓（小儿脑瘫、弱智）

小儿脑瘫是一种严重的致残性疾患，主要表现为中枢性运动障碍及姿势异常，且常伴有智力、语言、视听觉等多种功能障碍。中医学中脑瘫属"五迟""五软""五硬"等范畴，其发病原因与先天禀赋不足，肝肾亏损，脑髓失养，后天哺养失调，脾胃亏损，气血虚弱，以致筋骨肌肉失于滋养、经脉运行不畅而不仁不用有关。其病机虚实夹杂，阴阳气血失调，症状顽固，缠绵难愈。《黄帝内经》云"肾主骨，藏精生髓，通于脑""脑为髓之海"，肝肾充足，则脑健智聪，筋骨强壮，有利于小儿生长发育及智力的提高。《保婴撮要·五软》说："手足软者，脾主四肢，乃中州之气不足，不能营养四肢，故肉少皮宽，饮食不为肌肤也。口软者，口为脾之窍，上下龈属手足阳明，阳明主胃，脾胃气虚，舌不能藏而常舒出也。"故后天脾胃增强，则气血化源充足，患儿体质得以强壮。

【治疗】

①以 1 寸毫针刺头顶之百会、四神聪、神庭、本神（双侧），留针以补脑益智。

②以下穴用快针操作，不留针：颈部：哑门、廉泉以开舌窍；背部：督脉十三针，从大椎开始至长强补肾壮骨；腹部：中脘、天枢、关元以培补先天、后天，荣养气血；上肢：内关、通里、合谷；下肢：丰隆、悬钟、照海、公孙、太冲以疏通气血、化痰开窍。

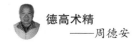

【心得】

百会、神庭、四神聪、本神功能益智养神；哑门、廉泉、通里、照海通舌咽；中脘、关元培补后天、先天；内关、中脘、丰隆、公孙以化痰；悬钟填髓益智；照海、太冲补肝肾，益精血。诸穴共奏益智通窍之功。因患儿虽易哭闹，但是头上的针一般不受影响，故头部可留针；而其他部位用快针不留针，是考虑到小儿依从性差，为了患儿安全（滞针、弯针等）和减少哭闹。

（四）动证（儿童多动症和抽动症）

动证包括儿童多动症和抽动症两大类。

多动症是指患儿智力正常或接近正常，其主要表现是与自身年龄不相称的活动过度，注意力高度涣散，情绪不稳定和极易冲动任性，并常常伴有认知障碍和学习困难等一组综合症状，现代医学认为是由于脑轻度受损所致，因此称为"轻微脑功能失调"或"轻微脑损伤综合征"。

抽动症则以身体的某部肌肉或某些肌群突然地、快速地、不自主地、反复收缩地运动，如眨眼、耸鼻、皱额、努嘴、摇头、甩手、踢腿或肢体运动抽动等，有时还可伴有喉咙中发声、情绪紧张、强迫症状或注意力不够集中等多动的行为表现。抽动病程可呈短暂的或慢性的，重症患者可持续终生，临床又称为"抽动秽语综合征"。

中医认为本病多与风、痰或者先天不足、气血亏虚有关，属中医"瘛疭""痉证""瞤动"范畴，临床中两症常可同时出现，因此本书将多动症和抽动症统称为"动证"。前者多因先天禀赋不足或心脾两虚，或阴虚火旺、虚火上越，或痰火内结上扰清窍所致。后者多因脾虚肝郁，痰火内结，上扰清窍，或气血不足，虚风内动，筋脉失养所致。

194

【治疗】

1. 儿童多动症

（1）虚证

取穴：第1组：百会、神庭、中脘、气海、关元、天枢、手三里、内关、神门、足三里、三阴交。

第2组：肺俞、心俞、膈俞、肝俞、脾俞、肾俞。

操作：以上两组穴交替使用，毫针浅刺，施以补法或平补平泻法，面白自汗、尿频便溏者可加灸气海、关元、足三里。

（2）实证

取穴：百会、神庭、攒竹、中脘、气海、内关、合谷、列缺、丰隆、悬钟、公孙、太冲。

操作：毫针平补平泻法，丰隆、合谷、太冲施以泻法。

2. 儿童抽动症

（1）虚证

取穴：第1组：百会、神庭、攒竹、中脘、气海、关元、天枢、手三里、内关、足三里、三阴交、太冲。

第2组：肺俞、心俞、膈俞、肝俞、脾俞、肾俞、风池、大椎、长强。

操作：以上两组穴交替针刺，以毫针浅刺为主，施以补法或平补平泻法。

（2）实证

取穴：第1组：百会、神庭、攒竹、中脘、气海、天枢、承浆、合谷、内关、列缺、丰隆、公孙、太冲。

第2组：风府、风池、三焦俞、胆俞、大肠俞、小肠俞、膀胱俞。

操作：以上两组穴交替针刺，施以毫针泻法。

【心得】

在多动症与抽动症的针灸治疗中，共涉及7组针灸处方，其

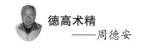
中4组用到百会穴。百会穴施以补法可益气升阳，泻法可清热泻火，平补平泻法则可镇静安神，因此成为治疗动证的主穴也就不难理解了。神庭与百会均为治疗动证的主穴，7组主穴中亦用到4组，神庭是神气所居之处，故而刺之可达调神和定神之效。

根据周德安教授多年临床经验，发现攒竹对呃逆、惊厥、腰痛等有较好疗效，在治疗抽动症的挤眉弄眼中试用该穴后，收到了明显的效果，故常用之，取其不仅具有疏通局部气血的作用，还有镇静安神之效。

中脘、足三里二穴配伍，可健脾消食，补后天，充气血，补血养心，安神定志。气海与此二穴相配，可加强健脾和胃、益气升阳及行气活血之功，强身健体。关元为人体重要补穴之一，具有补虚泻实、延年保健等多种作用。

天枢有清泄大肠之积热、通导大肠之滞浊、降浊通便之效。手三里与足三里均为阳明经腧穴，一上一下，既是同名经，又是同名穴，阳明经为多气多血之经，上下通用，虚证施以补法，益气生血，促进运化吸收；实证施以平补平泻法，可达行气活血、通经活络之效，是常用的对穴之一。然而很少施用泻法。

内关既有镇静安神之功，又有宽胸理气之效。神门既可补血养心，又可镇静安神。三阴交既可补肝脾肾三经之气，又有健脾养血之作用。三穴配伍，可健脾宁心、养血安神及宽胸利膈。

五脏俞加膈俞可调节脏腑之功能，补五脏之气，填五脏之精，可调气机，理血脉，加强养血荣筋之效。列缺与公孙相配，既可宣肺化痰，又可温阳健脾，从而阻遏生痰之源，实乃治本之理。六腑俞为阳中之阳，合而用之，可通调六腑之经气，清泄阳经郁热，可获解痉息风及安神定志之效，既可用于多动症之实证，又可用于抽动症之实证。

针刺悬钟，功在补肾添髓、健脑益智。合谷与太冲，合称"四关穴"，具有镇静安神、解痉息风、平肝潜阳、搜风理痹等功效，用于惊痫抽搐、烦躁易怒、失眠健忘、头痛眩晕等疗效甚佳。风府、风池为祛风验穴，可清肝胆上逆之火，风火既去，眩晕则可自平。大椎、长强二穴相伍，具有镇静安神之效。承浆有镇静息风之效，可治疗多动症之烦躁不宁及抽动症之努嘴张口等症。

四、五官科常见疾病

（一）近视、弱视

造成小学阶段少年儿童视力低下的主要因素为近视及弱视。其中近视是造成青少年视力低下的主要原因，是目前全球发生率最高的屈光不正，已经成为严重的公共卫生问题。古代文献中"能远怯近症""能近怯远症""小儿青盲"等与视力低下相类似。现代中医认为少年儿童视力低下的主要病机为脾胃气虚、肾精不足，临床多从脾肾论治。

【治疗】

取穴：百会、神庭、承光、攒竹、承泣透睛明、养老、光明、太冲、太溪。

【心得】

百会、神庭、攒竹可镇静安神；攒竹、睛明、承泣是眼睛局部穴，适用于各种目疾，刺之可活局部气血，通眼部经络；承光、养老为历代医家治疗目疾之经验穴；肝开窍于目，太冲为肝经原穴，光明为胆经之络穴，此乃原络配穴之法，善治眼疾；肾为先天之本，太溪为肾经原穴，一可培补先天，二可滋水涵木。

承光、攒竹、承泣透睛明、养老、光明、太冲、太溪这些腧穴不仅可治疗近视、弱视等儿童常见眼部疾患，而且可以治疗一切目疾。若加上治疗目疾的要穴臂臑则更为适宜。周德安教授曾

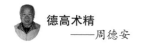
治疗一郑姓女童，1～2岁时即发现弱视，一直配镜进行纠正，效果不显，6岁时来求针灸治疗。治疗3次后到北京同仁医院复查，弱视明显改善。

（二）视网膜色素变性

视网膜色素变性是一种视细胞功能进行性损害的遗传性视网膜变性疾病，以进行性视力减退、夜盲、视野缩小为特点的常见的遗传性视网膜病变。中医学称之为"高风雀目内障"，最早载于《秘传眼科龙木论》。中医认为高风雀目内障系先天禀赋不足，脾肾阳虚，阳衰不能抗阴；或肝肾阴虚，精血不足，目窍失养；或脾胃气弱，清阳不升，浊阴上腾，均可使脉道不得充盈，血流滞涩，九窍不通，而致神光衰微，夜不见物和唯见顶上之物。根据临床辨证，以调理气血、扶阴济阳、通经活络、开窍明目为治则。

【治疗】

（1）针灸

以养肝补肾明目为主，百会、神庭、攒竹（双侧）、睛明（双侧）、球后（双侧）、养老（双侧）、光明（双侧）、太溪（双侧）、太冲（双侧）。

（2）中药

生地黄10g、熟地黄10g、山茱萸10g、茯苓10g、怀山药15g、黄精15g、枸杞子10g、川芎10g、杭菊花10g、石斛15g、决明子10g、沙参15g、天冬15g、麦冬15g、丹参10g、何首乌15g、女贞子10g、旱莲草10g。

【心得】

视网膜色素变性会出现天黑视物不清、视野缩小等症状，为现代医学的难治病。针灸处方中具有特色的腧穴是睛明、球后，因为这两个腧穴针刺有一定难度，操作需要技巧。但这两个穴疗效好，应该掌握，尤其是球后穴。球后穴进针时先 45°角向下，然后平直进针。中药处方中用生地黄、熟地黄、山茱萸、茯苓、怀山药、黄精、枸杞子、何首乌、女贞子、旱莲草以滋补肝肾阴血；石斛、杭菊花、决明子、沙参、天冬、麦冬明目生津；因久病入络，故用川芎、丹参活血通络。

（三）神经性耳聋

中医认为神经性耳聋与肾及肝胆关系最为密切，肾开窍于耳，肾精亏于下，不能上盈于耳；或肝胆火旺，上扰清窍；少阳经脉壅闭均可导致本病的发生。

辨证分型如下：

神经性耳聋分为虚实两型，其中实证为肝胆火旺，虚证为肾精不足。

①肝胆火旺。主症为暴病发聋，耳内轰鸣，耳部胀痛，每于暴怒之后加重，伴胸胁胀满，面红耳赤，咽干口苦，烦躁易怒，夜寐不宁，大便秘结，小便短赤，舌红苔薄，脉多弦数。

②肾精不足。主要表现为耳聋耳鸣，病程较长，成逐渐加重之势，每于过劳时加重，耳鸣声细，伴有头晕眼花，腰酸肢软，男子遗精，女子带下，少寐或夜寐多梦，舌质红而少苔，脉虚细或两尺虚大。

【治疗】

主穴：百会、神庭、听宫。

配穴：①肝胆火旺者加外关、足临泣、太冲。②肾精不足者加太溪。

操作：百会穴直刺，行平补平泻法，具有安神镇静的作用；向前斜刺，行补法，具有益气升阳之效；向后斜刺，行泻法，具有清热泻火之功。神庭穴直刺，行平补平泻之法。听宫穴直刺，进针 1.3 寸，行平补平泻之法。外关、足临泣、太冲用泻法。太

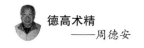

溪行补法。留针 30 分钟。

【心得】

百会、神庭、听宫三穴为治疗本病的主穴。周德安教授在多年的临床实践中体会到督脉在治疗神经性耳聋中的重要作用。《难经·二十八难》指出：督脉"起于下极之俞，并于脊里，上至风府，上属于脑"。百会、神庭均为督脉穴，早在《类经图翼》和《铜人腧穴针灸图经》中就有关于用百会治疗耳聋、耳鸣的记载。神庭即指元神所居之高贵处，掌管人的精神意识和思维活动，针刺此穴具有镇静益智的作用。百会与神庭相配伍，具有较强的镇定安神、开窍醒神和益气健脑之功。听宫为小肠经腧穴，"宫"在《类经附翼·律原》中解释为五音之首。针听宫可聪耳窍，听五音，可治疗各种耳病，为治疗耳疾的要穴。因此将百会、神庭和听宫作为治疗神经性耳聋的主穴。

在临床中，将神经性耳聋分为肝胆火旺和肾精不足型，肝胆火旺者配外关、足临泣和太冲三穴，外关、足临泣为八脉交会穴，专治少阳之火上逆诸证，再配肝经原穴太冲，则可加强清泄肝胆实热之效。肾精不足型配太溪，太溪乃足少阳肾经原穴，肾经经脉出于涌泉，流经然谷，至此则聚留而成溪，是肾脏经气流注之处，故名太溪。针刺此穴则可养阴益肾，肾精充足，则可濡养耳窍。

治疗神经性耳聋，采用远取与近取相结合的原则及虚则补之、实则泻之的方法，在辨证施治原则的基础之上，重点使用临床要穴百会和神庭，取得了满意效果。

（四）鼻渊、过敏性鼻炎

过敏性鼻炎是临床耳鼻喉科的常见病之一，属于中医"鼻鼽"的范畴。国家中医药管理局编写的《中医药常用术语辞典》中对鼻鼽做出了明确的定义：鼻鼽，疾病。出自《素问·脉解》。

又名鼻嚏。临床表现以突然发作和反复的鼻痒、鼻塞、喷嚏、流清涕、鼻腔黏膜苍白肿胀为特征。相当于西医学的变态反应性鼻炎。中医方面多因肺脾肾虚损，感受风寒或异气，以及异物外袭而诱发。

【治疗】

取穴：百会、上星、通天、迎香、印堂、太渊、合谷、外关、大椎、肺俞、肾俞。

操作：迎香向鼻根透刺；印堂向鼻透刺；大椎、肺俞、肾俞用灸法。

【心得】

这组穴是在继承杨继洲治疗鼻渊经验的基础上创立的。《针灸大成》云："鼻流涕臭，名曰鼻渊，曲差、上星、百会、风门、迎香。"所用上星、通天、迎香透鼻根（上迎香）、印堂（向鼻透刺）为治疗鼻炎之要穴；大椎、肺俞、太渊益肺气、通阳气、御外邪；合谷、外关奏清热解表之功，可通五官之窍。

灸大椎、肺俞、肾俞为周德安教授治疗鼻炎的特点。大椎是督脉的要穴，为诸阳之会，灸之可以振奋阳气，祛风散寒；肺主一身之气，肺开窍于鼻，灸肺俞可以补肺气、扶正祛邪；肾为先天之本，灸肾俞可以培补先天、扶正祛邪。

（五）梅核气（咽神经官能症）

梅核气主要因情志不畅，肝气郁结，循经上逆，结于咽喉，或乘脾犯胃，运化失司，津液不得输布，凝结成痰，痰气结于咽喉引起。梅核气是以患者自觉咽部似有异物梗阻，吐之不出，咽之不下，时发时止为特征的咽喉疾病。相当于西医的"咽神经官能症"，或称"咽癔症""癔球"。该病多发于青壮年人，以女性居多。

辨证分型如下：

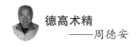

①肝气上逆：常见于暴怒、悲愤等刺激后，咽喉内有异物感，或如梅核堵塞，吞之不下，吐之不出，患者常精神抑郁，多虑多疑，并觉胸闷胁胀，善太息，郁怒，嗳气。舌淡苔薄白，脉弦。

②脾虚痰聚：思虑过度，忧郁日久，咽喉内异物感，常觉痰多难咳，或有咳嗽痰白，肢倦，纳呆，脘腹胀满。舌胖苔白腻，脉滑。

【治疗】

主穴：百会、神庭、廉泉。

配穴：①肝气上逆：太冲、膻中，留针 15～30 分钟，每日 1 次。②脾虚痰聚：阴陵泉、丰隆等穴，中等刺激，留针 15～30 分钟，每日 1 次。

【心得】

"梅核气"一名始见于《古今医鉴》,《灵枢·邪气脏腑病形》有相关病证记载，曰："心脉大甚为喉吤。"即言喉间有物。《金匮要略》则有形象描述，"妇人咽中如有炙脔"。现代医学认为，本病系由辛辣烟酒刺激或声嘶过度及情绪激动等多种因素所致。咽异感症患者常以咽喉部的阻塞感、异物感等异常感觉就医，询问病史过程中又会强调身体其他部位不适，有疑病恐癌心理、反复多处就诊、不厌其烦地要求检查的特点。

若情志所伤，肝气郁结，循经上逆，可结于咽喉。表现为胁肋胀满、咽中有异物感、舌淡苔薄白、脉弦等症。可选用柴胡疏肝散着重疏肝理气解郁，也可用旋覆代赭汤以镇肝降逆，此二方对肝气郁滞之证较为适宜。

（六）咽痛（咽喉炎）

咽喉是呼吸、饮食的门户，也是诸经脉出入的要冲。

【治疗】

取穴：鱼际、照海。急性咽喉炎可配合少商放血。慢性咽喉炎可加百会、神庭、攒竹、廉泉、天容、璇玑、中脘、气海、内关、通里、丰隆、蠡沟、太冲，以快针点刺天突。

【心得】

①《灵枢》认为，十二经脉、支络、别络大都循喉咙。所以咽痛不仅是一个局部的病灶，也是诸经病变的反应。因此，治疗时必须循经辨证论治，才能提高疗效。清代陈尧道《伤寒辨证·咽痛》曰："凡咽痛有多般，有阳毒咽痛，有阴毒咽痛，要在审察之，不可一例以为热也。"

②鱼际配照海为治疗咽喉炎对穴，尤其适合慢性咽喉疾患。鱼际属手太阴肺经荥（火）穴，咽喉为肺系，针刺鱼际有清热泻火之功，可治咽喉肿痛；照海为足少阴肾经穴，通于阴跷脉。足少阴肾经循行"循喉咙"，针刺照海具有滋阴降火、清热利咽之功。鱼际清上焦火、照海滋下焦水，成为经典对穴。治疗糖尿病亦可用此对穴加上化痰的内关、中脘、丰隆。

周德安教授曾治刘姓女患者，44岁。前晚出现咽痛、咽痒、难以下咽东西，翌日上午来诊。查体：咽红，扁桃体Ⅱ度大，颌下淋巴结未触及肿大。取双侧少商、双侧鱼际、双侧照海。针后当晚诸症消失，疗效神奇！

五、皮肤科疾病及美容

（一）蛇丹（带状疱疹）

蛇丹又称"缠腰火丹""缠腰龙"。本病现代医学称为"带状疱疹"。多由肝胆湿热，蕴郁成毒，气血瘀滞，经脉不通所致。

【治疗】

1. 针刺

取穴：第1组：百会、神庭、攒竹（双侧）、膻中、期门、

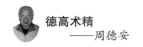

中脘、天枢、支沟、阳陵泉、列缺、丰隆、蠡沟、太冲。

第2组：大椎、肺俞、膈俞、大肠俞、委中、龙头（疱疹的起点）、龙尾（疱疹的终末端）、龙眼（位于手小指尺侧第2、3骨节之间，握拳于横纹尽处取之）。

操作：两组穴交替使用。第2组诸穴点刺放血或拔罐。

2. 中药

当归10g、赤芍10g、白芍10g、龙胆草6g、炒栀子6g、柴胡6g、熟大黄10g、生薏苡仁15g、连翘10g、蒲公英15g、野菊花10g、土茯苓15g、茅根30g、芦根30g。

当归、赤芍、白芍、龙胆草、炒栀子、柴胡清肝胆之火；连翘、蒲公英、野菊花、土茯苓清热解毒；熟大黄、生薏苡仁、茅根、芦根是给邪热以出路。

【心得】

百会、神庭、攒竹（双侧）是镇静、治神独特组方；膻中、期门、阳陵泉、太冲清利肝胆；列缺、丰隆、蠡沟为"络穴止痛方"，具有疏肝理气、活血化瘀、通络止痛之功；膻中、期门、中脘、天枢调理胸腹部气机。治疗此病的放血疗法依据病变的部位不同而选穴不同：①头面部：取太阳、印堂、百会、大椎、耳尖放血为主；②腹部：取气海、天枢、水道为主；③背部：取肺俞、膈俞、大椎为主；④腰部：取大肠俞、委中、膈俞为主。

第2组诸穴点刺放血或拔罐之方义：大椎为诸阳之会，泄热作用最强；肺俞、大肠俞分别是肺、大肠的背俞穴，肺主皮毛，大肠与肺相表里；膈俞为血会，善于活血祛瘀；委中为血郄，上述诸穴点刺放血可以清热泻火、活血止痛。龙头、龙尾点刺放血为治疗带状疱疹的经验方法；龙眼属于经外奇穴，位于手太阳小肠经脉中，小肠与心相表里，心经属火，主血脉，刺之有泻心火而清血热之效和清利湿邪、活血化瘀之功。

周德安教授曾治疗陈某，女，56岁，20天前左侧胸胁、后背出现剧烈疼痛，几天后发现左侧胸胁、后背起红色疱疹，局部疼痛剧烈，呈刀割样疼痛。5 天后来针灸科治疗。疱疹局部拔罐放血，龙头、龙尾、肺俞、膈俞、大肠俞拔罐放血。拔罐放血之后针刺取穴：龙眼、百会、神庭、攒竹（双侧）、曲池（双侧）、外关（双侧）、合谷（双侧）、列缺（双侧）、中脘、天枢（双侧）、气海、阳陵泉（双侧）、蠡沟（双侧）、丰隆（双侧）、太冲（双侧）。经 5 次治疗疱疹结痂，局部疼痛消失，基本痊愈。

（二）白疕（银屑病）

白疕，现代医学称为"银屑病"，是一种以表皮过度增生和真皮慢性炎症反应为特征的常见皮肤病。多因七情内伤，气郁不舒，郁久化火，心火亢盛，毒热伏于营；或饮食失节，过食腥发动风之品致脾胃失和，气机不畅，日久生湿，湿蕴化热，湿热成毒，而复感风热或风寒湿邪，内外合邪而发病；或女子任脉虚，冲任不调，肝肾不足，虚火妄行，入于血分，而发于肌肤。热入于里，痹阻经络；热壅血络，则发红斑；风热燥盛，肌肤失养，则皮肤发疹，搔之屑起，色白而痒。

【治疗】

①百会、风池（双侧）、五脏俞加膈俞、大肠俞。每周针刺 3 次。

②大椎、肺俞（双侧）、膈俞、肝俞、大肠俞三棱针点刺后拔罐放血。每周 1 次。

【心得】

白疕为难治之病，所谓"内不治喘，外不治癣"。本病以镇静祛风、凉血泄热为治疗大法。百会镇静治神，风池为治风要穴，五脏俞加膈俞可调理五脏气血。大椎、肺俞、膈俞、肝俞、大肠俞拔罐放血，用于血热毒盛的皮肤病疗效奇佳。大椎为阳经之会，泄热作用最强；肺主皮毛，大肠与肺相表里，故取肺俞、

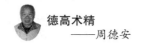

大肠俞；膈俞为血会，可凉血活血；肝藏血，肝俞可凉血疏风。

周德安教授曾治疗陈某，男，52 岁，内蒙古人，患有银屑病 30 年，近 7～8 年其后背尤为严重，已经融合成片，颜色紫暗。春秋季节为重，每逢阴天憋闷难受，急躁易怒。用以上方法治疗 2 周后，皮疹变小、颜色变浅。

（三）湿疹

湿疹是由多种内外因素引起的一种具有明显渗出倾向的皮肤炎症反应。皮疹呈多样性，慢性期则局限，有浸润和肥厚，瘙痒剧烈，易复发。是临床中的常见病、多发病。《素问·至真要大论》病机十九条中载："诸痛痒疮，皆属于心。"《金匮要略》称之为浸淫疮。根据发病部位的不同，有"旋耳疮""窝疮""肾囊风""脐疮""四弯风""乳头风"之称。

本病由于素体禀赋不耐，饮食失节，过食辛辣动风之品，使脾胃失健，湿热内生，又外感风邪，内外两邪相互搏结，风湿热邪浸淫肌肤所致。但风湿热三邪中以湿邪为本，贯穿疾病始末，兼不同程度的风邪和热邪。

【治疗】

第 1 组：百会、神庭、曲池、内关、合谷、中脘、天枢、气海、风市、血海、三阴交、太冲。

第 2 组：五脏俞加膈俞、百会、风池、风市、委中、三阴交。两组穴交替使用。

【心得】

第 1 组穴以百会、神庭镇静安神，内关清心安神，为治病先治神之体现；合谷、太冲为开四关以理气安神；合谷与三阴交是重要的对穴，用以活血化瘀；中脘、天枢、气海为"腹四针"，调理三焦、健脾和胃，以绝生湿之源；风市、血海为治疗皮肤病常用穴，体现了中医"治风先治血"的理念。

第 2 组穴以五脏俞加膈俞调理五脏气血。百会以镇静安神；风池、风市以疏风；以膈俞（八会穴中的"血会"）、委中（为血郄）、三阴交活血化瘀，仍为中医"治风先治血"理论的体现。

周德安教授曾治孙某，女，9 岁，自幼即出现周身皮疹、瘙痒，诊断为"湿疹"。北京协和医院查过敏原显示，对谷类、干果类及灰尘、螨虫等均过敏。近一年来症状加重，服中药及外涂药物均无效。火针治疗 10 余次，症状不减反重。经以上法治疗 18 次，皮疹已经明显消退，只有一些色素沉着。瘙痒感也减轻，每次针灸当天白天无瘙痒感。

（四）斑秃、脱发

头发是人体健美的重要标志之一。中医认为毛发的生长与脏腑经络气血的盛衰有密切的关系。《素问·上古天真论》曰："女子七岁肾气盛，齿更发长。"又曰："丈夫八岁肾气实，发长齿更。"《诸病源候论》云："诸经血气盛，则眉髭须发美泽。"

在生理状态下，青壮年人精血旺盛，毛发生长而有光泽，年老体弱者精血虚衰，毛发干枯而脱落。临床很多疾病可以引起脱发，主要有斑秃，包括普秃、全秃，中医称为油风。男性型脱发、女性弥漫性脱发、早秃，中医称为蛀发癣、发蛀脱发。还有药物引起的生长期脱发及产后、重病后、手术后发生的脱发等。

【治疗】

用梅花针在头部、背部各五条纵向平行线（头部的五条纵向平行线是中央的督脉和两侧的膀胱经、胆经；背部的五条纵向平行线是中央的督脉和两侧的两条膀胱经）叩刺，叩到五脏俞及膈俞时应该重扣。

【心得】

梅花针疗法简单、方便、有效，用梅花针在头部、背部各五条纵向平行线叩刺的这种方法可以用于许多皮肤病。

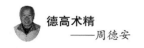

周德安教授曾治疗一名男性患者，50余岁，一年前不知原因全部头发脱落，用此法治疗，头发逐渐长出。

（五）痤疮

痤疮是一种与性腺内分泌功能失调有关的毛囊、皮脂腺慢性炎症性疾病。中医学对本病有"粉刺""肺风粉刺""酒刺""风刺"之称。其病因病机，古代文献有邪郁于表、湿聚、血热等认识。由于寒邪、热邪、风邪郁于肌表，闭阻经络，脂凝邪聚而成痤。如《素问·生气通天论》云："劳汗当风，寒薄为皶，郁乃痤。"张介宾注曰："形劳汗出，坐卧当风，寒气薄之，液凝为皶，即粉刺也，若郁而稍大，乃形小节，是名曰痤。"湿有内湿外湿之分，内湿多由脾虚运化水湿功能异常而生，或嗜食肥甘醇酒使湿热内生；外湿内侵，久郁成痤。陈实功的《外科正宗·肺风粉刺酒齄鼻》曰："粉刺属肺，齄鼻属肝，总皆血热郁滞不散，所谓有诸内形诸外。"《医宗金鉴·外科心法要旨》曰："肺风粉刺……此证由肺经血热而成。"

【治疗】

①于大椎、肺俞、膈俞、大肠俞拔罐放血，同时可于耳尖、太阳、印堂点刺放血，以通面部局部气血（强通法），泄面部局部血热。

②针刺百会、神庭、攒竹、中脘、天枢、曲池、合谷、血海、丰隆、三阴交、太冲。

③配合耳穴压豆，取穴：神门、心、肺、肝、胃、内分泌、枕、皮质下。

【心得】

大椎为阳经之会，泄热作用最强；肺主皮毛故取肺俞；膈俞为血会，可凉血活血；足阳明大肠经上循于面，故取大肠俞。放血疗法用于痤疮泛发时。大椎、肺俞、膈俞、大肠俞拔罐放血的方法可以用于治疗一切血热、毒盛的皮肤病。针刺百会、神庭、攒竹以镇静治神；中脘、丰隆以化痰；合谷、太冲为四关穴，可镇静安神，善治面部疾患；曲池为大肠经合穴，天枢为大肠经募穴，两者均可清阳明郁热；三阴交、血海可凉血活血化瘀。另外，对于痤疮较大而又较硬的"痘痘"，用毫针直接刺入"痘痘"中，每个"痘痘"1针，"痘痘"会很快消退。如果痤疮有脓时可以用毫针将其挑破。

（六）针灸减肥、针灸戒烟戒酒、针灸降血脂

【治疗】

1. 减肥

取穴：列缺、中脘、天枢、水道、阴陵泉、丰隆、商丘。

2. 戒烟、戒酒

取穴：①基本穴：百会、神庭、攒竹（双侧）。②戒烟取穴：在基本穴基础上加经渠、承泣或四白（双侧）、迎香（双侧）、下关（双侧）、地仓或颊车（双侧）、合谷、太冲。③戒酒取穴：在基本穴基础上加丰隆、中脘、内关、公孙调理脾胃。

3. 降血脂

取穴：中脘（双侧）、天枢（双侧）、丰隆（双侧）、内关（双侧）、公孙（双侧）。

【心得】

治疗肥胖的主要思路为：一是祛痰，二是利水，三是通腹。其中列缺、中脘、丰隆祛痰；列缺、水道、阴陵泉、商丘以利水，列缺宣肺以提壶揭盖，加强利水、通便之功；天枢、水道、丰隆以通腹。周德安教授曾临床观察 100 例肥胖患者，发现针灸减肥有效率达到 50% 以上（减掉 3kg 以上即为有效），不用控制饮食，而是通过调节神经内分泌达到减肥的目的。

戒烟穴位中，百会、神庭、攒竹镇静安神；经渠为经验穴；

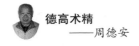

承泣、迎香、颊车、下关为局部取穴以调节感官；合谷、太冲能有效治疗戒断症状。一般针灸戒烟6次治疗即能达到明显疗效。周德安教授曾治疗薛某，男，51岁，吸烟已经35年，每天2盒，要求戒烟治疗。取穴：百会、神庭、攒竹（双侧）、承泣（双侧）、迎香（双侧）、下关（双侧）、地仓（双侧）、经渠（双侧），配合宣传教育，经过5次针灸治疗，吸烟由原来每天2盒减少到每天5支，烟瘾减退，能控制自己。

降血脂取穴的中脘（双侧）、天枢（双侧）、丰隆（双侧）、内关（双侧）、公孙（双侧）是"针灸涤痰方"，通过荡涤体内无形之痰，达到降脂之目的。

第六章
病 案 精 选

    本章精选了周德安教授的临床医案，包括内、妇、儿、五官、皮肤科疾病及杂症，这些医案全面反映了周德安教授的学术思想及临床技艺，对于临床工作者有很大的参考价值。

一、内科

（一）面瘫

病例 1

马某，男，29岁。2011年7月3日初诊。

主诉：右侧耳部疱疹后出现口眼歪斜4个月。

现病史：2011年3月出现右侧耳部疱疹，并出现右侧口眼歪斜症状，曾针灸治疗并肌内注射"鼠神经生长因子"。刻下症：右侧额纹消失，口角亦未完全恢复，纳可，眠安，二便调。舌淡红，苔薄白，脉浮滑。

中医诊断：面瘫（风寒袭络）。

西医诊断：面神经麻痹。

治法：疏散风寒，通经活络。

针刺：百会、神庭、攒竹、阳白（右侧）、太阳（右侧）、承泣（右侧）、迎香（右侧）、下关（右侧）、地仓（右侧）、手三里、足三里、合谷、阳陵泉、太冲。

手法：面部腧穴均取患侧，并用火针浅刺。其他腧穴取双侧，用平补平泻法。

治疗19次后痊愈。

病例 2

王某，男，40岁。2011年2月19日初诊。

主诉：右侧面神经麻痹9年，左肩背部沿肩胛骨区酸胀不适。

现病史：患者自从患面神经麻痹后，积极治疗，病情慢慢缓解，但右眼仍闭合不全，口㖞，眉毛左高右低，左肩颈及背部疼痛，活动尚可，后伸稍受限，阴雨天加重，纳可，二便调。舌淡红，苔薄黄而腻，脉滑。

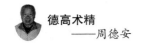
中医诊断：①面瘫后遗症。②漏肩风。

西医诊断：①面神经麻痹后遗症。②肩周炎。

治法：祛风蠲痹。

针刺：百会、神庭、攒竹、阳白（右侧）、四白（右侧）、迎香（右侧）、颧髎（右侧）、牵正（右侧）、完骨、承浆、手三里、足三里、颈四针、合谷、太冲、肩峰、肩髃、曲池。

手法：面部腧穴均取患侧，肩峰、肩髃取患侧拔火罐，其他腧穴取双侧，用平补平泻法。

治疗 1 次后颈部疼痛明显减轻，右颞部仍有麻木痛感，耳垂后及阳白处痛感明显。宗原法经 23 次治疗后，病情显著好转。

按语：面神经麻痹，中医称"面瘫""口眼歪斜"，是以面部表情肌群运动功能障碍为主要特征的一种常见病，其发生不受年龄限制，男性略多。多起病突然，每在睡眠醒来时发现，前额皱纹消失、眼裂扩大、鼻唇沟平坦、口角下垂，露齿时口角向健侧偏歪。病侧不能做皱额、蹙眉、闭目、鼓气和噘嘴等动作。鼓腮和吹口哨时，因患侧口唇不能闭合而漏气。进食时，食物残渣常滞留于病侧的齿颊间隙内，并常有口水自该侧淌下。由于泪点随下睑外翻，使泪液不能按正常引流而外溢。手足阳明、少阳经脉循行于面部，其经筋亦结于目、额、颊、颧、耳等部，风寒之邪侵入阳明、少阳之脉，以致经气阻滞，经脉失养，纵缓不收而发生面瘫，因此面瘫一病多取手足阳明、少阳经脉论治。

周德安教授从治神入手，先取百会、神庭、攒竹以安神定志，后取四白、迎香、手三里、足三里等阳明经腧穴，阳白、完骨等少阳经腧穴，以疏通阳明、少阳经气，配合局部取穴之颧髎、承浆，经外奇穴之牵正等，以加强局部经气的通调作用。合谷为手阳明原穴，"面口合谷收"，与太冲配为"四关穴"，搜风理痹，属循经远端取穴法。阳明为两阳相合，其阳气隆盛，取手阳明合穴曲池，如百川汇合入海，经气最盛，故其通调经络的作用甚强。"颈四针"为周德安教授自创治疗颈椎疾病的经验穴。

病例3

冯某，女，27岁。2012年2月20日初诊。

主诉：右侧口眼歪斜1天。

现病史：1天前晨起后自觉面部拘紧不适，漱口时发现漱口水不自主从右侧口角流出，右目闭合不全，进食时右侧裹食，来本院求治，纳可，眠安，经调，二便调，无其他不适。刻下症：右眼不能闭合，睑裂约3mm，额纹消失，鼻唇沟浅，示齿时口角明显歪向左侧，伸舌居中。舌淡红，苔薄白，脉紧稍滑。

中医诊断：面瘫（风寒型）。

西医诊断：急性面神经炎。

治法：疏风散寒，通经活络。

中药处方：牵正散加减。

白芥子6g	白附子6g	白僵蚕6g	白芷6g
板蓝根20g	葛根10g	全蝎3g	蜈蚣2条
姜黄10g	防风6g	丝瓜络10g	路路通10g

7剂，水煎服，日2次。

二诊：2012年2月27日。上药服后第3天面部拘紧感即已消失，漱口时已不往外流水，患侧裹食感亦明显减轻，但仍感右眼闭合不严，睑裂约1mm，口角歪斜已好转过半。效不更方，原方再用7剂，服法如前。

三诊：2012年3月5日。患者自述已愈，外人已察觉不出嘴歪眼斜。舌淡红，苔薄白，脉象已转为和缓之象。嘱服玉屏风散颗粒1周。

按语：面瘫为西医之面神经炎，是由茎乳突内面神经非化脓性炎症所导致的急性发病的面神经麻痹，可用激素类和维生素类治疗，亦可理疗。中医则认为是由于人体正气亏虚，脉络失养，风寒或风热之邪乘虚而入，亦或由风痰瘀血阻滞脉络而成。

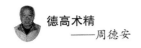

本例患者是因蒸桑拿后受风着凉所引起，治疗以白芥子、白附子、白僵蚕、白芷四药祛风化痰为君；板蓝根、葛根、全蝎、蜈蚣四药为臣，意在祛邪通络；姜黄、防风祛风散寒为佐，丝瓜络、路路通为使，引领诸药入于脉络，以发挥更大作用，故只二诊即告痊愈。

（二）面痛（三叉神经痛）

病例 1

李某，男，51 岁。2010 年 9 月初诊。

主诉：左侧面部疼痛 1 年余。

现病史：2009 年 7 月无明显诱因出现左侧面颊痛，每天发作 3～4 次，每次持续十几分钟。当地医院予卡马西平片口服，每日 3 片，后面痛时间逐渐延长，至就诊前每日大部分时间左侧面颊都在疼痛，左下齿亦痛。纳可，二便可，夜眠尚可。舌质暗，苔薄白，脉弦滑细。

既往史：4 年前患左侧腮腺癌，术后恢复可，至今未复发。无其他重大病史。

中医诊断：面痛（气滞血瘀，清窍失养）。

西医诊断：三叉神经痛。

治法：行气活血，润窍止痛。

针刺：百会、神庭、攒竹、承浆、膻中、期门、气海、支沟、阳陵泉、列缺、丰隆、蠡沟、内庭、行间。

手法：平补平泻法。

针刺治疗后面痛消失。

按语：三叉神经痛是一种发作性疼痛症，很难根治，手术可治愈，但有损伤神经而致面瘫的可能，且仍有复发之虞，针灸不失为一种既有效又无副作用的治疗方法。周德安教授治疗三叉神经痛，不取局部阿是穴，头面部仅取百会、神庭、攒竹、承浆四穴，一方面是"治病先治神"思想的运用，另一方面是考虑局部刺激可能不利于疾病的控制，反而可能诱发疼痛。膻中、期门、气海四穴构成的菱形，为名老中医夏寿人的临床经验，是治疗三叉神经痛的特效穴。列缺、丰隆、蠡沟是络穴止痛法的常用方，应用于偏头痛效果也十分理想。三叉神经痛属中医之热证，非寒证，故用胃经、肝经的荥穴内庭、行间清胃经、肝经之热。

病例2

柴某，女，43岁。2008年5月25日初诊。

主诉：右脸颊部针刺样疼痛麻木5~6年，加重1月余。

现病史：患者9年前被诊断为右桥小脑角瘤，于天坛医院行切除术，又行射频术、伽马刀治疗。右脸颊部6年前无明显诱因出现针刺样疼痛，牵及头部。刻下症：不能洗脸，偏头痛，言语、饮食困难，着风遇凉或碰触后疼痛加剧。服用卡马西平治疗能暂时缓解，为求进一步治疗来诊。纳少，眠差，二便调，月经正常。舌淡红，边尖红，苔薄黄腻，脉象弦数。

中医诊断：面痛（肝胆风热）。

西医诊断：三叉神经痛。

治法：清热平肝，疏风活络。

针刺：百会、神庭、攒竹、颧髎、下关、大迎、膻中、期门、列缺、丰隆、蠡沟、外关、气海、丘墟、内庭、行间、侠溪。

中药处方：见下方。

黄芩 6g	生石膏 20g	柴胡 10g	炒栀子 10g
玄参 15g	细生地黄 15g	延胡索 10g	川楝子 6g
香附 10g	广郁金 10g	熟大黄 10g	炙甘草 10g

按语：三叉神经痛是指三叉神经分支范围内反复出现的阵发性、短暂性的剧烈疼痛。临床特点是单侧颜面及头部疼痛，连及眼齿，其痛爆发，痛势强烈，如触电感，甚至于微风吹面或咀嚼时痛亦难忍，但痛止后如常人。本病属中医"脑风"或"偏头

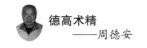
痛"的范畴。《丹溪心法》云："头风之痛，在一侧者，又名偏头风、偏头痛，其痛多在颞部或头角，或左或右，或左右移换，有连目痛或痛久损目者，有恶心呕吐者，兼症不一。多因风邪袭于少阳，或肝经痰火郁结所致。治宜祛风通络，疏肝豁痰，补肝养血诸法。"本例患者因脉弦数，舌边尖红，苔薄黄腻，可辨证为肝胆风热证。周德安教授针药并用，以清热平肝、疏风活络为大法，治疗而愈。

百会补之益气升阳，泻之清热泻火，神庭乃神之所居所，攒竹为膀胱经腧穴，三穴共起安神定志的作用。本案以舌苔、脉象辨证，应为肝胃火热，火性炎上，循经上扰面部所致。周德安教授取肝经之子穴行间，胆经之荥穴侠溪、原穴丘墟，胃经之荥穴内庭，以清肝胃之火，引热下行。颧髎、下关、大迎等属局部取穴，旨在疏通面部经气以止痛。膻中为气会，气海为生气之海，共奏调节气机、益元气之功。期门功于疏肝理气，平肝降逆。外关为手少阳与阳维脉之交会穴，有散风解表清热的作用。列缺、蠡沟、丰隆三穴为周德安教授用于止痛的一组经验穴，列缺为肺经络穴，功于行气，蠡沟为肝经络穴，功于行血，丰隆为胃经络穴，功于行气血，故三络配伍，共奏宣通气血、清化通络之功。

生石膏大寒性重，清肺胃火热，为阳明气分之要药，栀子清热泻火，黄芩能清上泻下，走表达里，可泻上焦心肺之火，除中焦胃肠湿热，共为主药。柴胡疏肝解郁，和络止痛，解半表半里之热邪；玄参、生地黄相伍，能清热凉血，养阴生津，共为臣药。延胡索入血分，活血行气，为血中之气药，可治一身上下内外各种疼痛；川楝子入肝经，疏肝止痛，又可导热下行；广郁金性寒，辛散苦降，入肝肺二经，平肝解郁，活血散瘀；香附宣畅十二经气分，兼入血分，善于疏肝解郁；熟大黄，以黄酒蒸拌炮制而成，泻下清热之力较生品为缓，可清热化湿，上药共为佐药。甘草味甘性平，通行十二经，炙甘草可温中益气，缓中健脾，缓药性之寒，以护脾胃，为使药。

（三）腰痛（急性腰扭伤）

病例

魏某，68岁，家住秦皇岛海港区。

患者就诊1周前弯腰取物时不慎扭伤腰部肌肉，弯腰或于坐姿站立起来时局部疼痛明显、活动受限。自用云南白药喷雾剂治疗效果不显。2天前带外孙女看病时，想顺便治疗一下自己的急性腰扭伤。予以针刺攒竹（双侧）、养老（右侧），留针时令病人活动腰部，并于每5～10分钟行针1次，针刺过程中病人活动腰部时即感到疼痛减轻，活动范围增大，症状明显减轻。

（四）膝关节痛

病例1

陈某，女，32岁。

主诉：双膝疼痛，下肢畏寒，行走困难5年余。

现病史：双膝疼痛，下肢怕凉，左小腿肌肉疼，上下楼及下蹲疼痛明显，下楼困难，只能右腿先下，左腿跟下，行走时左小腿沉重疼痛，迈步困难，行走不便，虽夏季仍穿秋裤、护膝，畏风明显，不敢用扇。

中医诊断：痹证（风寒内侵，经脉不通）。

针刺：①毫针刺大肠俞、秩边、环跳、委中、承山、昆仑、阳陵泉。②火针点刺双膝眼、鹤顶，并沿膀胱经（腿部）点刺（曾经3次火针点刺腿部阳明经，曾2次点刺腿部膀胱经）。

治疗后，畏风缓解，敢用扇，行走双膝基本不疼，但仍迈不开步。上下楼、下蹲时双膝疼痛减轻，左小腿虽仍感疼痛，但下楼已可正常下。针刺百会、神庭、攒竹、中脘、气海、天枢、血海、内外膝眼、足三里、三阴交、太冲。

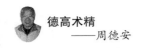

德高术精
——周德安

按语：本例主要表现为双下肢发凉、怕冷，伴膝关节及小腿疼痛，遇暖痛减，故用火针局部治疗以温经散寒。经3次治疗，症状虽重但明显改善。火针对寒疾、痼疾的疗效可见一斑。

病例2

安某，女。

主诉：双膝恶寒，酸楚不适3年余。

现病史：近3年来双膝关节一直酸楚疼痛，行久痛重，恶寒明显，尤以寒凉、潮湿季节为重，夏季雨天必双膝不适。患者诉可能与产后受风有关，曾使用各种膏药敷贴、理疗等均无效。舌淡红，苔薄白，脉细。

中医诊断：痹证（风寒阻络）。

针刺：火针点刺内外膝眼、鹤顶、阳陵泉后在上述腧穴毫针针刺，留针。每周治疗3次。

5次治疗后，恶寒、疼痛症状明显减轻，历时3个月，上述症状基本消失。

按语：火针疗法，古称燔针，针灸大师贺普仁教授称其为温通法，寒则温之。本案为寒湿痹，以火针治疗取得较好疗效，证明了火针疗法的治疗效果不仅稳定，而且有可重复性，值得推广。

（五）中风

病例

侯某，男，76岁。2012年2月12日初诊。

主诉：头晕，不能站立行走4个月。

现病史：患者于2010年初突发大面积小脑出血，昏迷，在天坛医院行去除骨瓣减压术后，意识恢复，康复锻炼后出院，为进一步治疗来我院针灸科就诊。刻下症：头晕，头部、躯干、四肢均可见姿势性震颤，爆破性言语，四肢有力，共济失调明显，双手指鼻试验（＋），双下肢跟膝胫试验（＋），坐位躯干摇晃明

220

显。需两人扶持方可站立，双腿分开，躯干、双下肢震颤明显。舌暗红，苔薄白，脉弦滑。

既往史：高血压病病史 10 余年。

中医诊断：中风（中脏腑，风痰阻络，清窍失养）。

针刺：①百会、神庭、攒竹、内关、神门、风池、手三里、中脘、天枢、气海、足三里、丰隆、太冲、合谷、公孙。②督脉十三针。两组穴交替运用，每周 5 次。

治疗 3 个月，症状明显改善，头晕减轻，共济失调仍存在，但程度已减轻。已能独自站立，可手扶助行器行走。

按语：该案为小脑出血后导致的中枢性眩晕，伴四肢震颤，走路不稳，平衡动作失调，反应较慢，治疗较为棘手。中国康复中心曾康复训练至发病后半年，仍完全无自理能力，甚至不能坐稳。中医辨证属中风中脏腑之后遗症，周德安教授按眩晕、中风之法治之，再加镇静安神法，坚持治疗，缓图其功，使该难治病例获令人鼓舞之效果，是周德安教授治神、治痰、治风学术思想的具体应用。

（六）不寐（失眠）

病例

谢某，男，25 岁，银行管理人员。2006 年 2 月 11 日初诊。

主诉：失眠伴恶心 2 年。

现病史：患者自幼有胃窦炎史，易紧张、心慌、恶心。2 年前因工作紧张，每晚习惯于 12 点以后睡觉，入睡困难，需 1～2 小时方可入眠，夜寐 5～6 小时，多梦易醒，白天头晕、头胀，遇事易紧张，时恶心，手抖，纳差，大便 1 日 1 行。舌质红，苔薄根微黄腻，脉细微弦。血压：110/85mmHg。

中医诊断：不寐（肝郁化风，胃失和降）。

治法：疏肝息风，和胃降逆。

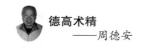

中药处方：甘麦大枣汤合旋覆代赭汤加减。

淮小麦 30g	甘草 10g	苦参 15g	蝉蜕 6g
僵蚕 10g	旋覆花 10g（包煎）	代赭石 10g（先煎）	
制半夏 10g	姜竹茹 15g	苏梗 15g	佛手 10g
柴胡 10g	煅龙骨 30g	煅牡蛎 30g	郁金 15g
石菖蒲 10g	合欢皮 30g	远志 10g	灯心草 3g

7 剂，水煎服，日 1 剂。

嘱其改变不良生活习惯，早睡早起。

二诊：2006 年 2 月 18 日。药后头晕、头胀、紧张、心慌诸症减轻，恶心仍作，患者遵从医嘱，早睡早起，但仍入睡困难，夜寐 5～6 小时，质量可，梦较前减少。上方姜竹茹增至 30g，加赤芍 15g，白芍 15g，再进 14 剂，嘱患者仍早睡早起。

三诊：2006 年 3 月 4 日。药后夜寐 7～8 小时，半小时内入睡，恶心偶作，情绪转平，纳可，便调，苔薄根微黄腻，咽红，考虑有慢性咽炎，续予上方加黄芩 15g，再进 14 剂以巩固疗效。后症状未复发。

按语：本例患者由于工作后长期精神紧张，肝郁化火，上扰心神；肝气横逆犯胃，又致胃失和降，胃气上逆以致夜卧不安。以甘麦大枣汤合旋覆代赭汤加减，疏肝息风，和胃降逆。肝气舒畅，胃气和降，则眠自安。

（七）嗜睡

病例 1

刘某，男，21 岁，学生。

主诉：睡意频发 3 个月。

现病史：上学读书期间，无明显诱因突然睡意发作，顷刻入睡，酣眠极深，延续 2 小时之久，日发作 3～4 次，醒前双手硬翻眼睑，痛苦不堪，久久方能苏醒。观诊其体形稍胖，面色如常。脉细滑有力，舌淡胖苔白腻。

中医诊断：嗜睡（湿邪困脾，清阳不升）。

治法：健脾化湿，升清醒脑。

中药处方：二陈汤加减。

陈皮 6g	制半夏 10g	茯苓 10g	砂仁 10g
木香 6g	白术 10g	苍术 10g	炙升麻 6g
石菖蒲 10g	炙甘草 6g		

7 剂，水煎服，日 1 剂。

服药 1 周后嗜睡发作减少，时间缩短，仍觉乏力、气短，原方加黄芪 15g，再服 7 剂痊愈。

按语：患者就诊时值长夏，湿邪当令，困郁脾土，清阳不升，所以睡意频发，精神倦怠，兼之胖人多湿，舌脉亦有湿象。以二陈汤加芳香化湿及升阳之品收功。

病例 2

王某，男，22 岁，学生。

主诉：嗜睡 1 周。

现病史：因与同学打闹时不慎摔倒，后脑着地，短暂昏迷，苏醒后觉头痛欲呕，恶见光亮，每日皆在嗜睡之中，不能按时进餐。起身则头晕沉而痛。

中医诊断：嗜睡（瘀伤脑脉，阳气痹阻）。

治法：活血化瘀，通阳醒神。

中药处方：通窍活血汤加减。

赤芍 12g	白芍 12g	川芎 15g	桃仁 15g
红花 15g	丹参 15g	白芷 10g	葱白 10g
当归 12g	甘草 6g		

7 剂，水煎服，日 1 剂。

服药 7 剂后嗜睡时间缩短，头晕痛症状减轻，效不更方，原方再服 7 剂，睡眠基本恢复正常，偶有头晕沉不适。嘱其口服复

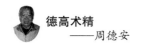
方丹参片善后。

按语：此案患者因摔倒后出现嗜睡，兼见头痛。显系血瘀伤及脑脉，经脉不通，痹阻阳气，故精神疲惫、嗜睡、畏光。不通则痛，故头痛。予活血化瘀通窍之通窍活血汤加减，可见成效。

（八）呃逆

病例

黄某，男，14岁。2011年6月4日初诊。

主诉：呃逆1年余。

现病史：患者于1年前出现呃逆，饭后及饮水后症状加重，每日呃逆3～4次。另经常鼻流浊涕，易流入口腔，有痰、量多，纳可，便干，眠安。舌淡红苔薄白，脉稍滑。

家族史：其母有类似病史。

中医诊断：①呃逆（胃气上逆，脾虚肺弱）；②鼻渊。

西医诊断：①慢性胃炎；②鼻窦炎。

治法：健脾益气，和胃降逆。

针刺：百会、神庭、攒竹、承泣、迎香、中脘、天枢、关元、内关、合谷、阳陵泉、足三里、公孙、三阴交、太冲。

针5次后症状明显减轻，鼻流涕减少，呃逆频率减少，每日1～2次，程度亦减轻，针11次后痊愈。

按语：呃逆常见于胃肠神经官能症，某些胃肠、腹膜、纵隔、食道的疾病，以及胸膜手术后，均可见此症状。中医名"哕"，又名"咳逆"，是由于饮食不节、情志不和、正气亏虚致胃气上逆动膈所致。胃气以和降为顺，若胃气当降不降，反而上逆，则发为呃逆等症。临床上有虚实寒热之分，当仔细辨证之。鼻渊又称"脑漏""脑渗"，《素问·气厥论》说："鼻渊者，浊涕下不止也。"为鼻科常见病，按病机可分为虚实二证，实证多由肺经风热，肺失清肃，风热上犯鼻窍；热留胆腑，邪移于脑，遂致鼻渊；或脾胃为湿热所困，湿热之邪循经蒸于窦内所致。虚证多因肺气虚寒、正气不足，邪毒客于鼻中；或脾气虚弱失于运化，湿浊浸淫鼻窍所致。本例患者由于其母亦有此症状，当属先天不足，正气亏虚，脾气虚弱，升降失常，致使胃气上逆于膈，湿浊缠绵于鼻窦，以健脾益肺、和胃降逆法而获效。

（九）癃闭（尿潴留）

病例

袁某，女，77 岁。2009 年 12 月 23 日初诊。

主诉：排尿不利 1 年。

现病史：1 年前出现排尿不利，小便点滴而出，腹胀难忍。10 天前体检 B 超发现膀胱中潴留尿 900mL，双肾积水，血肌酐 116μmol/L，尿素氮 9.39mmol/L。就诊医院欲为其导尿，病人家属拒绝，前来寻求针灸治疗。诊其脉沉迟。

既往史：糖尿病 20 年，失眠多年。

中医诊断：癃闭（肾气亏虚、膀胱的气化失职）。

治法：温补肾气，助膀胱气化。

针刺：百会、神庭、本神、四神聪、内关、神门、列缺、中脘、天枢、足三里、阴陵泉、三阴交、大敦。针后于神阙、关元二处隔姜灸。

两天后复诊：经过 1 次治疗，家属发现其"肚子小多了"。

按语：百会、神庭、本神、四神聪、内关、神门为周德安教授"四神方"，可镇静安神；阴陵泉、三阴交为健脾通淋的要穴；肺为水之上源，针列缺有提壶揭盖之效；足三里、中脘补益中气；天枢调理腹部气机。

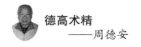
（十）百合病（神经衰弱）

病例 1

李某，女，58 岁。2012 年 8 月就诊。

主诉：情绪不稳，伴失眠、心悸 4～5 年，加重 6 个月。

现病史：几年前因丈夫患病去世，操劳过度而出现情绪低落、心烦、失眠、入睡困难，严重时不能做家务，卧床不起。曾去多家医院就诊，做各项化验，诊断为自主神经功能紊乱，予谷维素、艾司唑仑治疗，症状稍好转。症状波动，时轻时重，服中药治疗，未坚持，遂来心身科门诊就诊。刻下症：情绪不稳，时急躁、时低落，失眠，入睡困难，心悸，兴趣减少，气短乏力，口苦，汗出，饮食减少，小便有时黄，大便日 1～2 次，有时不成形。舌质暗红苔薄黄，脉细滑。

精神科查体：情绪低落，欲哭，对答切题，失眠，周身不适，记忆力减退，悲观，未引出幻听，自知力完整。

既往史：高血压病史，服降压药治疗。

个人史：性情急躁，追求完美。

中医诊断：百合病（肝郁化热，湿热内蕴，气阴两虚）。

西医诊断：自主神经功能紊乱。

治法：疏肝解郁，清热除烦，健脾利湿，滋养心肺。

中药处方：百合地黄汤合导痰汤加减。

百合 20g	生地黄 12g	法半夏 6g	陈皮 6g
茯苓 10g	胆南星 10g	郁金 10g	当归 12g
丹参 12g	柏子仁 10g	酸枣仁 10g	甘草 6g

灵磁石 20g（先煎）

14 剂，水煎服，日 1 剂。

针刺：百会、神庭、四神聪、印堂、内关、合谷、膻中、中脘、足三里、三阴交、太冲、太溪、丰隆、心俞、肺俞、脾俞。

每周 5 次，30 次为 1 个疗程，休息 2 周再继续治疗。

针药并用，随症加减治疗 6 个月，病情好转，情绪稳定，每日去公园练太极拳。可做简单家务。

按语：中药处方中重用百合，取其性味甘淡，调补肺阴，清其虚热；生地黄养心阴，清血热；柏子仁、酸枣仁养心安神；法半夏、陈皮、茯苓、胆南星化痰泻浊，清静胆气；当归、郁金、丹参调气和血；甘草调和诸药。

百会、神庭、四神聪、印堂具有镇静安神功效；内关、合谷、膻中、太冲调和气血，理气宽中；中脘、足三里健脾和胃；三阴交、太溪具有滋阴功效；胃募穴中脘和络穴丰隆相配和胃化痰清热；肺俞、脾俞具有宣肺健脾的作用；心俞具有养心安神的作用。

病例 2

孟某，女，52 岁。2012 年 5 月初诊。

主诉：心烦急躁，失眠 2 年余，加重 3 个月。

现病史：2 年多来经常心烦，严重时坐卧不安，潮热，失眠，入睡困难，饮食减少，体重下降 5kg。某专科医院诊断为"焦虑症，睡眠障碍"，予药物治疗效不显，症状时轻时重。3 个月前因其弟患血液病，焦急劳累致病情加重，再次去专科医院就诊，诊断为"焦虑性神经症"，予口服左洛复、罗拉治疗。服药后出现口干，恶心，未坚持服药。去某中医医院住院治疗，住院期间各项理化检查未见明显异常。服中药 3 周左右无明显效果。刻下症：面色无华，心烦急躁，汗出，脑鸣，失眠，纳食减少，口干，二便正常。已绝经。舌质暗红，苔薄白，脉弦细。

精神科查体：步入诊室，面色无华，面部汗出，情绪低落，抑郁神态，对答切题，对治疗无信心，悲观厌世，未引出幻听，自知力完整。

中医诊断：百合病（肝郁化热，热伤心肺之阴）。

西医诊断：抑郁焦虑性神经症。

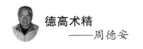
治法：疏肝解郁，清热除烦，滋养心肺。

针刺：百会、神庭、四神聪、印堂、内关、合谷、膻中、中脘、足三里、三阴交、太冲、太溪。

中药处方：百合地黄汤加减。

百合 20g	生地黄 20g	柴胡 15g	当归 15g
白芍 12g	白术 12g	炒酸枣仁 12g	夜交藤 12g
黄芪 12g	青蒿 10g	木香 6g	生甘草 6g

西药处方：罗拉 0.5mg，临睡前服。

每 2 周复诊 1 次，口干不欲饮加知母 12g，纳食减少加茯苓 15g，心烦加珍珠母 20g。头痛针穴加太阳，便秘加天枢。

治疗 8 周后症状减轻，情绪稳定，睡眠改善，停中西药，继续针灸治疗。共针灸治疗 90 多次，6 个月时间，体重增加 8kg。

（十一）烦躁（广泛性焦虑症）

病例 1

柴某，女性，40 岁。

主诉：情绪差，焦虑烦躁半年余。

现病史：半年前因工作压力大出现自卑感，曾有服药自杀史。服用氯硝西泮、帕罗西汀等药症状未缓解。刻下症：烦躁，焦虑，失眠，易紧张恐惧，周身乏力，畏冷，头昏沉，时有耳鸣，听力下降，大便干，2～3 日 1 行，舌淡胖苔薄黄，脉弱。

中医诊断：烦躁（气阴两虚，心神不宁）。

西医诊断：广泛性焦虑症。

治法：补养心脾，宁心安神。

针刺：第 1 组：五脏俞加膈俞；第 2 组：百会、四神聪、中脘、气海、太渊、足三里、三阴交、内关、合谷、太溪、太冲。两组交替进行。

中药处方：归脾汤加减。

白术 30g	人参 15g	黄芪 30g	甘草 19g
茯神 15g	远志 10g	酸枣仁 30g	当归 10g
熟地黄 10g	木香 10g	桂枝 9g	合欢皮 30g

7 剂，水煎服，日 1 剂。

针药治疗 1 个疗程后，症状明显缓解。

按语：本案患者思想压力大，情志不舒，不欲与人交流，烦躁易怒，思则气滞，日久化热耗气伤阴，继而出现心烦、周身乏力、怕冷等虚实寒热并见之证。治以补养心脾，宁心安神。方用归脾汤加减。"治病先治神"，针刺选取"五脏俞加膈俞"方是从阳引阴、五脏兼顾，可以理血调气、升清降浊、疏通气血；配合"四神方"有醒脑开窍、填髓益智、镇静安神的功效；开"四关"疏肝解郁、镇静安神。

病例 2

郭某，女，46 岁。

主诉：情绪不稳，心烦易怒 1 年余。

现病史：离婚后生活不顺心，出现烦躁不安、易急易怒、月经错后、周期紊乱、烘热汗出、口干咽燥等症。曾服用中药等症状未见明显缓解。刻下症：心烦易怒，失眠多梦，盗汗，两胁胀疼，口干咽燥，月经不调，舌红，苔黄，脉弦细。

中医诊断：烦躁（肝肾阴虚，木郁化火）。

治法：补益肝肾，疏肝清热。

针刺：中脘、膻中、通里、内关、三阴交、太冲、神庭、四神聪、神门。

中药处方：见下方。

生地黄 15g	白芍 10g	当归 10g	茯神 15g
郁金 10g	酸枣仁 15g	麦冬 10g	沙参 10g
枸杞子 10g	合欢花 10g		

7 剂。

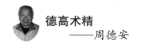

针刺 1 个疗程后，症状明显缓解。嘱其保持乐观情绪，保持生活起居规律，劳逸适度。

（十二）健忘（神经症、抑郁症）

病例

某患者，女，40 岁。1988 年 8 月 30 日初诊。

主诉：头晕头痛、失眠健忘 20 余年。

现病史：患者自 15 岁月经来潮以后即觉情感脆弱，多思多虑，心烦易怒，善悲泣，心情不畅则症状加重，时有不寐、头痛、头晕等。随着年龄增长，上述症状逐渐加重，又出现胃脘及两胁胀痛，甚则周身酸痛，久之出现严重的健忘、乏力、便溏及嗜睡现象。西医诊断为"神经官能症"，经中西医治疗效果不明显。舌红少苔，脉细弦。

中医诊断：健忘（肝郁化火，气阴两虚，神明被扰）。

治法：镇静安神，养阴益气。

针刺：百会、四神聪、神庭、本神、神门、太渊、太溪。

二诊：1988 年 9 月 1 日。患者自诉出现了几十年从未有过的心境平和，自感周身轻松有力。

由于患者的病程较长，且本病多与情绪变化有关，因此病情有一定反复，但宗上法，根据症状取穴稍有加减，继续治疗近半年，患者基本痊愈。

（十三）郁病（抑郁症、焦虑症）

病例 1

关某，男，65 岁。2005 年 4 月初诊。

主诉：突发右侧肢体无力 1 个月，伴情绪低落、烦躁失眠 3 周。

现病史：1 个月前因劳累过度突然出现右侧肢体无力，不能行走，右手不能持物，右上肢不能抬举。头颅 CT 诊断为"右侧基底节区脑梗死"，住院输液治疗。1 周后由于肢体瘫痪，患者自觉恢复无望，遂产生悲观厌世心理，情绪低落，心烦失眠，坐立不安，烦躁易怒，动辄詈骂家人及医护人员，拒绝治疗。口苦口干，纳呆，溲黄便干。

查体：神清，语言欠清晰，右侧肢体肌力上肢 3 级、下肢 4 级。舌质红，苔黄，脉弦滑。

既往史：高血压病 10 余年。

个人史：性格外向，病前一直担任领导工作，办事认真，脾气急躁。

中医诊断：郁病（肝郁化火）。

西医诊断：中风后抑郁症。

治法：疏肝清火，宁心安神。

针刺：百会、印堂电针；四神聪、膻中、中脘、天枢、内关、神门、合谷、太冲、肩髃、曲池、足三里、三阴交。每周针刺 5 次，每次 30 分钟。

西药：维持脑梗死的常规治疗；帕罗西汀 10mg，4 天后加至 20mg；氯硝西泮 2mggn。

治疗 1 周后，病人烦躁冲动减轻，能入睡，但仍早醒，情绪仍低落，为肢体的偏瘫而担忧，对治疗没有信心。继续服药及针灸治疗。

2 周后病人情绪开始改善，睡眠好转，为当初的发脾气、不礼貌而自责，悲观厌世情绪明显改善，能配合治疗，食欲欠佳，大便不畅，口干口苦。治疗方案：西药维持不变，针刺取穴加蠡沟、丰隆。

治疗 4 周后出院，继续在门诊进行康复治疗，情绪低落明显减轻，坐立不安消失，纳食正常，睡眠正常，接受中风偏瘫的现状，积极进行康复锻炼，悲观厌世情绪已经消失。氯硝西泮减为

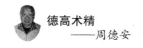
1mggn。

治疗 8 周后，患者情绪平稳，饮食睡眠正常，右侧肢体肌力明显恢复，愿意与人交流，口干口苦症状减轻。

继续服用帕罗西汀 1 个月后，开始逐渐减量，4 个月后停用。针灸治疗 30 次后改为每周 3 次，继续治疗 6 个月。

病例 2

王某，女，67 岁，退休教师。2009 年 4 月初诊。

主诉：周身窜痛伴心烦失眠 2 年余。

现病史：患者 2 年前无明显诱因出现肌肉酸痛，疼痛部位不固定，或在肩背部，或在四肢关节，阴雨天症状加重。曾求治于内科、神经科、内分泌科及中医科等，各种检查未见异常，疗效甚微。疼痛久治不愈，患者十分痛苦，生活情绪渐受影响，烦躁易怒。有医生认为是抑郁症，建议其到精神科就诊，患者对此十分抵触，自认不良情绪由疼痛引发。后在家人的劝说下服用抗抑郁药黛立新，症状有所缓解，但因不能耐受药物副作用而停药。停药后疼痛较前更甚，甚至夜间亦痛。经友人介绍来我院求医。刻下症：周身不适，心烦失眠，自卑，不愿见人，对治疗没有信心，郁郁寡欢，胸胁胀满，善叹息，食欲不振，大小便正常，舌质暗有瘀斑，苔白，脉沉细。

查体：神情意识清，愁苦面容，主动诉说病情，接触主动，自知力完整，因为疾病久治不愈，且多次在各科检查均无明显异常，也开始接受此病与精神神经有关之说，但拒绝接受西医治疗，希望寻求中医治疗。

中医诊断：郁病（肝郁血瘀）。

西医诊断：抑郁状态。

治法：疏肝解郁，活血通脉。

针刺：五脏俞加膈俞，每周针刺 5 次，每次治疗 30 分钟，30 次为 1 个疗程。

拔罐：患者俯卧位，肩部放平，选容积为 30～60mL 的普通玻璃罐，取背腰部督脉及双侧足太阳膀胱经的俞穴即"背俞穴"。①闪罐：采用连续闪罐法把罐吸拔在背俞穴上，随后用力取下，由上至下，反复操作，至皮肤潮红为止。②走罐：在皮肤表面和玻璃罐口涂少许甘油，用闪火法把罐吸拔在大椎穴处，向下沿督脉至尾骶部，上下推拉数次后，推拉旋转移至背俞穴，依次垂直于脊柱方向上下推拉。吸拔力的大小以推拉顺手，患者能忍为宜，观察走罐部位皮肤充血情况，颜色变为紫红色，尤以局部出现紫色血瘀为最佳。起罐后将甘油擦净。每周 2 次，6 周为 1 个疗程。

治疗 2 周后，患者情绪有改善，心烦不安减轻，有困意，但睡眠仍差，入睡慢，疼痛有所缓解。治疗 1 个月后，症状明显缓解，能够操持家务，每天去公园跳舞锻炼，情绪睡眠改善。疼痛减少 60%，身体轻松，疲乏减轻。2 个月后症状基本消除。坚持针灸治疗 4 个月。

按语：为何"五脏俞加膈俞"能治疗精神疾患呢？因为中医传统理论认为五脏藏五志，《素问·宣明五气》曰："五脏所藏：心藏神、肺藏魄、肝藏魂、脾藏意、肾藏志。是谓五脏所藏。"另外，《灵枢·本神》也提到："肝藏血，血舍魂，肝气虚则恐，实则怒……心藏脉，脉舍神，心气虚则悲，实则笑不休。必审五脏之病形，以知其气之虚实，谨而调之也。"故针刺五脏俞可以调节五脏气血、调节情志。而久病多瘀，故加膈俞活血化瘀。五脏俞加膈俞对郁病各证型均有较好疗效，可以作为治疗郁病的首选处方，此方治疗乳腺癌患者伴发抑郁焦虑症、更年期抑郁症及老年抑郁症均有较好疗效。

走罐疗法是一种"良性刺激性整体疗法"，它具有和按摩疗法相似的效应，走罐疗法的机械刺激可通过皮肤感受器和血管感受器的反射途径传到中枢神经系统，起到双向调节的作用，缓慢

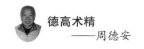

而轻的手法对神经系统具有镇静作用，急速而重的手法对神经系统具有兴奋作用，调节中枢神经系统的兴奋与抑制过程，使之趋于平衡。"脑为神之府"。中医对脑的认识与现代医学是一致的，均认为脑是人体思维活动的场所，督脉不仅直接入属于脑，并与足太阳经、足厥阴经、冲任二脉及心肾等脏腑有着广泛的络属关系。因此在治疗抑郁症中运用走罐疗法，取背部督脉及五脏俞为治疗部位，起到通理督脉、调节五脏、定志安神之功效。

抑郁、焦虑二者常常相伴，但有区别。焦虑多实而抑郁多虚；焦虑多表现情绪亢进而抑郁多表现为情绪低落；焦虑多为肝火偏旺或痰浊内蕴而抑郁多气血亏虚或脾虚湿旺。

病例 3

任某，男，26 岁。

主诉：头昏沉、思维迟钝 2 年。

现病史：近 2 年由于工作紧张、压力大而诱发头昏沉、反应迟钝、记忆力减退、眠差、时有胸闷、呃逆，二便调。北医六院诊断为"轻度焦虑抑郁"，服中药、针灸治疗效果不显。舌质淡，舌苔薄白，右脉细。

中医诊断：郁病（肝郁血虚，清空失养）。

治法：疏肝解郁，补益气血。

针刺：百会、神庭、攒竹、中脘、天枢、关元、内关、合谷、太冲、足三里、三阴交。

中药处方：补中益气汤加减。

党参 10g	炙黄芪 30g	当归 10g	炒苍术 10g
炒白术 10g	茯苓 10g	陈皮 10g	天麻 10g
柴胡 6g	升麻 6g	香附 10g	广郁金 10g
合欢皮 30g			

第 1 次针刺后诸症减轻，但 2～3 天后症状有所反复。第 2 次针刺后诸症均减轻，只是在加班工作后症状轻微反复。

（十四）痫证（癫痫）

病例 1

陈某，男，13 岁。2011 年 3 月 28 日初诊。

主诉（母代）：自幼癫痫至今。

现病史：患儿顺产但疑脑缺氧，出生后不久即发现不自主抽搐，1～2 个月发作 1 次，但未予重视。至 2 岁后约每周发作 1 次，始去儿童医院就诊，脑电图检查示为癫痫，遂予德巴金半片，每日 1 次，拉莫三嗪 1 片，每日 2 次，随着年龄的增长，癫痫发作逐渐频繁。刻下症：癫痫 1～2 周发作 1 次，智力较常人低下，只能在培智学校上学，但生活可自理，睡眠尚可，纳呆，二便调。面白较瘦，舌淡红苔薄白，弦细而滑。

中医诊断：痫证（脾肾两虚，脑髓不足）。

西医诊断：癫痫。

治法：补肾健脾，益智填髓。

中药处方：五子衍宗丸合定痫丸加减。

熟地黄 10g	山茱萸 10g	云苓 10g	怀山药 10g
黄精 15g	枸杞子 10g	菟丝子 10g	石菖蒲 6g
覆盆子 10g	郁金 6g	五味子 6g	半夏 6g
车前子 10g	胆南星 6g	天竺黄 6g	炒苍术 6g
炒白术 6g	龟板 15g	鳖甲 15g	陈皮 10g
砂仁 6g（后下）	鸡内金 10g	天麻 10g	全蝎 3g

7 剂，水煎温服，早餐、晚睡前各 1 次。

按语：本案为一儿童患者，既有先天禀赋不足、脑髓空虚之虚，又有痰迷心窍、惊痫抽搐之实，属虚实夹杂之疑难病症。补之恐滋腻伤脾，泻之则又有伤正之嫌，故用熟地黄、山茱萸、云苓、怀山药、黄精、枸杞子、菟丝子、覆盆子、五味子、车前子补肾填精，再加鳖甲、龟板血肉有形之品大补元阴，益肾坚骨，

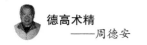

砂仁、鸡内金则可醒脾健胃，消食化积，缓解上药之滋腻。石菖蒲、郁金开窍，半夏、陈皮、胆南星、炒苍术、炒白术、天竺黄健脾化痰，天麻、全蝎息风，诸药配伍可共奏补肾填精、健脑益智、开窍化痰、解痉息风之效。按上方加减共服50余剂后又配制成丸服用，疗效颇佳。

病例2

吕某，男，29岁。2011年5月22日初诊。

主诉：癫痫20余年，加重3个月。

现病史：患者2岁半时因肚子疼突然昏仆，疑为蛔虫。4岁时在北大医院诊断为癫痫。2011年2月20日发作，现服苯巴比妥30mg，每日3次，卡马西平200mg，每日3次。2011年5月17日晚10点发作1次，后两日发觉语言不利。情绪激动容易发作，平素易烦躁，经常癫痫小发作。纳可，眠欠安，夜尿频，大便不成形。舌红苔黄腻，脉左细滑、右滑。

中医诊断：痫证（风阳内扰，痰瘀阻络）。

西医诊断：癫痫。

治法：平肝息风，活血通络，化痰定痫。

针刺：① 督脉十三针、譩譆、魂门、志室；②百会、神庭、本神、鸠尾、天枢、关元、中脘、丰隆、三阴交、太冲、内关、神门、公孙。两组交替使用，以平补平泻法。

针刺5次后，病情稳定。20余次后，晨起先自觉右下腹不适，后觉心中烦闷有悲怆感，之后即进入无意识状态，呼之不应，无抽搐口吐白沫，持续时间5分钟左右，自省意识清晰。嘱其检查精神方面因素，并多参加社会活动，保持心情舒畅。后又针治20余次，病情转归稳定，随访1年，无大发作，小发作亦减少过半。

按语：本例病因为素体亏虚，风痰气逆所致。风痰之证，或因肝旺脾虚，虚而生痰，肝阳化风，痰随风动，或因外风牵动内

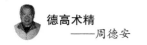

风，风痰窜袭经络所致，如《医学心语》曰："痫者，则痰涎聚于经络也。"所以在饮食方面，忌食羊肉、酒，不宜饮咖啡、可乐，以防生痰生火，杜绝食复的发生。

督脉总督一身之阳气，"为阳脉之总纲"，可清神智、苏厥逆、开关窍，固本扶正。谵谙平督俞，可调节阴阳，肝藏魂，魂门即肝气开阖之意也；肾藏志，志室平肾俞，为肾气留驻之处所。三穴功于协调阴阳之逆乱，补益肝肾。百会配以同属督脉的神庭，奏镇静安神、开窍醒脑、益气健脑之功。本神可直接作用于脑部，祛风醒脑。鸠尾为治疗癫痫之效穴，针之借疏郁导气，清心宁神。天枢、关元、中脘为调理先天、后天之本的常规穴。三阴交与丰隆相配，调和脾胃，清热化痰。内关为心包之络穴，可开心窍、豁痰浊，与公孙相伍，为八脉交会穴，有理气化痰之功，配太冲有平肝息风之效。神门加强养心安神之效。诸穴相配，以涤痰息风，定痫宁心。

病例 3

赵某，男，18 岁。2010 年 9 月 14 日初诊。

主诉：智力低下、活动笨拙 12 年。

现病史：患者出生后不久即全身痉挛性抽搐，当地医院诊断为癫痫，缺氧性脑病。长期服用抗癫痫药物，几种药物不同组合，仍间断发作至今，多家大医院均认为难以手术治疗，以药物保守治疗为主。患者现智力差，肢体运动功能差，活动笨拙。

查体：神清，构音可，对答切题。近期记忆力差，反应迟钝，计算力差。四肢肌力可，动作灵活，肌张力不高，腱反射对称适中，病理征未查。舌质暗，苔薄白，脉弦滑。

中医诊断：痫证（肾精不足，痰浊阻窍）。

西医诊断：原发性癫痫。

治疗：补肾填精，化痰开窍。

针刺：百会、四神聪、神庭、本神、神门、中脘、关元、天

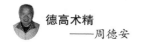
枢、内关、公孙、太冲、丰隆、悬钟。

中药处方：五子衍宗丸合菖蒲郁金汤加减。

石菖蒲 10g	郁金 10g	黄精 15g	枸杞子 10g
鳖甲 15g	龟板 15g	天麻 10g	炒苍术 10g
炒白术 10g	熟地黄 10g	菟丝子 10g	茯苓 10g
五味子 10g	沙参 15g	覆盆子 10g	麦冬 15g
车前子 10g			

按语：在治疗痰证引起的癫痫等疾病时，周德安教授采用与治疗儿童抽动症相似的方法，另加四神聪、本神以醒神开窍，仍以化痰、健脾、安神为大法。中药方面，对于小儿先天不足、老年痴呆，均以五子衍宗丸加菖蒲郁金汤为主方，前者不仅治疗男性不育，且可广泛用于先天不足及老年痴呆的治疗。该患儿为先天缺氧性脑病及癫痫发作，智能略低，针药结合治疗，用药以五子衍宗丸为主，取穴以四神聪、关元、丰隆、悬钟为主。取穴及用药以补肾填精、健脑益智、化痰开窍。

（十五）狂证（精神分裂症）

病例 1

孟某，男，26岁，职员。

主诉：情绪暴躁，坐卧不宁，哭笑无常。

现病史：患者因失恋而致情绪难以控制，暴躁不安，失眠，坐卧不宁，哭笑无常，花钱大方，喜欢吹牛，言语滔滔不绝，反复要去找女方理论，并逼其母替他杀女方，喜肉食，大便干。已连续 1 周不能工作，舌红苔黄厚，脉弦滑数。

中医诊断：狂证（气郁化火，炼津为痰，痰火内壅，扰动心神）。

治法：清热化痰，镇静安神。

中药处方：生铁落饮加减。

胆南星 10g	橘红 10g	远志肉 10g	石菖蒲 10g
连翘 10g	贝母 10g	郁金 10g	茯神 10g
玄参 10g	钩藤 10g	丹参 10g	辰砂 3g
生大黄 10g（后下）		玄明粉 10g（兑服）	

3 剂，水煎服，日 1 剂。嘱家庭成员对其进行心理疏导。

连服 3 剂后，患者大便通畅，哭闹烦躁多语症状减轻，情绪逐渐稳定，但睡眠多梦易醒，继服上药减生大黄、玄明粉、连翘、贝母、橘红、丹参，加生牡蛎 15g、生龙骨 15g、夜交藤 15g、酸枣仁 15g，共服中药 30 剂后，症状基本消失，恢复正常工作。

按语：本例相当于现代医学的躁狂。患者由于失恋，心中不平，愤怒积怨，导致怒伤肝，肝郁化火，炼液成痰，痰火内壅，扰乱心神。方用胆南星、橘红、石菖蒲、贝母清热化痰；钩藤、辰砂、远志、郁金镇静安神；大黄以促其峻泻，加强清热泻火，挫邪之锐气。生龙骨、生牡蛎、夜交藤、酸枣仁以加强其重镇安神之效。

病例 2

李某，女，41 岁，工人。

主诉：精神失常 1 年。

现病史：1 年前因与家人生气致精神失常，胡言乱语，詈骂毁物，多疑妄想，彻夜不眠。精神专科医院诊断为"精神分裂症"，经用氯氮平、奎硫平、氯硝西泮等药物治疗，症状暂时缓解，但有时反复，心烦不安，发脾气，疑心别人说自己坏话，失眠多梦盗汗，口渴便干，头晕，舌红，苔薄黄少津，脉细数。

中医诊断：狂证（阴虚内热，心神被扰）。

治法：滋阴潜阳，清心除烦。

中药处方：琥珀养心丹合二阴煎加减。

琥珀 6g（另研）	龙齿 30g（煅，另研）	玄参 10g

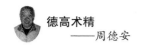
黄连 3g	栀子 10g	远志 10g	石菖蒲 10g
炒酸枣仁 15g	当归 10g	柏子仁 15g	
朱砂 9g（另研）	牛黄 3g（另研）		

5 剂，水煎服，日 1 剂。

服药后心烦不安、失眠多梦症状减轻，继用上方减牛黄、朱砂，加生地黄 10g、竹叶 10g，连服 10 剂，嘱其不要过度劳累，避免精神刺激，1 个月后患者复诊，诉上述症状消失，未复发。

按语：本例患者相当于现代医学的精神分裂症恢复期，其病程日久，余热未清，耗伤阴津，扰及心神，故见烦躁不安、多疑、失眠盗汗等症状，治予琥珀养心丹合二阴煎。朱砂、琥珀、龙齿、远志、石菖蒲重镇安神开窍；牛黄、黄连、酸枣仁、柏子仁、生地黄清热除烦，养阴生津，共奏滋阴泻火、养心安神、清热除烦之功效。

（十六）颤证

病例 1

王某，男，65 岁。2010 年 4 月 11 日初诊。

主诉：右手颤抖，活动不利进行性加重 4 个月。

现病史：患者于 10 年前因血压过高引起腔隙性脑梗死。又于 2 年前复发 1 次。近 4 个月来右手颤抖，双下肢活动无力，起步艰难，紧张时身体呈僵直状态，稍停顿后方可迈小步向前。在宣武医院诊断为"帕金森病"，一直服西药"美多巴"至今，效果不显。现右手颤抖明显，步态慌张，表情呆滞，语言不利，不喜活动。大便干结，纳可眠安，口苦。舌质暗红，苔薄白，脉象沉细。

既往史：高血压，腔隙性脑梗死。

中医诊断：颤证（肾阳虚衰，水湿泛滥，瘀血阻络，肝风内动）。

治法：温肾扶阳，助阳化水，活血通络，息风止痉。

针刺：百会、神庭、攒竹、中脘、气海、天枢、手三里、合谷、足三里、阴陵泉、三阴交、太冲。诸穴均取双侧，以平补平泻法。

中药处方：真武汤加减。

熟地黄 10g	山茱萸 10g	茯苓 10g	怀山药 15g
黄精 15g	枸杞子 10g	何首乌 15g	炒苍术 10g
炒白术 10g	丹参 10g	路路通 15g	白芍 15g
炮附子 10g	干姜 10g	天麻 10g	钩藤 10g
肉苁蓉 15g	珍珠母 30g	火麻仁 15g	

按上法针药结合治疗 5 次后，手颤频率减少、程度减轻，但起步时尚艰难。嘱其"美多巴"用量减少一半。坚持服上药及针灸治疗 39 次后，全身症状明显改善，面部表情较为丰富，肢体功能较前有力、自如，生活完全自理。

按语：周德安教授取百会、神庭、攒竹先安其神，《素问·骨空论》云："从风憎风，刺眉头。"故攒竹在此有平肝息风的作用。胃之募穴中脘补益后天。气海助全身百脉之沟通，凡气之所至，血乃通之。手三里、足三里、合谷活血通络止痉。太冲配合谷，频泻"四关"，有平肝息风之功。三阴交滋肾水以柔肝木，潜厥阳而息风火。阴陵泉更可应用于肝风内动之筋脉痉挛之症。

周德安教授以真武汤为主加减治疗帕金森病。茯苓、白芍、苍术、白术、附子、干姜温肾扶阳、助阳利水，为君药；辅以熟地黄、山茱萸、黄精、枸杞子、肉苁蓉，滋补肝肾，为臣药；天麻、钩藤、珍珠母、丹参、路路通以息风止痉，为佐药；使以火麻仁以润肠通便。

病例 2

李某，男，72 岁，韩国人。2012 年 3 月 4 日初诊。

主诉：双手颤抖已 40 余年，以右手明显。

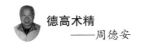
现病史：患者从 20 岁时开始双手颤抖，双下肢午后水肿，疲劳无力，有沉重感，久坐站立时头晕，血压偏高，眠差，每晚睡 4 个小时，白天困倦。纳可，二便调。舌质淡红，苔薄白，脉细弦。

既往史：高血压，脑动脉硬化，糖尿病。

家族史：帕金森病家族史。

中医诊断：颤证（肝肾阴亏，风阳上扰，瘀血阻络）。

西医诊断：帕金森病。

治法：滋补肝肾，息风和络。

针刺：百会、神庭、本神、四神聪、手三里、曲池（右侧）、内关、足三里、合谷、悬钟、太溪、太冲。除曲池取右侧外，余穴均取双侧，以平补平泻法。

中药处方：真武汤加减。

白芍 30g	炮附片 10g	干姜 10g	炒苍术 10g
炒白术 10g	茯苓 10g	北沙参 15g	麦冬 15g
五味子 6g	何首乌 15g	菟丝子 10g	黄精 15g
枸杞子 10g	钩藤 10g	合欢皮 30g	天麻 10g
柏子仁 15g			

按上法针药并用，治疗 4 次后，右手颤抖较前减轻，失眠症状好转，继续治疗至 2012 年 8 月 5 日，双手已经完全不颤抖，且能安眠。

按语：帕金森病又称为"原发性震颤麻痹"，是一种中枢神经系统变性疾病，主要表现为患者动作缓慢，手脚或身体其他部分的震颤，身体失去柔软性，变得僵硬，是老年人常见的神经变性疾病。中医称为"颤证"，《素问·至真要大论》曰："诸风掉眩，皆属于肝。"王肯堂《证治准绳》指出："此病壮年鲜有，中年以后乃有之，老年尤多。夫老年阴血不足，少水不能制盛火，极为难治。"《医砭》说："颤，摇也；振，战动也。亦风火摇撼之象，由水虚生然。"周德安教授以真武汤治疗颤振，可谓发皇古义，独特创新。《伤寒论》云："太阳病发汗，汗出不解，其人仍发热，心下悸，头眩，身眴动，振振欲擗地者，真武汤主之。"其中身眴动一症，为四肢震颤麻痹，或手足徐动难以自控之意。

本神、四神聪助其安眠。曲池取患侧，起到在局部通筋活络的作用，内关为心包之络，可镇静安神，加强息风之效。悬钟为足少阳胆经经穴，有补肾生髓之功，太溪为足少阴肾经原穴，主治肾虚之症，二者相配，滋补肝肾，祛风通络。余穴功用见上例。

本例中药治疗以真武汤为主。以白芍、炮附片、干姜、苍术、白术、茯苓温肾扶脾、助阳利水，其中大量用白芍以养肝柔肝、息风止痉；配以何首乌、菟丝子、黄精、枸杞子、天麻、钩藤、合欢皮、柏子仁滋补肝肾、平肝息风、养心安神；北沙参、麦冬、五味子益气养阴。

（十七）呆证（阿尔茨海默型痴呆）

病例 1

某患者，女，76 岁。

主诉（家属代）：记忆力逐渐减退 2 年。

现病史：2 年前家人发现其记忆力逐渐减退，理解力下降，经常出现做饭烧水忘关火等情况，尚未引起严重不良后果。与其聊天时常重复内容，有时分不清开玩笑还是真实表达，经常无故生气，自觉是年纪渐长，衰老所致，未引起重视，不愿看病，家人带其就诊。刻下症：神志清醒，记忆力差，尤以近记忆明显，计算力差，夜间偶有醒来不知时间，以为自己在几十年前，持续十几分钟可改善。易激动，常因小事发脾气。觉得家人不理解自己。无明显悲观消极，无强哭强笑。舌红苔薄白，脉细数。简易精神状态检查量表（MMSE）测查 17 分。

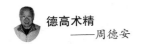
中医诊断：呆证（肾精亏虚，髓海不足）。

西医诊断：老年性痴呆。

治法：补益阴血，填精补髓。

针刺：①百会、神庭、四神聪、本神、神门、太溪、照海、足三里。②百会、神庭、五脏俞、膈俞。两组交替进行，针用补法，留针30分钟。

针刺30次，患者夜寐较前好转，夜间无易醒及意识下降，白天情绪较前稳定，可与家人说笑，记忆力仍不佳，但可听取家人意见，重要事件用文字记录。

病例 2

某患者，男，83岁。

主诉（家属代）：意识障碍近1年。

现病史：既往曾有3次脑血管病发作，遗有左侧肢体活动不利，语言欠清晰。近1年来患者出现明显意识障碍，时间地点人物定向力均下降，时自语，强哭强笑，大小便不自知，睡眠昼夜颠倒，夜间喃喃自语，白天时睡时醒。舌质暗，苔薄白，脉沉细。

中医诊断：呆证（肝肾不足，瘀血内阻）。

西医诊断：血管性痴呆。

针刺：百会、神庭、四神聪、神门、本神、内关、足三里、血海、三阴交。

针刺30次，患者渐趋安静，强哭强笑减少，夜间睡眠时间略有增加，白天精神较前略有好转。嘱家人加强生活护理，避免并发症出现。

按语：患者年事已高，肝肾亏虚，髓海本不足，加之脑血管病变，瘀血阻络，心神失养，故智能下降。百会、神庭、四神聪、神门、本神以安神定志，内关、足三里补益气血，血海、三阴交活血通经。

（十八）阳痿（勃起功能障碍）

病例

季某，男，40 岁。

主诉：阳具不举 5 年。

现病史：患者结婚 10 余年，近 5 年来阳具举而不坚，甚至不举，头晕疲乏，口苦胸闷，心烦易怒，入夜多梦。舌红而紫，苔薄而腻，脉沉弦。

中医诊断：阳痿（肝郁不畅，脉络瘀阻）。

治法：疏肝解郁，通阳起痿。

中药处方：柴胡疏肝散加味。

醋柴胡 10g	炒枳壳 6g	川芎 10g	粉甘草 6g
杭白芍 10g	炙香附 10g	枸杞子 15g	公丁香 2g
生蜈蚣 1 条	炙远志 6g	五味子 10g	云苓 10g
川续断 10g			

水煎服，连服 3 月余。

针刺：百会、神庭、关元、三阴交、肾俞、神门、心俞。每日 1 次，10 次为 1 个疗程。

按语：中医学认为，肝为藏血之脏，主筋，职司疏泄，喜条达恶抑郁，因此肝有病可对性功能产生影响。此证型多数是心理因素所致，也有性知识缺乏、性生活持续不满意心理压力加大而成者。百会为诸阳之会，百会、神庭调整督脉经气，振奋阳气。关元为元气所存之处，补之使真元得充，恢复肾功能。三阴交为足三阴经交会穴，补益肝肾，健运脾土。肾俞以培补肾气。

（十九）早泄（射精过早症）

病例 1

孙某，男，29 岁，未婚。

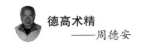
主诉：早泄遗精 10 年。

现病史：约 12 岁起手淫，性欲强烈，阳事易举，早泄滑遗，小腹胀感，小便时灼热感，甚至疼痛，似排尿不尽，精力不足，腰膝发软，潮热盗汗。情绪焦躁，睡眠欠佳。舌红苔少，脉细数。

中医诊断：早泄（阴虚阳亢）。

治法：滋阴潜阳。

中药处方：见下方。

柴胡 12g	郁金 15g	制香附 15g	茵陈 20g
焦栀子 20g	白芍 20g	黄芪 20g	厚朴 15g
茯苓 20g	猪苓 15g	白豆蔻 20g	滑石 20g
紫花地丁 15g	赤芍 15g	泽泻 15g	

7 剂，水煎服。日 1 剂。

针刺：百会、印堂、关元、三阴交、肾俞、八髎、内关、神门、心俞、太溪、复溜。每日 1 次，30 次为 1 个疗程。同时嘱其控制手淫。

按时针灸 1 个月，患者性欲恢复正常，无异常勃起，小腹胀感基本消失，早泄情况明显缓解。

按语：百会为诸阳之会，百会调整督脉经气，振奋阳气。肾俞、百会通任督和阴阳；神门、心俞安定心神；三阴交、太溪平调肝肾。诸穴合用阴阳和调，心肾相交，心神安定而明显提高射精控制能力。

病例 2

陈某，男，29 岁。

主诉：早泄 2 年。

现病史：婚后性生活次数过频，婚后 1 年逐渐出现性交时间缩短，有时一触即泄，自服金锁固精丸不效。早泄，多梦易醒，时有心悸，腰膝酸软，耳鸣，每逢性事之后疲倦乏力，夜间阴囊潮湿，舌淡苔白，脉沉弱。

中医诊断：早泄（肾阳虚证）。

治法：补肾壮阳。

针刺：百会、印堂、关元、三阴交、肾俞、八髎、内关、神门、心俞、太溪、复溜。每日1次，30次为1个疗程。嘱其妻怀宽容之心，患者调情宜性，放松情绪。

中药处方：见下方。

桂枝 10g	白芍 30g	生龙骨 30g	生牡蛎 30g
山药 20g	山茱萸 15g	生地黄 15g	酸枣仁 15g
五味子 10g	石菖蒲 10g	芡实 10g	陈皮 10g
黄柏 15g			

7剂，水煎服，每日1剂。

患者再诊，喜告性交时间明显延长，余症亦除。嘱其前方研末吞服，每次6g，每日2～3次，以善其后，并且要注意节制性生活，调节心境。

二、妇科

（一）热入血室（急性盆腔炎）

病例1

王某，女，20岁。

主诉：经行不畅伴精神错乱1个月。

现病史：由于精神因素刺激致情志不畅，急躁易怒，烦躁不安，哭笑时作时止，言语错乱，经行不畅，色暗红，量时多时少，呈周期性发作，舌尖红苔黄，脉弦数。

中医诊断：热入血室（肝郁血虚发热，热扰宫室）。

治法：疏肝解郁，清热养血，佐以安神定志。

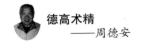
中药处方：丹栀逍遥散加减。

牡丹皮 12g	栀子 12g	白芍 12g	白术 12g
香附 12g	茯神 15g	柴胡 15g	龙齿 30g
生牡蛎 30g	薄荷 10g	大枣 10 枚	甘草 10g
小麦 30g			

3 剂，水煎服。

针刺：内关、神门、合谷、太冲。

治疗后病愈。后再未发作。

按语：本案患者情志不舒，肝脾血盛，郁而化火，虽经水适来，但经行不畅，色暗红，量时多时少。心脾血虚，心神失养，故哭笑时作。肝经郁热，热扰心，故性急易怒，烦躁不宁，甚者胡言乱语。两胁及少腹乃为肝经循行之道，肝郁气滞，气行不畅，故胁腹胀痛。治以疏肝解郁，清热养血。方用丹栀逍遥散加减。

心包经的络穴内关与心经之原穴神门相配，可开胸顺气，清心安神；合谷与太冲相配，为"四关"，开"四关"可疏肝解郁，镇静安神。

病例 2

林某，女，41 岁，职员。

主诉（家人代）：月经适断，精神失常 5 天。

现病史：患者一向体健，月经正常，但本次如期来半天即止，病前工作劳累，复又感冒，头痛不适，胸脘痞闷，心烦，哭笑不休，于某医院急诊，查体未见异常，血压 140/100mmHg，被诊断为"精神分裂症""高血压"。予降压灵、安定、维生素 B$_1$ 对症治疗无效。患者每日发作多次，时而昏睡，时而哭笑无常，语无伦次，夜间尤甚，遂来诊治。舌红苔白，脉弦数。

中医诊断：热入血室（热郁少阳，瘀血阻络）。

治法：疏解少阳，活血通络。

中药处方：小柴胡汤加减。

柴胡 6g　　　黄芩 10g　　　　桃仁 10g　　　　石菖蒲 10g

大枣 4 枚　　　甘草 6g

2 剂，水煎服，日 1 剂。

针刺：内关、太冲。以泻法。

3 日后来复诊：患者神志基本正常，月经来潮，色黑量少，有血块，失眠伴头痛，舌红苔白，脉弦。中药上方加丹参 15g、牡丹皮 10g。5 剂，水煎服。配合针刺百会、印堂、内关、合谷、太冲。患者病愈，未再复发。

按语："热入血室"在临床上是一种常见的证候，一般都采用小柴胡汤为主方。要注意查明月经情况，是否适断或照常经行，如果适断而兼腹痛，有拒按现象为热与血结之征，当加通络化瘀之药，如桃仁、延胡索、牡丹皮等。如月经照常行，只有微微发热恶寒，且无腹痛，可采用待期疗法，待经净后其他症状亦随之消除。如不需治疗而治之，反致引邪深入；需治疗而不治，则坐失良机，邪向内陷。如经期适断，经治疗后，经复行者，乃为佳兆，邪可随血而解。

（二）痛经

病例

林某，女，39 岁，已婚。2009 年 1 月 4 日初诊。

主诉：经行腹痛 10 余年。

现病史：患者于 10 年前因畸胎瘤手术而引起痛经，腹痛一般均从月经前 2～3 天开始，持续 2 周左右，疼痛剧烈难忍，服芬必得方能缓解。曾广经中西医治疗无效，此间曾出现 2 次大出血。此次于 1 周前开始疼痛，至来诊之日仍痛不可忍，经量较多，色暗有血块，同时伴心烦失眠，左侧偏头疼痛麻木、腰痛及左耳鸣等症状，服芬必得未能得到缓解，纳可，二便调，舌淡红，苔薄白，脉弦细而滑。B 超示：子宫腺肌症合并腺肌瘤及左

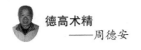

侧附件囊肿。

既往史：畸胎瘤术后，焦虑症。

中医诊断：痛经（肝郁气滞，冲任失和，血瘀胞宫，心神失宁）。

西医诊断：继发性痛经（子宫腺肌症合并子宫肌瘤）。

治法：疏肝理气，调理冲任，活血化瘀，镇静安神。

针刺：百会、神庭、气海、关元、气冲、列缺、丰隆、蠡沟、地机、三阴交、合谷、太冲。毫针取平补平泻手法，火针以温经散寒。隔日 1 次，月经来前 1 周即开始治疗。

针后腹痛立即缓解。

按语：痛经是指妇女在行经前后或行经期间出现下腹部的剧烈疼痛，严重者可痛连腰脊，不能耐受，乃至影响正常的生活、学习与工作。本病可分为原发性与继发性两种，原发性痛经多发于青年妇女，自月经来潮时即出现痛经；继发性痛经多继发于生殖器官器质性病变，如盆腔炎、子宫内膜异位症、子宫腺肌症合并腺肌瘤等。

本例患者为继发性痛经，属肝郁气滞、血瘀胞宫型，因畸胎瘤术后气滞血瘀，经脉阻滞，故现经行腹痛并夹血块，剧痛难忍而出现紧张焦虑等，继而又导致肝郁气滞，出现不寐、耳鸣及偏头疼痛麻木等症状。按治病先治神之法，先以百会、神庭镇静安神，再以合谷、太冲疏肝理气，列缺、丰隆、蠡沟活血止痛，地机、三阴交通调脾经经气，气海、关元、气冲补元益气、调理冲任，尤以火针助阳理气，最终达到疼痛立即缓解之效。此后按上法治疗约半年，最终痛经未再发生，随访 1 年未复发。

（三）脏躁（更年期综合征）

病例 1

蔡某，女，50 岁，教师。

主诉：头晕，心烦，失眠 1 年，近日加重。

现病史：1 年来经常坐卧不宁，失眠，纳呆，胸闷，常叹息后方觉舒适。近日与丈夫发生口角后上述症状加重，哭笑无常，舌红，苔薄黄，脉沉弦。

中医诊断：脏躁（肝郁气滞，心脾两虚）。

中药处方：甘麦大枣汤合逍遥散化裁。

浮小麦 30g	甘草 10g	大枣 5 枚	柴胡 12g
郁金 15g	香附 10g	当归 12g	白芍 12g
白术 12g	茯神 12g	夜交藤 15g	莲子心 3g

4 剂，水煎服，日 1 剂。

服药后患者睡眠好转，叹息次数减少，上方加竹叶 5g，服 12 剂后症状消失而痊愈。

按语：本例由于患者家庭不睦，抑郁日久，伤及心脾，又怒伤肝，肝郁气滞，气机紊乱，阴阳失调。方用甘麦大枣汤补养心脾之气，逍遥散疏肝解郁，莲子心、夜交藤清心安神、甘缓调和，调紊乱之气机和动乱之阴阳，阴阳和、神气安则诸症自除。

病例 2

孙某，女，43 岁，农民。

主诉：抽搐、烦躁间断发作 2 个月。

现病史：2 个月前突然跌倒，面部、四肢抽搐，约 20 分钟后清醒，下肢软弱无力，不能站立行走，经住院治疗后好转出院。出院后上症发作 4 次，每于生气后发作。患者失眠多梦，惊悸怔忡，烦躁不安，脘胁胀闷，苔腻，脉虚弦。

中医诊断：脏躁（肝郁化火，热扰心神）。

治法：解郁开窍，清心除烦。

中药处方：甘麦大枣汤合百合知母汤加减。

| 炙甘草 10g | 浮小麦 30g | 生地黄 15g | 炙百合 10g |
| 石菖蒲 10g | 郁金 15g | 淡豆豉 10g | 莲子心 3g |

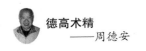

茯神 10g 　　　　龙骨 30g 　　　　牡蛎 30g 　　　半夏 9g

大枣 10 枚

4 剂，水煎服，日 1 剂。

服 4 剂后，惊悸、烦躁、失眠症状好转，继用上方加杜仲 10g、菟丝子 10g、淫羊藿 10g。连服 10 剂，嘱其不要过度疲劳，避免精神刺激。1 个月后患者复诊，诉上述症状消失，未复发。

按语：本例脏躁相当于现代医学的癔症性瘫痪，其病机为心、肝、肾阴不足，郁怒伤肝为诱因，肝阴不足不能养筋，故不能行立而抽搐。以张仲景甘麦大枣汤养心润燥安神，百合知母汤泻心火而安神，佐补肾壮腰药而获效。

三、儿科

（一）夜啼

病例 1

男性小儿，7 个月。

主诉（母代）：夜间啼哭 3 天。

现病史：因暑热食欲不佳，夜间啼哭，家人怕小儿受凉不敢放于空调房内，小儿夜间出现啼哭不宁，汗多，四肢多动，面色红赤，大便秘结，指纹红紫。

中医诊断：夜啼（心经积热）。

治法：清心泄热。

治疗：因患儿幼小，不便针刺治疗，予按揉神庭穴，轻抚百会穴，辅以小儿推拿清心经，清小肠，清天河水，掐揉小天心，掐五指节。

治疗 3 天夜啼减少，辅以轻按天枢、中脘。1 周后夜啼逐渐缓解，夜间醒 2 次，予母乳进食，无明显哭闹。

按语：本例属暑热扰动心火，心经积热所致。因幼儿体质柔弱，且不能配合，不宜进行针刺治疗，又因尚在襁褓，喂食中药困难，故以推拿按摩腧穴治疗为主。百会、神庭安神定志，清心经、清小肠以泻心火，清天河水、捣小天心安神定志。后期辅以中脘、天枢恢复脾胃枢机，故患儿神安脾健，恢复正常饮食、睡眠。

病例 2

女性小儿，14 个月。

主诉（母代）：夜间啼哭 1 周。

现病史：患儿发热就医，诊断为"肺炎"，住院治疗痊愈回家后，出现夜间睡眠不安，惊醒，哭闹，需母抱起安抚，方略好转，放下则又啼，白天睡眠醒后亦立即寻母，寻不到即啼哭不止。舌淡暗，苔白，指纹细紫。

中医诊断：夜啼（心神不宁）。

治法：养心宁神。

针刺：百会、神庭、内关、神门、肺俞、心俞、胆俞。因患儿年幼，不予留针，快进快出。

按摩：手法按揉攒竹，清肝经，掐捣小天心，揉五指节。

治疗后患儿逐渐神安志定，啼哭减少，10 次后逐渐康复。

按语：本例属热病后失养，加之住院离家，惊恐所致，小儿语言功能尚未完善，不能表达内心感受，焦虑惊惧皆通过啼哭及吃睡等基本功能失调表示。因身体柔弱，即便进行针刺治疗亦不宜留针，需快进快出，避免小儿再次受惊吓。辅以按摩，嘱家属多陪伴，逐渐恢复进食、睡眠规律。

（二）遗尿

病例 1

王某，男，6 岁。2006 年 6 月初诊。

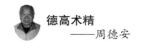
主诉（家人代）：夜间遗尿 6 年。

现病史：患儿自出生至今夜间尿床，睡眠较深，不易唤醒，无尿频、尿急、尿痛，神疲乏力，四肢不温。家长未予重视。3 岁后上述症状无丝毫减轻，家长经常责备患儿，致患儿不敢再上床睡觉，方引起家长关注而到医院就诊。经某医院儿科诊断为"小儿遗尿"，予醋酸去氨加压素 0.1mg，睡前半小时顿服，疗程 2 个月，同时用中成药治疗（具体情况不详），上述症状明显改善。后家长怕长期服西药有副作用，遂自行停药，然停药不到 1 个月上述症状复又出现，故来针灸科就诊。刻下除上述症状外，患儿恶风，下肢无力，记忆力差，面色㿠白，舌淡苔白，脉沉迟无力，二便正常，学习成绩一般。

诊断：小儿遗尿（下焦虚寒）。

治法：温补肾阳，固摄止遗。

针刺：百会、神庭、印堂、关元、太溪、肾俞、命门、次髎。手法用补法，每日 1 次。

中药处方：菟丝子丸加减。

菟丝子 9g　　肉苁蓉 9g　　炮附子 5g（先煎）　　桑螵蛸 9g

牡蛎 10g（先煎）　　补骨脂 6g　　乌药 6g

五味子 6g　　山药 10g

7 剂，水煎温服，早、中、晚各 1 煎，每日 1 剂。

二诊：按上法针 7 次，服中药 7 剂后症状明显好转，遗尿尿量较前减少，记忆力未见明显改善。针刺在上方基础上加四神聪，针尖向百会穴方向斜刺，针深约 1 寸，采用补法，每日针 1 次。四神聪为经外奇穴，具有开窍通络的作用，患者记忆力未见明显改善，加用四神聪实为对症治疗。中药在上方基础上加石菖蒲 6g、远志 6g，继服 7 剂。

三诊：按上法针 7 次，服中药 7 剂后症状明显好转，遗尿尿量较前减少，记忆力明显改善。继用前法针刺，每日 1 次。中药继用前方不变，每日 1 剂。

四诊：家长诉患儿症状基本消失，记忆力正常，嘱家长带药 7 剂，自行调养。夜间能够及时排尿。

按语：百会、神庭配合可升阳举陷，益气固脱，宁神醒脑；印堂醒神开窍；关元补肾健脾，益气助阳，温补下焦，凡因阳气不足致膀胱约束功能减弱者均可用之；太溪与肾俞相配为俞原配穴之法，意在补肾固摄；命门有温补肾阳的作用，使下焦充实，肾阳得助，则遗尿自止；次髎为足太阳膀胱经穴，具有温肾壮阳的作用，可以通过补肾壮阳而达到缓解遗尿的作用。

病例 2

张某，女，5 岁。2008 年 9 月初诊。

主诉（家人代）：夜间遗尿 5 年。

现病史：患儿出生后一直夜间尿床，睡眠深不易唤醒，小便清长，尿量偏多，平时乏力，腰酸，饮食不规律，大便次数多且不成形，时泄泻，面无光泽。3 岁后上述症状无减轻，遂引起家长注意而到医院就诊，经某医院儿科诊断为"小儿遗尿"，建议给予西药治疗，因家长担心口服西药会对孩子有副作用而拒绝，只间断服用过中成药（具体情况不详），服药后上述症状未缓解，因此来针灸科就诊。刻下症：除上述症状外，患儿无恶风，无尿频、尿急、尿痛，记忆力正常，舌淡苔薄白，舌边有齿痕，脉濡细，学习成绩尚可。

诊断：小儿遗尿（脾肾两虚）。

治法：补肾健脾，兼以缩尿。

针刺：百会、神庭、印堂、脾俞、太白、太溪、肾俞、三阴交、足三里。用补法，每日 1 次。

中药处方：巩堤丸加减。

菟丝子 9g	五味子 6g	补骨脂 10g	茯苓 10g
山药 10g	益智仁 6g	山茱萸 5g	桑螵蛸 5g

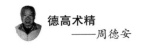
石菖蒲 6g　　　远志 6g　　　白术 6g　　　党参 5g
炮姜 5g

7 剂，水煎温服，早、中、晚各 1 煎，每日 1 剂。

二诊：针药 7 天后症状明显好转，尿量较前减少，乏力、腰酸减轻，食欲未见明显增强。针刺在上方基础上加中脘，直刺 1 寸，用补法，每日 1 次。中药在上方基础上加佛手 6g、香橼 6g，继服 7 剂。

三诊：症状明显好转，遗尿尿量较前明显减少。针药继用前方不变，每日 1 次。

四诊：家长诉患儿症状基本消失，饮食正常，二便正常，嘱家长带药 7 剂，自行调养。夜间可以及时排尿。

病例 3

张某，男，4 岁。2009 年 1 月初诊。

主诉（家长代）：遗尿半年。

现病史：半年前患儿随家长至亲戚家做客时被狗惊吓，后出现排尿不规律，神情紧张，话语减少，易哭，夜间尿床，小便清长，尿量偏多，饮食不规律，每天大便次数偏多，量少且不成形，时有腹痛泄泻，泻后则安，面色发黄。经某医院儿科诊断为"小儿遗尿"，予西药治疗（具体不详），但效果不明显，家长因担心西药有副作用而停药，遂来针灸科就诊。除上述症状外，患儿时有尿频、尿急，无尿痛，记忆力正常，舌淡苔薄白，舌边有齿痕，脉弦濡，学习成绩一般。建议针药并用，患儿家长拒绝药物治疗。

诊断：遗尿（心虚胆怯，心脾两虚）。

治法：镇惊定志，养心安神，兼以补脾。

针刺：百会、神庭、四神聪、印堂、巨阙、脾俞、章门、内关、心俞、胆俞、日月、足三里。用补法，每日 1 次，不留针。针后艾条温灸，至皮肤潮红为度。

二诊：治疗 1 周后，症状明显好转，遗尿尿量及次数较前减少，腹痛泄泻症状消失，食欲增强，神情较前紧张程度有所缓解，话语增多，可见笑容。取穴及操作方法不变。

三诊：治疗 3 周后，患儿不适症状消失。嘱家长培养患儿良好排尿习惯，生活规律。

病例 4

赵某，男，9 岁。2009 年 8 月 23 日初诊。

主诉（家长代）：自幼遗尿至今。

现病史：患儿自幼尿床，5 岁前每夜均遗尿，5 岁后每周 3～4 次，饮水多或劳累后更易尿床。曾间断服中药治疗效果不显。刻下症：发育良好，尿床，食欲不振，便秘，入睡困难，注意力不集中，脾气较急，喜咬指甲，近视，等等。舌淡红苔薄白，脉弦滑。

诊断：小儿遗尿（肾虚不固，肝脾不和）。

治法：补肾益气，疏肝健脾。

针刺：①百会、神庭、攒竹、承浆、中脘、气海、关元、中极、天枢、手三里、内关、足三里、丰隆、三阴交、太冲。②命门、肾俞、膀胱俞。用平补平泻法。

按语：小儿遗尿又称遗溺、尿床。年满 3 周岁的儿童应具有正常排尿功能，但在睡眠仍不能自控而排尿者，称为遗尿。其主要原因为肾的气化功能衰弱和膀胱的制约功能无权，导致水液不固而遗尿。正如《灵枢·九针论》说："膀胱不约为遗尿。"《诸病源候论·遗尿候》云："遗尿者，此由膀胱虚冷，不能约于水故也。"又肾与膀胱相表里，因此肾与膀胱虚寒是遗尿的主因。另外脾肺气虚，治节无权，中气下陷，不能固摄，膀胱失司而遗尿。而《灵枢·经脉》则云："是肝所生病者……遗尿、闭癃。"《医学心悟·遗尿》云："火性急速，逼迫而遗。"由上可见遗尿虽与肾及膀胱的关系最密切，但也涉及肺、脾、肾、三焦等，因此

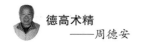

治疗也绝非单纯补肾与膀胱即可奏效。

本案患儿的发病如上所述，既有肾不纳气、膀胱失约的遗尿病，同时也有纳呆、便秘的脾胃病，还有肝火扰心而致的失眠、注意力不集中、脾气急诸症，也有肝肾不足目失所养的近视，还有喜食异物（指甲）的虫积症，等等。因此治疗取穴也较多，因辨证准确，取穴精当，治疗 7 次而遗尿痊愈，其他诸症也明显减轻。

（三）五迟、五缓（小儿脑瘫、弱智）

病例

郑某，女，3 岁。2011 年 9 月初诊。

主诉（家长代）：表情淡漠，无语言交流 2 年。

现病史：患儿于 1 岁开始不识家人，不会交流，口中不停发声，但无实际意义，无任何表述能力，原有呼唤爸爸、妈妈的意识现已失去，双手不自主活动，不会握物，可以走路，但不会下蹲及爬行。吃饭只能依赖喂养，二便不能自控，西医诊断为一种少见病"Rett 氏综合征"，因无有效的治疗方法而求助于中医。刻下症：发育中等，表情淡漠而好动，无意识发出没有任何实际意义的声音，舌淡红苔薄白，脉细滑。

中医诊断：五迟（肾精不足，脾胃虚弱）。

治法：补肾健脾，填髓益智。

针刺：百会、神庭、本神、四神聪、中脘、关元、天枢、内关、通里、手三里、足三里、丰隆、悬钟、公孙、照海、太冲。用平补平泻法。

中药处方：菖蒲郁金汤合五子衍宗丸加减。

石菖蒲 6g	郁金 6g	熟地黄 6g	菟丝子 10g
山药 10g	覆盆子 10g	鳖甲 15g	车前子 10g
龟板 15g	枸杞子 10g	沙参 10g	山茱萸 6g

麦冬 10g　　　五味子 6g　　　砂仁 6g（后下）　焦麦芽 10g
焦神曲 10g　　　焦山楂 10g

5 剂，上药研成极细末备用。每服 5g，日服 2 次，温水化服。

末诊：2012 年 4 月 22 日，病情稳定，表情略丰富，痛觉较敏感，行动灵活，共治 90 次（30 次为 1 个疗程，共 3 个疗程）。

按语："Rett 氏综合征"是一种严重影响儿童精神运动发育的疾病，发病率为 1/15000～1/10000，临床特点是进行性智力下降，行为孤僻，双手失用，动作刻板及共济失调。其病因及遗传方式不清，临床应与自闭症、脑瘫、脑炎、婴儿痉挛症、结节性硬化、脑白质不良等鉴别，尤其需与自闭症重点鉴别。目前尚无较好的治疗方法，一般以对症治疗为主，中医及针灸治疗尚不成熟，本例以补肾健脾、填髓益智法治疗取得了一定效果，但远期效果如何尚属未知，需待今后进一步研究。

（四）动证（儿童多动症和抽动症）

病例 1

单某，男，10 岁。2010 年 5 月 21 日初诊。

主诉（家人代）：不自主抽动 6 年，加重 20 天。

现病史：患儿于 4 岁开始出现喉中发异声、挤眉弄眼等症状，就诊于北京儿童医院，诊断为"抽动症"，曾在多家医院就诊。2009 年经周德安教授针刺、汤药治疗，病情明显控制。20 天前再次出现点头、挤眉、动鼻、撇嘴、清嗓子等动作，有时双手抖动难以控制，学习成绩尚优良，无注意力不集中表现。舌质淡红，苔薄白，脉细弦。

中医诊断：瘛疭（肝风内动，痰浊内阻）。

西医诊断：抽动症。

治法：柔肝息风，化痰止痉。

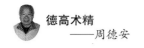
针刺：百会、神庭、印堂、中脘、内关、丰隆、悬钟、太冲、合谷。用平补平泻法。

中药处方：半夏白术天麻汤加减。

天麻 10g	法半夏 6g	茯苓 10g	炒苍术 6g
炒白术 6g	钩藤 10g	白芍 10g	羌活 6g
僵蚕 6g	白芷 6g	陈皮 10g	黄精 10g
枸杞子 10g	决明子 10g	菊花 6g	炙甘草 6g

14 剂，水煎服，日 1 剂。

二诊：2010 年 6 月 4 日。诉抽动症状减轻，中药上方去羌活、白芍，加天竺黄、川芎，14 剂。

三诊：2010 年 7 月 2 日。抽动程度继续减轻，中药上方去川芎、菊花、钩藤、决明子，加玄参、生地黄、全蝎、羌活，再服14 剂。

四诊：2010 年 7 月 13 日。抽动症状基本消失，仅偶尔点头，针刺取穴基本同前：百会、神庭、攒竹、中脘、内关、丰隆、悬钟、太冲。

五诊：2010 年 7 月 28 日。抽动症状基本消失，中药上方减半夏、茯苓、炒苍术、炒白术、玄参、生地黄，加沙参、麦冬、五味子、砂仁、焦三仙（焦麦芽、焦山楂、焦神曲）巩固疗效。

按语：本例患者为抽动症，以针刺、中药治疗在短时间内获显著疗效，说明针药结合很有必要。针刺以安神、化痰、理气、健脾补肾为法，以治神经验穴百会、神庭为主，再加中脘、内关、丰隆化痰，印堂、太冲息风，悬钟为髓会穴，有益智健脑之功。中药汤剂以化痰、息风止痉、补肝肾为主要治法，以半夏白术天麻汤为主，再加钩藤、菊花、僵蚕清肝息风，黄精、枸杞子补肝肾而效。中药汤剂以化痰健脾为基础，祛风药、虫类药的使用较突出。

病例 2

杨某，男，8 岁。2010 年 10 月 12 日初诊。

主诉（家人代）：摇头、眨眼等不自主抽动 1 月余。

现病史：患儿于 2010 年 9 月 1 日开学 1 周时，上体育课跑步后出现不适，头部有"着火"感，自觉头中似"旋风"，家长发现其频繁摇头，3 天仍不缓解。当地医院头颅 CT 未发现异常，诊断为"抽动症"，口服中药。2010 年 9 月 9 日来北京中医医院治疗，期间又出现偶尔眨眼症状，服用中药汤剂后自觉头中不适感减轻，但摇头症状未减。刻下症：时摇头，较活泼，话语较多。

中医诊断：瘈疭（肝风扰动，痰火内扰）。

西医诊断：儿童抽动障碍。

治法：化痰止痉，镇静安神。

针刺：百会、神庭、攒竹、内关、合谷、中脘、关元、太冲、丰隆、悬钟、照海。

二诊：2010 年 10 月 19 日。诉昨日又有反复，以摇头为主，查体见每分钟摇头 10 次以上，针百会、攒竹、神庭、迎香、承浆、内关、合谷、丰隆、悬钟、太冲、公孙。治疗过程中、起针时仍见摇头不止。

三诊：2010 年 10 月 29 日。诉约 10 日前又出现耸肩动作，摇头已减轻，继续针灸治疗。摇头少，偶见耸肩，仍同时服汤药。针百会、神庭、攒竹、内关、阳溪（针对耸肩）、中脘、天枢、气海、丰隆、悬钟、公孙、太冲。

四诊：2010 年 11 月 2 日。摇头、耸肩均明显减轻，无其他抽动症状，似有多动症可能，候诊时不停跑、说，多种小动作不止，家长诉目前每周针灸治疗成绩受影响，写作业边玩边写。针百会、神庭、攒竹、中脘、天枢、关元、内关、足三里、悬钟、太冲、公孙。

按语：抽动症是一种儿童常见疾病，容易受外界的干扰刺激

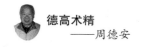
而发作，如感冒、学习紧张、情绪激动、惊恐等均可诱发，该患儿患病时间较短，疗效显著，但容易复发，必须和患儿家长交代清楚。该例患者可能合并多动症，但抽动症经针灸治疗已明显控制，且针灸疗效应为累积效应，在治疗过程中，既快又循序渐进地起效。

病例 3

林某，男，9 岁。2010 年 10 月 8 日初诊。

主诉（家人代）：不自主抽动 3 年，加重 20 天。

现病史：患儿 7 岁上学之前，曾出现过"鼓腹"动作，2 周自愈。2010 年 3 月出现眨眼症状，2 周后自愈。2010 年 9 月开学后，出现摇头症状，但专注于游戏或者看电视时不摇头。2010 年 9 月 18 日症状突然加重，不自主摇头发作频繁，即使看电视、玩玩具时也摇头，学习成绩可，无注意力不集中。饮食偏少，夜眠多梦，二便调。舌质淡胖，苔白腻，脉和缓。

中医诊断：瘛疭（痰热内扰，肝风内动）。

西医诊断：抽动症。

治法：化痰清热，平肝息风。

针刺：百会、神庭、攒竹、中脘、关元、天枢、内关、合谷、丰隆、公孙、太冲。

中药处方：半夏白术天麻汤加减。

天麻 10g	法半夏 6g	茯苓 10g	炒苍术 6g
炒白术 6g	胆南星 6g	天竺黄 6g	竹茹 6g
黄精 10g	枸杞子 10g	菊花 6g	决明子 10g
鳖甲 10g	龟板 10g	陈皮 10g	炙甘草 6g

7 剂，水煎服，日 1 剂。

二诊：2010 年 10 月 12 日。其母述针刺 1 次后摇头明显减少，看电视、玩玩具时几乎不摇头，平时仍有摇头，针百会、神庭、攒竹、中脘、关元、天枢、内关、合谷、丰隆、公孙、太冲。

三诊：2010 年 10 月 15 日。2010 年 10 月 14 日秋游回家后摇头症状略加重，看病时时有摇头，予快针针刺风池穴，另取穴大致同前，针刺结束后摇头症状即明显减轻。

2010 年 10 月 19 日，述 2010 年 10 月 17 日针后摇头症状明显改善，偶发 1 次，平素睡眠多梦易醒，很快可再次入睡。中药处方：前方去陈皮、竹茹、鳖甲、龟板、决明子，加川芎 10g、全蝎 3g、僵蚕 6g、羚羊粉 0.3g（冲），7 剂。

按语：本例患者有抽动间断发作史 3 年，曾自愈 2 次，本次难以控制就诊，周德安教授仍以"安神""治痰""开四关""健脾益气"为主法，效果显著。中药方面，化痰清热、平肝息风、平补肝肾、息风定抽药物的配合使用，应仔细学习。除以百会、神庭、攒竹为主穴治疗外，还兼理气化痰方（中脘、内关、天枢、丰隆、公孙）治疗，再配以半夏白术天麻汤加鳖甲、龟板、菊花、决明子育阴潜阳，凉血息风，故取得了非常满意的疗效。

病例 4

陈某，女，5 岁。2010 年 10 月 12 日初诊。

主诉（家长代）：眼球不自主转动 2 年，加重 10 天。

现病史：患儿 3 岁时发热后出现眼球不自主转动，很快自愈。此次 10 天前感冒发热后再次出现眼球不自主转动，无其他症状，后逐渐好转。北京儿童医院诊断为"抽动症"，予静灵口服液，但未遵嘱服用。刻下症：双眼球不自主转动，余无特殊不适。双眼弱视、远视，左眼 0.4，右眼 0.7，左眼戴眼罩治疗，每天 6 小时。舌淡红苔薄白，脉和缓。

中医诊断：瘛疭（肝风扰动）。

西医诊断：抽动症。

针刺：百会、神庭、攒竹、合谷、太冲、承光、承泣透睛明、养老、光明、太溪（前 6 穴治疗抽动，余治眼疾）。

二诊：2010 年 10 月 19 日。治疗 3 次，尚未有明显改善，尤

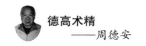

德高术精
——周德安

其看电视时明显，家长转移其注意力或与其谈话等可略好转。针百会、神庭、承光、攒竹、承泣透睛明、养老、合谷、悬钟、太溪、太冲。

三诊：2010年10月29日。针刺过程中眼球转动较前略轻，针刺同前。

按语：抽动症的表现五花八门，眼球不自主运转者却极少见。中医仍属肝风内动，故百会、神庭、攒竹等穴安神，合谷、太冲平肝息风，太溪补肾水以涵木，承光、承泣为眼睛局部穴，可通调眼部气血。本例又是感冒后出现抽动，该病当与感冒相关，可能与免疫系统相关。针刺疗效的深层机制也许与调节免疫有关。本例针刺未用化痰法，同时治疗眼疾，继续观察。

病例5

黄某，女，18岁。2010年9月10日初诊。

主诉：眨眼、面部肌肉抽动、甩头反复10余年。

现病史：患者10余年前无明显诱因出现眨眼动作，起初可自行消失，但逐渐加重，并出现面肌抽动、甩头等动作，曾口服西药、中药等疗效均欠佳。平时睡眠可，二便调，月经基本正常。刻下症：时有突然摇头、不自主眨眼、耸鼻、口角抽动等动作，神清，语利，对答切题，认知正常，余神经系统未见异常。舌淡红，苔薄白，脉细。

中医诊断：瘛疭（气血不足，经脉失养）。

西医诊断：抽动症。

治法：益气养血，息风止痉。

针刺：百会、神庭、攒竹、中脘、关元、天枢、手三里、内关、合谷、足三里、悬钟、太冲。

中药处方：见下方。

| 党参10g | 炙黄芪30g | 当归10g | 炒苍术10g |
| 炒白术10g | 红花10g | 桃仁10g | 柴胡10g |

陈皮 10g	香附 10g	郁金 10g	黄精 10g
枸杞子 10g	菊花 6g	决明子 10g	钩藤 10g
僵蚕 6g			

二诊：2010 年 9 月 14 日。述甩头症状略减。针刺风池、大椎、长强、五脏俞、膈俞，与前方交替。

按语：本例为青年女性之抽动症，自 8 岁发病，现已是 18 岁之成年人，为气血两虚、经脉失养所致，临床治疗更棘手。恐单针刺百会、神庭及局部穴力量不足，故同时加用中药，补气之党参、黄芪，补血之当归，补肝肾之黄精、枸杞子，活血之桃仁、红花，疏肝、平肝、理气、息风，同时用香附、柴胡等儿童抽动症较少应用之品。

病例 6

白某，男，13 岁。2010 年 7 月初诊。

主诉（家人代）：不自主抽动 6 年，加重 1 个月。

现病史：患者于 6 年前出现挤眉、眨眼、努嘴、喉间发声、点头、耸肩、腹部肌肉抽动等症，伴轻度注意力不集中，但完成作业无困难，学习成绩一般。外院诊断为"抽动症"，曾口服西药，但因有流口水等副作用而停药。后曾在我院儿科服中药汤剂 3 年，初曾有疗效，但每逢感冒、劳累后病情加重，考试前后加重。2 年前来诊，经治疗症状明显改善，其后每年利用寒、暑假，服 4 个月中药汤剂，扎 3 个月针灸。平时病情平稳，考试前后有症状。1 个月前由于考试紧张出现腹部肌肉抽动、有时点头、足趾相互摩擦等表现，舌淡红，苔薄白，脉略弦。

中医诊断：多动症（风痰内扰）。

西医诊断：儿童抽动障碍。

治法：祛风化痰，镇静安神。

针刺：百会、神庭、攒竹、中脘、天枢、丰隆、内关、合谷、公孙、太冲、承浆、廉泉、天突、厉兑、大敦。

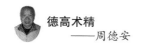

中药处方：半夏白术天麻汤加减。

天麻 10g　　法半夏 6g　　茯苓 10g　　炒苍术 10g

炒白术 10g　　钩藤 10g　　白芍 10g　　羌活 6g

僵蚕 6g　　白芷 6g　　陈皮 10g　　黄精 10g

枸杞子 10g　　菊花 10g　　决明子 10g　　胆南星 6g

天竺黄 6g　　炙甘草 6g

7 剂，水煎服，日 1 剂。

上药服用 1 周，针刺 2 次后抽动症状基本控制。

按语：抽动症是儿科常见病，常伴发多动表现，影响注意力，导致学习成绩下降。该病属难治之症，可迁延至成年时期导致终生疾患。其发病与情志因素密切相关，考试、开学等精神紧张时期易反复，西医治疗有一定作用，但副作用较多，家长多不敢让患儿长期服用。针刺、中药在控制抽动症状方面有良好疗效，可很快控制症状。周德安教授认为可基本代替西药。周德安教授指出本病主分虚、实两型，虚证应补益气血，养血荣筋；实证宜清热化痰，镇静安神。本例治疗体现周德安教授"治病先治神"思想，开四关、补益、理气化痰等基本针刺方有机结合，再以半夏白术天麻汤为基本方，加息风止痛、清热化痰、补肾之品，取得较好疗效。

病例 7

陈某，男，8 岁。2010 年 12 月 29 日初诊。

主诉（家长代）：行为不能自控 6 年余。

现病史：患儿自 2 岁上幼儿园即发现易激惹，与小朋友打架。上小学后发现其爱欺侮人，经常和同学打架，并用剪刀剪别人衣服。家长带其到多家医院诊疗，韦氏儿童智力测评为 71 分，等级为临界状态。2009 年在中国人民解放军第二炮兵总医院头颅核磁共振成像见垂体较小，发育不良，查微量元素为正常。近年来口服静灵口服液、小儿智力糖浆、哌甲酯等药物，效果不显。舌质红，苔薄白稍腻，脉象细滑数。

中医诊断：多动症（脾肾两虚，湿痰壅遏）。

西医诊断：注意缺陷多动障碍（小儿多动症）。

治法：补肾健脾，镇静安神，燥湿化痰，解痉息风。

针刺：第1组：百会、神庭、本神、四神聪、中脘、关元、内关、丰隆、悬钟、公孙、太冲。第2组：督脉十三针、谚谞、魂门、志室。两组交替，用平补平泻法。

中药处方：见下方。

熟地黄 6g	山茱萸 6g	茯苓 10g	怀山药 10g
黄精 10g	枸杞子 10g	天麻 10g	法半夏 6g
全蝎 3g（先煎）		白僵蚕 6g	白芷 6g
决明子 10g	鳖甲 15g	龟板 15g（先煎）	
砂仁（后下）6g		鸡内金 10g	

针药结合治疗1周后，注意力较前集中，主动向他人进攻的行为基本得到控制。后一直以上两组取穴交替治病，并继续服用中药至2011年3月13日，治疗15次之后，病情转归稳定。

按语：①百会配神庭有健脑益智、解痉息风之功；本神可直接作用于脑部而达祛风醒脑之效；配四神聪以加强疗效。一切顽疾怪病均责之于痰，中脘、内关配公孙可健脾燥湿、行气化痰、开胸解郁。丰隆既可调太阴以资运化，又可调阳明以行气血，故可化痰解郁；太冲平肝息风；悬钟填充肾精。诸穴相伍可共奏补肾健脾、醒神益智、燥湿化痰、解痉息风之效。②督脉总督一身之阳气，为阳脉之总纲，可清神智，苏厥逆，开关窍，固本扶正。谚谞平督俞，可调节阴阳；肝藏魂，魂门即肝气开阖之意也；肾藏志，志室平肾俞，为肾气留驻之所。三穴功于协调阴阳之逆乱。③熟地黄滋阴补肾，填精益髓而生血，山茱萸温补肝肾，收敛精气，茯苓健脾渗湿，山药补益脾肾，以滋补肝肾；配以黄精、枸杞子，补虚损、生精血，可加强滋养肝肾的功效；天麻升清降

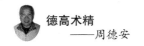

浊，息风除眩；半夏燥湿化痰；更用血肉之品，全蝎息风止抽，白僵蚕息风解痉，消痰散结，可治疗频频抽动、手足震颤等症；白芷辛散，燥湿祛风，芳香通窍；决明子清肝火；鳖甲、龟板为血肉有情之品，可滋阴潜阳，清热散结，以治疗阴伤液耗、虚风内动、手足蠕动、舌干少津、夜间烦躁或骨软骨弱等；砂仁香浓气浊，既可解龟板、鳖甲之滋腻，又可化湿健脾；鸡内金消食化积，运脾开胃。上药配伍共奏滋养肝肾、平肝潜阳、健脾燥湿、化痰息风之功。

病例 8

张某，男，11 岁。2011 年 4 月 24 日初诊。

主诉（家人代）：不自主挤眉弄眼、嘴角抽动 5 年。

现病史：5 年前出现挤眉弄眼、嘴角抽动等动作，但因未影响学习成绩，故未做系统治疗，近来因学习压力大，上述症状逐渐加重，又出现了点头，喉中有"吭吭"声，遂引起家长重视而前来就诊。纳可，眠安，大便稍干。舌淡红，苔薄白，脉沉细稍滑。

中医诊断：动证（痰郁化火，上扰清窍）。

西医诊断：多发性抽动秽语综合征（小儿抽动症）。

治法：养心安神，健脾化痰，清肝息风。

针刺：百会、神庭、攒竹、中脘、天枢、关元、内关、合谷、悬钟、公孙、太冲。用平补平泻法。

中药处方：半夏白术天麻汤加减。

天麻 10g	法半夏 6g	茯苓 10g	炒苍术 6g
炒白术 6g	黄精 10g	枸杞子 10g	白芷 6g
决明子 10g	川芎 6g	杭菊花 6g	胆南星 6g
天竺黄 6g	钩藤 10g	白僵蚕 6g	陈皮 10g
炙甘草 6g			

水煎服，日 1 剂。

治疗约1个月，挤眉弄眼症状减轻，因2011年6月5日期末考试学习紧张，心理压力大，症状有所反复，点头动作及"吭吭"声未能改善，遂按原法继续针灸并结合中药治疗至2011年7月17日，病情稳定，治宗原法治疗至8月底，诸症皆安。

按语：小儿多动症是指与同龄儿童相比，有明显的注意力集中困难，注意力集中持续的时间短暂，活动过度或冲动的一组综合征，小儿抽动症以头面部、肩部及四肢躯干部肌肉快速抽动，并常伴有不自主的发声及语言障碍，紧张时症状加剧为特征。二者均属中医"瘛疭"范畴。《素问·阴阳应象大论》云："风胜则动。"故行为过度，或抽动、抽搐、痉挛者皆因风邪偏胜所致，风为阳邪，其性善动，二者均与风动有关，谓之"动证"。其病机或由先天禀赋不足，肝肾阴虚，虚而耗血，血不养心，导致心神不宁，烦躁不安，注意力不集中；又因"诸风掉眩，皆属于肝"，血不养肝，肝主筋，筋失所养，导致抽动、痉挛，或由于肝风内动，由风生痰或由痰生风，风痰窜动，上扰神窍导致二者发生。

在临床上，对小儿抽动症、多动症可分为虚证、实证两大类。苔白腻，脉滑数或弦滑者多为实证，以内关、丰隆、公孙等穴健脾化痰为治；舌淡少苔，脉细滑或细弱无力者为虚证，以气海、三阴交等补益气血、养血荣筋为治。

百会、神庭益气健脑，镇静安神，开窍醒神。攒竹起于目内眦，上额、交会于头顶，有祛除头部风邪的功效。《素问·骨空论》说："从风憎风，刺眉头。"故取攒竹以治内风引起的抽动、痉挛。中脘、天枢、关元为调理先天、补益后天的常规穴。内关、公孙为窦汉卿所创的八脉交会穴中的四组穴之一，用于此可宽心解郁，化痰除湿。合谷、太冲为"四关穴"，"乙庚相合，有血有气，共居冲要之处，能起到调和气血、平肝潜阳、镇静止痛、定神安志、搜风理痹、急救等作用"。髓会悬钟用于此旨在

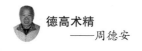

生髓滋养筋脉。

此例以半夏白术天麻汤为底方加减施治，方用天麻升清降浊，定风除眩。半夏燥湿化痰，金元名医李东垣曰："足太阴痰厥头痛，非半夏不能疗，眼黑头眩虚风内作，非天麻不能除。"苍术和白术相配伍，为临床常用的对药之一，认为苍术主治湿盛的实证，偏于运脾，白术主治脾湿虚证，偏于健脾，二术俱用，既运且健，脾虚湿困证可除。茯苓、炙甘草健脾益气，与天麻、半夏及二术共为主药；辅以胆南星、天竺黄祛风豁痰，宁心安神，白芷祛风，决明子平肝清肝，白僵蚕、钩藤镇肝息风，祛风解痉；佐以黄精、枸杞子补虚益精血，以固其本，并防祛风药之过燥；川芎、菊花引药上行，《随息居饮食谱》中记载："菊花可清利头目，养血息风。"

（五）孤独症

病例 1

陈某，男，6 岁 11 个月。2009 年 11 月 8 日初诊。

主诉（家人代）：自闭症 2 年余。

现病史：2 年前发现其有攻击行为，语言、理解能力差，目不视人。纳可，便干，每日 2～3 次，小便频。舌质红，苔薄白腻，脉滑数。

中医诊断：孤独症（先天不足，脑髓空疏，痰瘀互结，神明不安）。

西医诊断：儿童自闭症。

治法：补肾填精，健脑益智，化瘀祛痰，镇静安神。

针刺：百会、神庭、内关、中脘、天枢、关元、丰隆、悬钟、照海、太冲。用平补平泻法。

中药处方：见下方。

天麻 10g   法半夏 6g   茯苓 10g   炒苍术 6g

炒白术 6g	黄精 10g	枸杞子 10g	鳖甲 15g
龟板 15g	白芷 6g	白僵蚕 6g	钩藤 10g
珍珠母 15g	熟大黄 6g	广陈皮 10g	生地黄 10g
甘草梢 6g			

治疗至 2010 年 2 月初，已基本无攻击行为，语言能力较前增强，但说话时仍不正视对方，后又针治月余，病情转归稳定。

病例 2

衣某，男，16 岁。2010 年 9 月 14 日初诊。

主诉（家人代）：自闭症 10 余年。

现病史：语言、行为及智力障碍，发育迟钝，无法与人交流。择食，只食用几种食物，能够简单算数、认识简单文字，与人无沟通，烦躁，眠差，每晚只睡 5 小时。舌质红少苔，脉细数稍弦。

中医诊断：孤独症（肝肾阴虚，髓海不足，痰蒙清窍，化火扰神）。

西医诊断：儿童自闭症。

治法：滋补肝肾，补髓填精，开窍豁痰，清火安神。

针刺：百会、神庭、本神、四神聪、神门、内关、中脘、天枢、气海、足三里、丰隆、太冲。用平补平泻法，肚脐部加灸盒。

中药处方：见下方。

熟地黄 10g	山茱萸 10g	茯苓 10g	怀山药 10g
石菖蒲 10g	广郁金 10g	沙参 15g	五味子 6g
麦冬 15g	益智仁 15g	黄精 15g	枸杞子 10g
胆南星 6g	天竺黄 6g	陈皮 10g	炙甘草 6g
鳖甲 15g	龟板 15g	砂仁 6g	

因喂药困难，以上诸药共研细末，装入胶囊，每粒 0.5g，4 粒/次，每日 3 次。

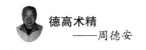
开始并不配合针灸，只选取百会、神门等少量腧穴，后按方逐渐增加腧穴。针灸配合中药治疗约 1 个月后，家长反映其对话交流较前灵敏，已能发短信；针药结合治疗 2 个月后，可进行简单对话交流，能较直白地表达自己的意愿；到 2011 年 1 月初，与人沟通交流欲望增强，择食现象基本消失，夜眠佳，但理解思维能力无明显改善；又针药结合治疗约 2 个月，理解力、与人沟通能力明显改善，病情转归稳定。

按语：孤独症又称自闭症或孤独性障碍等，是广泛性发育障碍的代表性疾病。其主要症状是社会交往障碍，交流障碍，兴趣狭窄，刻板重复的行为方式，约 3/4 该症患儿存在精神发育迟滞。1/4～1/3 患儿合并癫痫。部分患儿在智力低下的同时可出现"孤独症才能"，如在音乐、计算、推算日期、机械记忆和背诵等方面呈超常表现，被称为"白痴学者"。目前没有特效药物治疗。根据其主要症状表现，似与中医概念中的"癫证"（不认亲疏、喃喃自语、沉默呆滞、表情淡漠、精神抑郁、行为刻板、语无伦次）、"五迟"（立、行、齿、语、发）相近似，多与先天胎禀不足或后天失养有关。《素问·灵兰秘典论》说："心者，君主之官也，神明出焉。"自闭症患儿不认亲疏、精神抑郁、表情淡漠等症都因心神失养所致。《素问·阴阳应象大论》说"心主舌"，心失所养，经脉不通，则舌强语謇，言语失利。《灵枢·脉度》曰"脾气通于口"，脾气不通故口不开，故患儿或喃喃自语，或沉默呆滞；肝主疏泄，肝气条达则气机舒畅，心情开朗，反之则精神抑郁难解；肝开窍于目，故眼睛的活动也与肝有关，自闭症患儿目不视人，也可认为是肝失疏泄，升发不利的缘故。总之，自闭症的产生主要责之于脑神惑乱，心肝脾肾脏腑功能不足。此症为慢性病程，预后较差，家长要接受现实，平衡心态，处理好孩子的治疗、矫正训练教育和正常生活工作的关系，并长期坚持，以助于改善预后。

百会有平肝息风、聪神醒脑的作用。神庭其功在于神，凡有关神识之症，皆可取此穴。周德安教授每取此二穴以治神为先。本神、四神聪、神门发挥开郁、宁神、养阴的作用，以助患儿安眠。内关以理气强心为要，《素问·调经论》云"心藏神"，故内关可治神明被扰之症。天枢为中、下焦之气升降出入的枢纽，有调中和胃、理气健脾、整肠通便、扶土化湿之功。中脘是手太阳、手少阳、足阳明及任脉的会穴，手太阳经和手少阴经相表里，其经脉络于心，足阳明之别，上通于心，手少阳经脉布膻中，散络心包，故其可健脾和胃、兼治神志。丰隆为胃经络穴，与脾经相通，与中脘伍用，相得益彰，可健运脾胃、化痰降浊。足三里补养中气、补益气血。太冲为肝经原穴，针刺之可使其气通达，从而维护正气，疏肝解郁。

患儿舌质红少苔，脉细数稍弦，为肝肾阴虚，肝郁化火，夹痰上扰之症，周德安教授以六味地黄丸为主方，滋补肝肾，再配以平肝息风、养心安神、化痰益智之品。本例中有周德安教授惯用的经验药对，如鳖甲、龟板合用可滋阴清热，潜阳散结，治疗虚风内动、手足蠕动、夜间烦躁、骨软骨弱，有特殊功效，常配伍用于治疗小儿抽动症、智障、自闭等疾病；石菖蒲芳香，辛温行散，宣发通窍，郁金行气解郁，活血祛瘀，疏肝利胆，合用可开窍醒脑，常配伍应用于脑病、耳鸣、耳聋、神经及精神疾病。

四、五官科

（一）神经性耳聋

病例 1

王某，男，53 岁，中央音乐学院钢琴调试技师。1988 年 4 月初诊。

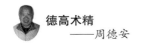
主诉：双耳听力下降伴耳鸣，逐渐加重 1 年余。

现病史：患者 1 年前因工作紧张劳累而出现双耳听力逐渐下降并伴有耳鸣如蝉叫声，曾先后在两家医院诊断为"神经性耳聋"，并接受系统治疗 4～5 个月之久（其中包括住院治疗 1 个月），不见好转。刻下症：耳鸣如蝉，听力减弱，每于劳累和心情不好时加重，伴有睡眠不实，头晕，纳食尚可，二便调。面色不华，舌质淡红，舌体胖大，边有齿痕，苔薄白，脉细涩而弱。

诊断：耳聋（心肾两虚，清空失养，耳窍失聪，神无所依）。

治法：补益心肾，濡养清空，通窍聪耳，镇静安神。

针刺：百会、神庭、听宫、神门、太溪。百会、神庭、听宫用平补平泻法，神门、太溪用补法，留针 30 分钟。

以上腧穴治疗 5 次后症状明显减轻，又治疗 5 次后痊愈。现已恢复了需要仔细辨音的调试钢琴的工作。

病例 2

李某，男，62 岁，司机。1990 年 10 月初诊。

主诉：右耳突发性耳聋半年。

现病史：患者于 7～8 年前不明原因左耳聋，半年前因汽车颠簸震动后致右耳聋，电测听检查诊断为"右耳突发性耳聋"，并在某医院接受西医治疗，病情未见好转。刻下症：双耳听力完全丧失，耳中自觉发胀，咽干口苦，偶伴头痛，夜寐不安，纳食尚可，大便偏干，小便黄。面色红，舌质红，舌苔薄黄，脉弦滑。

诊断：耳聋（肝胆火旺，上扰清窍，耳窍郁闭）。

治法：清泻肝胆，开郁启闭，通窍聪耳。

针刺：百会、神庭、听宫、外关、足临泣。百会向后斜刺，用泻法，神庭、听宫用平补平泻法，外关、足临泣用泻法。

治疗 1 个疗程症状明显减轻，右耳听力有所提高，又治疗 1 个疗程后，右耳听力恢复正常。左耳由于病久，仍无明显变化。

病例 3

李某，女，39 岁。2010 年 7 月 13 日初诊。

主诉：左耳聋、耳鸣半年余，加重 1 个月。

现病史：2010 年 1 月突然头晕，视物旋转，呕吐，左耳听力下降，耳中似蝉鸣声。某医院诊断为"左耳突聋"，听力下降 20～30dB，住院 5 天，口服氯吡格雷、凯尔等基本治愈。2010 年 6 月 7 日再次突发左耳鸣，耳中"呼呼"作响，听力下降 30～40dB，静点凯时，口服丁咯地尔、维生素 B$_{12}$ 等。2010 年 7 月 1 日查听力，125～500Hz 时 30～40dB，1kHz 时 25dB，2kHz 时 15dB，4～8kHz 时 25～30dB。2010 年 7 月 13 日自觉耳堵，耳鸣较前略减，纳可，夜眠可，二便可。舌暗，苔白腻，脉沉弦。

中医诊断：耳聋、耳鸣（肝胆火旺）。

西医诊断：突发神经性耳聋。

治法：清泻肝胆之火。

针刺：百会、神庭、耳门透听会（左侧）、角孙（左侧）、翳风（左侧）、中渚、外关、筑宾、丘墟、太冲、太溪。

中药处方：见下方。

当归 10g	赤芍 10g	白芍 10g	柴胡 10g
炒苍术 10g	炒白术 10g	黄芩 10g	炒栀子 10g
杏仁 10g	郁金 10g	桔梗 10g	陈皮 10g
丹参 10g	路路通 15g	川芎 10g	菊花 10g
蝉蜕 6g	生龙骨 15g	生牡蛎 15g	

7 剂，水煎服，日 1 剂。

二诊：2010 年 7 月 20 日。症状大致同前，舌脉同前，前方减丹参、路路通、川芎、菊花、蝉蜕、生龙骨、生牡蛎，加龙胆草 10g、生薏苡仁 15g、牡丹皮 10g、蒲公英 10g、连翘 10g、金银花 10g。患者服药期间曾去长白山旅游一次，回来自觉耳部症

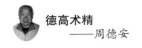

状改善明显。

三诊：2010 年 8 月 3 日。中药处方：当归、赤芍、白芍、柴胡、炒苍术、炒白术、黄芩、炒栀子、板蓝根、野菊花、杏仁、郁金、桔梗、陈皮、土茯苓、丹参、路路通、蝉蜕、煅龙齿、葛根、生甘草。

四诊：2010 年 8 月 10 日。诉耳鸣、听力明显改善，2010 年 8 月 5 日听力测试：125Hz 时 20dB，250～500Hz 时 10dB，1kHz 时 20dB，2kHz 时 15dB，4～8kHz 时 20～30dB。前方去板蓝根、野菊花，加沙参、麦冬。

五诊：2010 年 8 月 17 日。仍有耳鸣，似交流电"嗞嗞"声，白天听不到，晚上可持续听到，中药处方：当归、白芍、赤芍、柴胡、炒苍术、炒白术、藿香、佩兰、白豆蔻、杏仁、郁金、桔梗、陈皮、丹参、路路通、葛根、生磁石、煅龙齿、生甘草。

按语：耳聋、耳鸣属疑难病，有资料显示，神经性耳聋的发病率越来越高，我国已有近亿人患上此病，与发达国家报道的发病率 10% 相近。此案针药处方均符合周德安教授治疗耳聋、耳鸣常用方穴，唯根据本患肝胆火旺之情况，较多使用了一些清热解毒之品。

（二）视神经萎缩

病例

许某，女，6 个月。2009 年 5 月 17 日初诊。

主诉（母代）：发现失明 3 个月。

现病史：患儿出生时，因羊水误吸导致缺氧，出现窒息发绀 2 次，后吸氧以纠正，曾查头部 CT 未见异常，3 个月时发现视力丧失，查视频脑电图显示不正常。在当地医院诊断为"视神经萎缩"，现患儿双眼对光无反射，在其眼前示指，眼球无追踪，无眨眼，有明显的眼球颤动。

中医诊断：青盲（先天禀赋不足，肝肾精气素亏，双目失养）。

西医诊断：视神经萎缩。

治法：颐养先天，滋补肝肾，养血明目，疏通经络。

针刺：①百会、神庭、睛明、承光、球后、臂臑、养老、合谷、光明、太冲、太溪。②肝俞、肾俞、筋缩、命门。第1组取穴以平补平泻法，需家长协助进针。背后的第2组取穴以快刺法，不留针。睛明、球后需左手轻推眼球，右手缓慢进针，缓慢出针，出针后轻按针孔片刻以防出血。

每周来诊2～3次，第18次来诊时，其母诉在用闪光灯照相时，患儿有躲避行为，推测其已有光感；第21次来治疗时，观察患儿双眼较有神，眼球上吊情况已少见，似眼神有方向性；第50次来治疗时，患儿已有光感并能分清父母，眼球转动灵活，追物感强。继续治疗至2012年7月1日来诊，诉患儿在南京儿童医院检查眼结构已无异常，除对微小物品视感仍差外，已能清楚辨别台阶和辨别颜色。

按语：肝藏血，目得血之滋养而得视，《灵枢·脉度》云："肝气通于目，肝和则目能辨五色矣。"《灵枢·五阅五使》云："目盲，肝之官也。"肾藏精，精血充沛则目能视万物，若精不足则至目无所见。《灵枢·口问》云："精不灌则目无所见矣。"此案患儿先天禀赋不足，肝肾之精素亏至双目失养，目不能视。《仁斋直指方》说："肝肾之气充，则精彩光明；肝肾之气乏，则昏蒙晕眩。"理应以补益先天并充养精血为主，取肝俞、肾俞、筋缩、命门、太溪、太冲等穴共奏补益肾精、肝血之功，为方中主穴，以治其本；其余诸穴或为局部取穴，或为循经取穴，以便眼部气血通畅，气血宣达，双目得气血之濡润而能视。

百会、神庭二穴为周德安教授安神之要穴；睛明、承光均属足太阳经，睛明为手太阳、足太阳与足阳明经之会穴，足太阳经

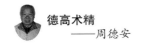
与足少阴经相表里，补之可益肾水而明双目，而足阳明经属胃络脾，调补后天以养目，承光顾名思义，为周德安教授治目疾之要穴。球后为经外奇穴，主治视神经炎、视神经萎缩、视网膜色素变性、青光眼、早期白内障及近视等目疾。臂臑为周德安教授治疗目疾之经验穴，《类经图翼》曰："臂臑，手阳明络也，络手少阳之臑会，一曰手足太阳阳维之会。"其效果，贯通手少阳三焦经及手太阳小肠经、足太阳膀胱经等。手太阳小肠经起于小指之端，经上肢，循颈上颊部，至目锐眦，其支者，别颊上额抵鼻，至目内眦，其经脉环绕于目。手阳明经贯颊，经面部和口唇、鼻与足阳明经相联系，而足阳明经经别系目系。"经脉所过，主治所及"，故臂臑可治目疾。养老为手太阳经之郄穴，功善调经，故取之以通络祛邪明目。"面口合谷收"，合谷可治一切面部五官疾病。光明属足少阳胆经之络穴，络肝，足厥阴肝经连目系，肝开窍于目，故取光明使双目能视光明，并与太冲构成原络相配法共疗目疾。太溪为足少阴肾经之原穴，取之补益肝肾，滋水涵木，使目能视。肝俞、肾俞、筋缩、命门均同起补益肝肾、养血明目的作用。

（三）梅核气（咽部神经官能症）

病例

某患者，女，35岁，农民。2010年7月6日初诊。

主诉：自觉咽中有异物感1年。

现病史：1年来咽中如有物梗，饮食尚可，无疼痛，时轻时重，每因情志变化而加重。刻下症：精神抑郁，胸腹胀满，纳差，舌淡，苔薄白，脉弦细。

中医诊断：梅核气（肝气上逆，气结于咽喉）。

治法：疏肝解郁，理气降逆。

针刺：百会、神庭为主穴，配以太冲、三阴交针刺。

中药处方：柴胡疏肝散合旋覆代赭汤加减。

北柴胡 6g	白芍 10g	枳壳 6g	陈皮 10g
香附 10g	旋覆花 10g	代赭石 10g	半夏 9g
生姜 10g	甘草 10g		

14 剂，水煎服，日 1 剂。

2 周后症状明显缓解，继续治疗 1 个月，症状基本消失。

（四）咽痛（咽喉炎）

病例

刘某，女，44 岁。

主诉：咽痛、咽痒、难以咽食半天。

现病史：昨晚出现咽痛、咽痒、难以咽食。

查体：咽红，扁桃体Ⅱ度大。颌下淋巴结未触及肿大。

中医诊断：咽痛。

治疗：取双侧少商、鱼际、照海。少商用三棱针点刺放血，余用泻法。

当晚即感咽痛、咽痒、难以咽食等症状消失。

五、皮肤科

（一）蛇丹（带状疱疹）

病例 1

吴某，女，71 岁。2011 年 8 月 7 日初诊。

主诉：背部带状疱疹退后刺痛近 2 个月。

现病史：于 2011 年 6 月 4 日出现右侧胸胁及后背疼痛，起疱疹，确诊为"带状疱疹"，经治疗后皮损好转，疱疹已退。现局部刺痛。纳可，大便不成形，日行 1 次。舌质暗红，苔薄黄

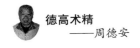

腻，脉沉滑。

既往史：高血压，胆结石，青光眼。

中医诊断：缠腰火丹（肝胆湿热）。

西医诊断：带状疱疹后遗神经痛。

治法：清泻肝胆，健脾利湿，通络止痛。

针刺：第1组：百会、神庭、攒竹、外关、合谷、中脘、天枢、气海、列缺、丰隆、蠡沟、龙眼、太冲、阳陵泉；第2组：百会、风池、曲池、合谷、大椎、颈四针、委中、三阴交。

中药处方：逍遥散加减。

当归10g	赤芍10g	白芍10g	柴胡6g
炒苍术10g	炒白术10g	香附10g	广郁金10g
延胡索10g	川楝子6g	白芷10g	细生地黄15g
枇杷叶10g	炒栀子6g	桔梗6g	北沙参15g
麦冬15g	五味子6g	白茅根30g	生甘草10g

7剂，水煎服，日1剂。

针后痛减，但患处仍有灼热感，中药针灸结合治疗至14次后诸症痊愈。

按语：百会、神庭、攒竹有安神的作用；手阳明经合穴曲池、原穴合谷，手少阳经络穴外关，散风清热，疏利少阳；足厥阴经原穴太冲，足少阳经穴风池，清泻肝胆，祛风散邪；足太阴经穴三阴交，健脾利湿；足太阳经合穴委中，清血热，祛外邪；"诸阳之会"大椎通阳解表；中脘、天枢、气海调理气血；列缺、蠡沟、丰隆分别为手太阴、足阳明、足厥阴三经的络穴，列缺行气，蠡沟活血，丰隆气血双行，意为"通则不痛"，为止痛经验穴。

本例以逍遥散为主方，柴胡疏肝解郁，当归、白芍养血和营以柔肝，苍术、白术健脾和中，为主药。本例为气滞湿阻证，因疼痛加活血通络、理气止痛之品，香附、广郁金、延胡索、川楝子、白芷为辅药；生地黄入血分，清热凉血，滋阴生津，栀子入气分，清三焦气分郁火，并入血分，凉血清热，桔梗宣肺排脓，生甘草清热解毒，缓急定痛，桔梗与生甘草一宣一清，则郁热散而痛自平，枇杷叶苦凉清降，入肺清泄肺热，北沙参、麦冬、五味子益气养阴，为使药；白茅根凉血透邪，清热利尿，使湿热之邪从小便排出。

病例 2

庄某，女，56 岁。2011 年 8 月 14 日初诊。

主诉：右耳灼痛，起疱疹 3 天。

现病史：右耳灼痛，内有疱疹 2 颗，焮红如小米粒大小，右眼闭合不全，口角歪向左侧。经追问病史，患者诉右胁部亦觉灼热疼痛，查已见 3 块簇拥成团的疱疹，刻下症：觉疱疹焮热疼痛，表情焦虑痛苦，夜不成寐，口干思饮，便结溲赤，舌质红，苔黄厚腻，脉滑数。

诊断：①缠腰火丹（肝胆湿热，经络痹阻）；②面瘫。

治法：清泻肝胆，通经活络。

针刺：耳尖、龙眼、大椎、膈俞、肝俞、大肠俞放血、下关（右侧）、地仓（右侧）、百会、神庭、攒竹、风池。

按上法先以百会、神庭、攒竹镇静安神，活络止痛，同时隔日放血治疗 1 次，6 次后疱疹干枯结痂，8 次后痂脱痊愈，后继续针治面瘫，经 40 天 20 余次的治疗，面瘫亦愈。

按语：带状疱疹及其后遗神经痛症，俗称"蛇丹""缠腰火丹"或"蜘蛛疮""蛇盘疮"，《外科大成》云："缠腰火丹，一名火带疮，俗名蛇串疮，初生于腰，紫赤如疹，或起火疱，痛如火燎。"该病病程持久，疼痛剧烈，以腰胁部、胸部多见，面部次之，多发于身体一侧。本病或因脾湿久困，肝胆经脉感受风热毒邪，或因肝气郁结，久而化火，以致肝胆湿热蕴蒸肌肤、脉络发为疱疹。其后遗症多为神经痛不止，或引起耳聋、耳鸣、面瘫等，周德安教授以此法治疗带状疱疹，可泻肌肤热毒，收湿

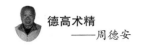

敛疱，促进水疱吸收，对带状疱疹之灼热刺痛、湿毒水疱疗效满意。

（二）白疕（银屑病）

病例

李某，男，32 岁。

主诉：周身泛发红色丘疹 2 年，加重 3 周。

现病史：银屑病反复发作 2 年，2 年来未间断服用中药汤剂，但效果不明显。3 周前无明显诱因周身泛发红色丘疹，脱屑，伴明显瘙痒，以双下肢后方、腰、腹等泛发。舌红，苔黄，脉弦滑。

中医诊断：白疕（血热妄行）。

西医诊断：银屑病。

治法：凉血解毒。

针刺：大椎、肺俞、脾俞、大肠俞、曲池，委中放血拔罐。

按语：银屑病是皮肤科常见的顽固之症，诊断并不困难，但治疗难度大，容易反复发作，针灸疗法已证实对此病行之有效。泛发严重者，疗效愈显突出，实证以三棱针放血，清热解毒，相对缓解时，可以五脏俞加膈俞调理之，可减少发作。周德安教授治疗皮肤病，包括痤疮、黄褐斑、银屑病，证属实，均用此法，效果显著。

（三）湿疹

病例

孙某，女，12 岁。2011 年 7 月初诊。

主诉（家人代）：湿疹反复发作 12 年，加重 4 个月。

现病史：出生 3 个月后出现湿疹，时轻时重。2009 年春节后加重，对多种食品过敏，皮疹主要出现在面部、肘窝、腘窝等部位。2009 年 3 月再次加重，自述接受外院数次火针后，全身起皮疹且不再消退。在协和医院查过敏原，较前增多，包括干果类、谷物类（吃核桃后喉肿憋气，以及对荞麦、榛子等坚果过敏，对食品添加剂过敏）。2011 年 2 月以来曾外用普特彼（非激素类），效果明显，大部分皮疹变平，颜色未变，半月前吃 1 根香肠后再次全身皮肤泛发（四肢、躯干均有），大便每日 1～2 次。舌淡红，苔薄白，脉浮。

诊断：湿疹（脾气虚弱，血虚生风，湿邪内生）。

治法：健脾化痰，祛湿活血。

针刺：百会、神庭、攒竹、曲池、合谷、中脘、天枢、气海、风市、血海、丰隆、太冲。

二诊：自觉变化不大，瘙痒难忍，双眼过敏，鼻炎过敏。取穴：百会、神庭、攒竹、承泣透睛明、曲池、内关、合谷、中脘、天枢、气海、风市、血海、丰隆、太冲。

三诊：目前同时外用西药止痒，否则难以忍受。因过敏物多，易反复。近日面部、腘窝新起皮疹。自觉针刺治疗时皮肤不痒，至晚上上床前皮肤不痒，皮疹未减少。入眠较前快。大便 1 天 1 次。鼻炎未减轻。取穴：百会、神庭、迎香、曲池、合谷、中脘、天枢、气海、风市、血海、足三里、丰隆、太冲、三阴交。

四诊：自觉腹部、臀部皮肤疹子减少，痒感减轻。仍同时外用西药止痒。取穴：百会、风池、大椎、五脏俞加膈俞、长强、风市、委中、三阴交、合谷、曲池。

五诊：停外用西药，涂炉甘石洗剂。近期大便每日 1 次，入睡快，皮疹减少，痒程度减轻。取穴：合谷、曲池、风池、大椎、五脏俞加膈俞、大肠俞、长强、腘窝。

六诊：全身皮疹明显减轻，腘窝皮损变薄，由红紫色变为接近正常皮肤，不痒，眠安，未感冒，无咳嗽、咽痒，鼻炎减轻，视力好转。一直未服汤药，外用净肤霜（不含激素）2 周。坚持

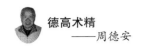
每周二、周五针灸至今。取穴：百会、神庭、攒竹、迎香、天井、曲池、手三里、合谷、风市、血海、足三里、丰隆、太冲、三阴交。

按语：湿疹为多发病、难治病，易反复不愈，该患者为过敏体质，自幼患湿疹，反复发作，奇痒难忍。虽有湿热之象，考虑病程较长，久病则虚，故治以健脾化湿，调理脏腑，镇静安神，祛风止痒，针刺治疗 3 个月疗效显著，易感冒、易过敏症状亦改善，可见针刺对全身免疫、内分泌等有良性调节作用。

六、杂症

（一）运动神经元病

病例

关某，女，56 岁。2006 年 3 月初诊。

主诉：四肢无力伴经常摔倒 1 年。

现病史：患者于 2005 年 5 月在平地上行走时突然跌倒，当时未引起重视，此后经常出现这种现象，至 2005 年 8 月始觉双下肢无力，上楼梯觉吃力，并出现上下肢肌肉不自主的跳动感。当地医院曾考虑为糖尿病、重症肌无力及运动神经元病，最终确诊为运动神经元病。予对症治疗，但病情不能控制，并有向上肢发展之势，遂来求诊。就诊时患者情绪悲观，面色虚浮，体态稍胖，语声低微，走路困难，行动迟缓，持物不稳，纳可，眠欠安，二便调。舌体胖大，色淡红，苔薄白，边有齿痕，脉沉细滑。

既往史：高血压、糖尿病均已 4～5 年。高血压服药控制，血糖控制不佳，已改用胰岛素治疗。

中医诊断：痿证（脾肾不足，气阴两虚）。

西医诊断：运动神经元病。

治法：健脾补肾，益气养阴。

针刺：第1组：百会、神庭、攒竹、中脘、神阙、气海、关元、天枢、手三里、内关、太渊、合谷、血海、足三里、三阴交、太白、太冲、丰隆、鱼际、照海。第2组：大椎、五脏俞加膈俞、胰俞、大肠俞、膀胱俞、长强、秩边、委中、太溪。以上两组腧穴轮替施治。毫针用补法。神阙只灸。关元、足三里、肾俞针刺加灸。

中药处方：补中益气汤合金匮肾气丸加减。

生黄芪30g	炙黄芪30g	五爪龙30g（先煎）	
当归10g	炒苍术10g	炒白术10g	生地黄10g
熟地黄10g	北沙参15g	麦冬15g	五味子6g
炮附片10g（先煎）		山茱萸10g	肉桂3g
车前子10g（先煎）		怀山药15g	怀石斛10g
柴胡6g	无柄灵芝10g	西洋参10g（另煎，兑服）	

7剂，水煎温服，日2次。

经80余次针灸治疗及按上方加减的中药治疗，加之精心的护理，病程已逾8年。

按语：运动神经元病其病因尚不明了，病变累及上下两极运动神经元，是一种慢性变性疾病，病变部位多累及脊髓前角细胞、脑干运动神经元、皮质锥体细胞及皮质脊髓束、皮质延髓束。病变只影响脊髓前角细胞，称进行性脊髓性肌萎缩；只影响脑干的运动性颅神经核，称进行性延髓麻痹；还有一种类型是既影响脑干与脊髓的运动神经元，同时又影响锥体束，称肌萎缩性侧索硬化症；如果只影响锥体束，称原发性侧索硬化症。上述各种运动神经元病，都能影响肌肉，使肌肉萎缩或活动无力，终致影响生活，因此属于中医痿证范畴。本病多于中年后起病，临床以男性为多，起病隐袭，进展缓慢，也有的呈亚急性进展，病程

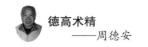

3～7 年，后期多死于并发症，如为进行性延髓麻痹型，病程可能
更短，短则半年，长则 2 年。

有关运动神经元病的治疗，到目前为止，还没有一个较好的
方法，只能对症处理与支持疗法。而中医药与针灸疗法，确有一
定的缓解作用。

百会、神庭二穴配伍，有镇静安神之效，乃治病先治神之
意；攒竹有清热明目、镇静安神的作用；中脘健胃消食，补益气
血；神阙、气海、关元均为任脉穴，不仅具有补元益气之功，而
且有强身健体之效，尤以神阙、关元二穴施以灸法，可以有效地
提高人体的免疫功能，增强体质；天枢、手三里、合谷、足三里
为手足阳明经之穴，合而用之乃治痿独取阳明之意；内关开胸理
气；太渊补肺气；血海、三阴交、太白均为脾经穴，脾胃相表里，
为气血生化之源，配伍可益气养血，通经活络；太冲与血海相配，
可达治风先治血，血行风自灭之功，有效减少肌肉的瞤动；鱼际
清肺热，照海滋肾水，二穴配伍，再与丰隆相配，可养阴清热，
生津止渴，对较轻的糖尿病有一定的作用；大椎与长强相配有镇
静安神、治疗失眠的作用；五脏俞加膈俞具有调节五脏、益气养
血之效；大肠俞和膀胱俞一通肠，一利尿，可维持大肠与膀胱的
正常生理功能；秩边、委中为膀胱经穴，可调理膀胱经气，通经
活络；太溪为肾经原穴，可补肾纳气，既可补肾阳，又能滋肾水。

中药处方中黄芪生炙共用，生黄芪固表益气，炙黄芪补中益
气，五爪龙又有南芪之称，与北芪作用相近，是当代名医邓铁涛
教授治疗痿证的常用药，三药合用共 90g，可加强补中益气、固
表益气之功，是本方治痿的君药；当归补血，通调经脉；生地黄、
熟地黄、山茱萸、山药是六味地黄丸中的补肾药，为臣；附子、
肉桂温补阳气，促进肾的气化功能；北沙参、麦冬、五味子为生
脉饮之化裁，既可益气养阴，又可缓解当归、黄芪、肉桂、附子
之燥热；石斛生津止渴，滋阴除烦；无柄灵芝与西洋参两味药均

可补气益津，提高人体正气，同为补而不燥、强身健体之品；柴胡升阳举陷；车前子利水。全方以补中益气汤与金匮肾气丸加减组合而成，既补中气，又补肾气，既健脾，又补肾，是中医治痿的一剂良方。

（二）一氧化碳中毒后遗症

病例

商某，男，62岁。2011年6月29日初诊。

主诉：煤气中毒后遗症1年。

现病史：1年前因煤气中毒，经抢救后苏醒，但患者神精呆滞，反应迟钝，行动困难，终日不语，尚有意识，望其面容憔悴无华，饮食需用胃管，纳差，二便失禁。苔白腻，舌质暗红，脉象沉滑。

既往史：糖尿病。

中医诊断：秽气蒙心后遗症（秽浊留滞，痰蒙清窍）。

西医诊断：一氧化碳中毒后遗症。

治法：开窍豁痰，醒脑益智。

针刺：百会、神庭、本神、四神聪、中脘、气海、天枢、内关、通里、丰隆、悬钟、照海、公孙、太冲。

中药处方：二陈汤加减。

法半夏6g	广陈皮10g	茯苓10g	石菖蒲15g
广郁金15g	天麻10g	鳖甲15g	龟板15g
黄精15g	枸杞子10g	胆南星6g	天竺黄6g
羌活10g	合欢皮20g	白芷10g	炙甘草6g

10剂，水煎服，每日1剂。

针药结合治疗10天后，由于饮水呛咳，加廉泉、天容，治疗1个多月，吞咽功能逐渐恢复，已去除胃管。反应较前灵活，行动亦较前稳健，大便基本正常，小便时遗。

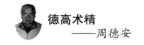

按语：本例患者由于煤气中毒，导致头晕、头痛、恶心、呕吐，后经及时抢救，生命转危为安。经过一段清醒期（即中毒后1～8周内，精神状态完全正常）后突然发病，意识不清，动作异常，反应迟钝，言语不清，显痴呆症候群，病情继续发展，则逐渐出现四肢肌肉强直、大小便失禁等症。另有病人经过"清醒期"以后逐渐发生帕金森病，而不出现精神症状。中医对本病没有系统的记载，但考虑一氧化碳为秽浊之气，吸入后蒙蔽清窍，令人昏厥，邪气久留，郁久生痰以致阻碍神明，肝风内动，而瘛疭不用。故以开窍醒神、化痰息风为治而取效。

周德安教授用百会、神庭、本神、四神聪镇静安神、补元（元神之府）益智。中脘、内关、丰隆、公孙为方中祛痰的主穴，中脘为胃之募穴，有健脾和胃、行气化痰之效；内关为手厥阴心包经之络，有宁心开窍、理气和胃、祛除痰结之效；足阳明胃经络穴丰隆可健脾和胃，为豁痰之大穴；公孙为足太阴脾经之络穴，亦可健脾化痰。天枢为胃经穴，多气多血，气海可调一身之元气，为阴中之阳穴，二者相伍，可加强健脾和胃、益气升阳的作用。通里为手少阴之络穴，以通为治，功可宁心安神，心开窍于舌，故舌强语謇可治。病人神情呆滞，心无所依，神无所附，多与心肾虚弱有关，故取照海治之。髓会悬钟可健脑生髓。足厥阴肝经原穴太冲可平肝息风，疏肝调中。

中药处方中陈皮理气化痰，茯苓渗湿利水，半夏燥湿化痰，炙甘草健脾和中，即本方以二陈汤为主药；因痰湿生，脾运健则湿自化，湿去则痰自消，故辅以天竺黄以豁痰利窍，胆南星以祛风化痰，羌活苦能燥湿，又以石菖蒲芳香醒神，广郁金行气解郁开心窍，合欢皮补阴和血，鳖甲滋阴清热，潜阳散结，黄精、枸杞子补肾生精，为佐药；白芷引经治头痛，为使药。

（三）病毒性脑炎后遗症

病例

刘某，男，39 岁。2011 年 6 月 5 日初诊。

主诉：失眠、记忆力减退 1 年余。

现病史：患者于 2010 年 2 月曾患"病毒性脑炎"，经住院治疗症状缓解。现失眠，记忆力减退，识人能力差，头昏沉，胃脘胀满不适、泛酸，纳可，二便调。舌淡红苔薄白，脉细滑。

中医诊断：善忘（痰阻心包）。

西医诊断：病毒性脑炎后遗症。

治法：安神健脑，豁痰益智，填精益髓，固本扶正。

针刺：第 1 组：百会、神庭、本神、四神聪、印堂、内关、通里、中脘、关元、天枢、合谷、水道、阴陵泉、丰隆、悬钟、照海、太冲。第 2 组：督脉十三针、噫嘻、魂门、志室。两组穴交替使用，用平补平泻法。

中药：香砂养胃颗粒 5g×20 袋。每次 5g，每日 2 次。

针刺 8 次后，患者记忆力和识人能力明显增强。16 次后，病情明显好转，胃胀泛酸缓解，食欲增加，失眠好转，入睡亦较前快，记忆力已基本恢复。第 17 次来治疗时，由于体形肥胖，要求减肥，加阴陵泉、商丘以加强利水效果。针刺 39 次后，病已痊愈，现已正常生活、工作。

按语：病毒性脑炎后遗症是西医名称，根据这一病例出现的失眠、不识人、记忆力差等症来看，似可归入癫痫善忘一类，《医学正传》曰："癫为心血不足……宜乎安神养血，兼降痰火。"《张氏医通》曰："癫之为症……安神豁窍为主。"本病的病机，其本为心脾肾阴阳俱衰，其标为痰浊上逆，阻塞清窍。可见该病需从治神入手，补益心肾，培补本元，化痰开窍。

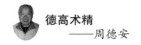

德高术精
——周德安

（四）重症肌无力（单纯眼肌型）

病例 1

杨某，女，72 岁。2008 年 11 月 23 日初诊。

主诉：左眼睑抬举无力 1 个多月。

现病史：患者 1 个半月前无明显诱因出现左眼睑抬举无力，北医三院神经内科诊断为"重症肌无力"，口服西药（具体用药不详）2 周，稍见好转，因易犯肠梗阻停药，病情无明显变化，自觉眼皮发沉，朝轻暮重，偶觉头晕。纳可，眠差，二便调，口干口渴，喜热饮。舌质红，少苔，脉沉细数。

既往史：2002 年行乙状结肠癌切除术。2008 年行胆囊切除术。

中医诊断：痿证（气阴两虚）。

西医诊断：重症肌无力。

治法：益气养阴，滋补肝肾。

针刺：百会、神庭、承光、阳白（左侧）、承泣透睛明、太阳、中脘、天枢、关元、手三里、足三里、三间、悬钟、蠡沟、太冲、太溪。

中药处方：见下方。

党参 10g	黄芪 30g	当归 10g	炒苍术 10g
炒白术 10g	茯苓 10g	广陈皮 10g	柴胡 10g
菟丝子 10g	丹参 10g	枸杞子 10g	黄精 15g
覆盆子 10g	沙参 15g	麦冬 15g	五味子 10g
升麻 6g	车前子 10g		

针刺 1 次，左眼睑即觉轻松，睡眠亦有好转，针刺加光明。第 3 次来诊时诉左眼睑已能抬起，睁眼闭眼均无大碍，外观已无异常，但自觉眼内不适，建议去西医眼科检查。第 4 次来诊诉双眼睑均开合自如，不适减轻。经 2 个月的针药治疗，患者左上睑

290

下垂恢复如初，他症均愈。

按语：重症肌无力是一种神经－肌肉接头部位因乙酰胆碱受体减少而出现传递障碍的自身免疫性疾病。眼肌型重症肌无力归属于中医"睑废"范畴，脾主运动，脾气虚则无力，且脾应"日昳"（黄昏至合夜），患者早晨睡醒后，气血暂复，午后正气损耗，气血又失，症状朝轻暮重，故此病案之根本在于脾肾，脾肾虚弱，气血不和，脉络失养，血不荣筋，而致使肌肤松弛；脾失健运，聚湿成痰，外夹风邪，风痰阻塞经络致使经脉失养；或因先天禀赋不足，脾肾两虚，睑肌失养而致。周德安教授遵《素问·痿论》中"治痿独取阳明"之说，认为阳明虚，则诸经不足，不能濡养宗筋，致使上眼睑无力抬起。因脾主肌肉、四肢，上下睑属脾，脾主升清，胃主受纳、主通降，若脾失健运，脾虚气陷则气机升降不利，则上眼睑下垂，上下眼睑闭合不全。故在治疗时注重选取阳明经穴，配合少阳、太阳，旨在调理脾胃，补益气血，滋养胞睑筋脉，以升阳举陷为治。

百会配神庭，有清热开窍、健脑宁神、平肝息风、升阳举陷之功。足太阳经筋为"目上冈"，足阳明之筋上合于太阳，足少阳之筋上额角，其为病"目不开"，故本方取足太阳经穴承光、睛明，足阳明经穴承泣，足少阳经穴阳白、悬钟（上病下取之意），配奇穴太阳，舒筋荣络，使胞睑筋肉得养，睁合有力。中脘为足阳明胃之募穴，脾胃相表里，脾主肌肉，眼睑为脾所主，故取中脘以健脾，调畅气血，升举胞睑。脾胃为后天之本，气血生化之源，阳明经穴中脘、手三里、足三里在此可调脾胃，补中土而资化源，益气生血，气血双补。任脉穴关元为强壮要穴，会手足三阴经，具有培肾固本、补益元气之功。足厥阴肝经络穴蠡沟、原穴太冲有疏肝调中的作用。三间为周德安教授调理睡眠的经验穴。

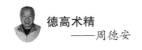

病例 2

马某，女，18 岁。2011 年 7 月 31 日初诊。

主诉：右上眼睑下垂 2 年。

现病史：2 年前右上眼睑极度下垂，朝轻暮重，伴全身乏力，纳可，眠安，月经及二便调，经甲硫酸新斯的明肌注实验显示，确诊为眼肌型中度肌无力。舌质淡，苔薄白，脉象沉细。

中医诊断：痿证（脾肾两虚）。

西医诊断：眼肌型中度肌无力。

治法：益气升阳，补肾健脾。

针刺：百会、神庭、承泣、阳白、太阳、中脘、天枢、关元、足三里、悬钟、太白、太冲。

针刺 16 次后，右眼上睑下垂明显好转，重坠感基本消除，体力稍增，脉沉稍有力。针药结合继续治疗 3 个月后，右眼上睑已恢复正常。

（五）尿崩症

病例

邱某，男，33 岁。2007 年 8 月 22 日初诊。

主诉：多饮多尿 3 年余。

现病史：患者于 2003 年 9 月 11 日由 3 米高处摔落在地，当即昏迷，头胸腰等多处受伤，经 1 周时间抢救，神志意识及肢体活动基本恢复正常，但出现了不可控制的口舌干燥，大渴多饮，经禁水试验检查后，体重在数小时之内下降 4kg，而被诊断为"尿崩症"，住院治疗 3 月余，好转出院。刻下症：仍感口渴、多尿，体力脑力均感不足，此外还有性功能低下表现，偶感头痛、恶心、失眠、焦虑等，纳可便调。面部虚肿，表情平淡。舌淡红，苔薄白，脉沉细。

中医诊断：多尿（脾肾阳虚，虚阳上越）。

西医诊断：尿崩症。

治法：温肾健脾，育阴潜阳，佐以生津止渴。

针刺：第1组：百会、神庭、攒竹、中脘、关元、天枢、手三里、内关、神门、足三里、三阴交、鱼际、照海。第2组：百会、大椎、至阳、命门、长强、肺俞、心俞、膈俞、脾俞、肾俞、次髎、环跳。关元、命门、脾俞、肾俞、手三里、足三里施以补法，其他腧穴均施以平补平泻法。

中药处方：五子衍宗丸合生脉饮加减。

熟地黄 10g	山茱萸 10g	云苓 10g	怀山药 15g
黄精 15g	枸杞子 10g	仙茅 10g	菟丝子 10g
牡丹皮 10g	淫羊藿 10g	鳖甲 15g	覆盆子 10g
沙参 15g	五味子 10g	龟板 10g	车前子 10g（包煎）
砂仁 6g（后下）		鹿鞭 6g	炙黄芪 20g
炒苍术 10g	炒白术 10g		

7剂，水煎温服，日2次。

按语：尿崩症是因下丘脑-神经脑垂体功能减退，抗利尿激素分泌过少引起的一种疾病。临床主要症状为多饮、多尿、失水、口中干渴若狂等。本病可分原发与继发两类，原发性尿崩症原因不明，可能与遗传因素有关，占8%～23.3%，继发性尿崩症多为鞍内或附近肿瘤所引起，其次为脑膜炎、脑炎或结核感染所引起，此外，还可因脑血管病变、颅骨创伤、细胞浸润、垂体或间脑手术等引起。治疗多以手术、抗感染、对症等方法为主。

本案为颅脑外伤所引起，前期狂渴、狂饮、多尿已被西医综合治疗所控制，一般性口干、思饮、多尿、失眠、焦虑、头晕、头痛、恶心、精力不足、性功能减退等改善不明显而来本院求治，针药已如上述。其中百会、神庭、攒竹、内关、神门等安神定志，减少其焦虑、失眠、头晕、头痛、恶心等，关元大补元阳之气，且有补肾健脾、温阳化水之功，中脘、天枢、足三里、内

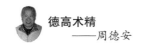

关调理胃肠机能，促进食欲、减少恶心，中脘、关元、天枢、鱼际、照海、内关诸穴相伍是治疗消渴之经验方穴，可有效地减少口渴、多饮和多尿症状。百会提升阳气，手三里、足三里、三阴交等为补益气血之主穴，可助中脘补中气、关元扶元气，诸穴相伍则可有效地增强体力，提升人体的原动力。

中药五子衍宗丸是治疗先天不足、肾精亏虚、阳气不振、男子不育、女子不孕、婴幼五软、发育迟缓等的常用方。本患者主要表现为多饮多尿、性欲低下、神疲乏力、心烦不寐、头晕头痛等一派气阴两虚之象，尤以脾肾阳虚、湿不运化为主，阴津不足、虚热上浮为次，故以沙参、五味子、砂仁、山药、苍术、白术辅之，以达补肾健脾、温阳化湿、育阴潜阳、生津止渴之效。

第七章
薪火传承

　　周德安教授从医 50 载左右，勤耕不辍，成为一代针灸大家。其精深的学术思想、丰富的临床经验惠泽了诸多中医学子。

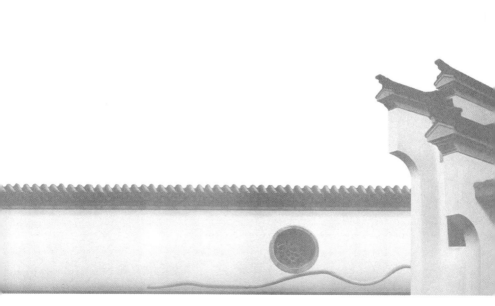

一、周德安教授治神学术思想发挥

马 琴

[**作者介绍**]马琴，女，硕士研究生，副主任医师，为周德安教授学术继承人。1996年毕业于北京中医药大学针灸推拿专业，曾就职于北京中医医院针灸中心，2012年于广西壮族自治区南宁市同有三和中医深入学习五行针灸，目前就职于北京正安医馆和正安文化。擅长针灸治疗面瘫、头痛、失眠、耳鸣耳聋、三叉神经痛、痛经、更年期综合征、各类骨关节病、小儿多动症、中风及其并发症等。现同时进行中医、针灸的中英文教学。

周德安教授学术思想可概括为六治，其中"治神"思想为重中之重。现就周德安教授治神思想学术渊源、治神思想的内涵、治神取穴特点和治疗次第等分别展开论述。

1. 治病之始，治神为先

周德安教授治学严谨，勤求古训、博采众长，其针灸理论基础大多根植于中医学术经典。尤其是"治神"学术思想的提出，源于《黄帝内经》中对于"神"的多篇论述。周德安教授根据《素问·宝命全形论》的"凡刺之真，必先治神"、《灵枢·本神》的"凡刺之本，先必本于神"等论述，充分认识到"治神"在针刺治疗中的重要性。尤其是在《灵枢·本神》中的论述："肝藏血，血舍魂，肝气虚则恐，实则怒。脾藏营，营舍意……必审五脏之病形，以知其气之虚实，谨而调之也。"认识到人体之神对于脏腑生理、病理功能有着不容忽视的影响，诸多的单纯身体的

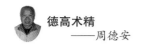

症状背后可能存在着机体神志不调的潜在原因。临床上，不仅可以通过调治神志，达到改善人体精神、情绪甚至心性的目的，更可以通过针灸"治神"影响气血，从而帮助机体调整、恢复脏腑功能。忽略神志因素，只针对躯体症状治疗，即便躯体症状很快消除，也可能会出现症状反复或再出现其他症状的情况。在周德安教授多年的临床经验中，治病先治神，对于各临床病症（包括精神、情绪尤其是躯体症状）的恢复有着事半功倍的临床效果，也正是因为对治神的重视，其针灸临床疗效显著，这使得周德安教授对于针灸治神格外重视，潜心钻研，遂有"治病之始，治神为先"的学术思想的提出和一系列治神处方的问世。

周德安教授根据《素问·上古天真论》"恬淡虚无，真气从之，精神内守，病安从来"、《灵枢·口问》"悲哀愁忧则心动，心动则五脏六腑皆摇"的论述，从正、反两方面认识到精神内守、情绪安定是保持身体健康的重要前提。继而认识到通过针灸治疗使患者的精神安定，是取得良好疗效的重要前提。据此在临床中逐渐摸索出"镇静安神"的针刺方法，首先创立了由百会、神庭、本神、四神聪、神门组成的针灸"四神方"，不仅是治疗与精神、情志因素有较密切关系疾病的主方，而且临床对于内、外、妇、儿等各科疾病，均在"治神"基础上进行治疗，常获满意疗效。其原理在于通过针灸"治神"，令精神安定内守，真气从之，脏腑功能得以调整与恢复，达到治疗疾病之目的。针灸"四神方"是体现针灸"治神"理论的重要基础性方剂。

周德安教授还拓展了传统的"开四关法"及金针王乐亭针灸"五脏俞加膈俞"方、"督脉十三针"方的应用范畴，用于针灸"治神"。周德安教授对于针灸"开四关法"有深刻的认识，根据《灵枢·九针十二原》"十二原出于四关，四关主治五脏"和《灵枢·根结》"用针之要，在于知调阴与阳，调阴与阳，精气乃光，合形与气，使神内藏”的理论，指出四关穴的合谷与太冲分别是手阳明大肠经、足厥阴肝经原穴，二者分别属阳主气、属阴主血，一上一下、一阴一阳，合而用之，可调阴阳，使神内藏。临床可有效地用于镇静、止痛、急救，发挥平肝潜阳、镇静安神之功效，常可配合“四神方”应用。周德安教授还深入挖掘“五脏俞加膈俞”和“督脉十三针”两个针灸方剂的内涵，通过调节脏腑功能、调节脑和脊髓的中枢神经功能，达到“治神”的目的。针灸“五脏俞加膈俞”方属于王乐亭治疗中风病的“中风十三治”之一，原本治疗卒中后遗症，五脏虚损，阴阳、气血俱亏诸症。周德安教授根据《黄帝内经》“五脏藏神”和“从阴引阳、从阳引阴”的理论，通过调整脏腑功能，达到治神之目的，将其广泛用于久病、虚证为主的精神、情志疾病，形成了“补益安神”法。“督脉十三针”方是王乐亭治疗瘫痪病的主方，也是“中风十三治”之一，也可用于癫狂痫、痹证等。周德安教授根据《难经·二十八难》督脉循行“入属于脑”理论，将督脉十三针扩展应用于癫痫、帕金森病、失眠及儿童多动症、抽动症、自闭症等治疗，发现可有效改善心烦、失眠、多动和癫痫等疾病症状，发挥“重镇安神”作用，形成“重镇安神”法。

概括言之，周德安教授“治神”的常用针灸方剂之中，“四神方”是在实践中创立的；“开四关法”是周德安教授对广大针灸医师常用的四关穴在临床应用于“治神”方面的深刻、独到的体会；“五脏俞加膈俞方”“督脉十三针方”是根据《黄帝内经》《难经》理论，在继承金针王乐亭临床经验基础上的发扬创新。这些针灸处方着眼于调整人体神志，先安定神志，继而机体脏腑功能自然各归其位。

2. 形神互根，以神御形

治神在各种疾病的治疗中效果如此显著，周德安教授进一步

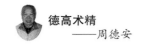

思考的是，调整神志的治疗对于精神、情绪症状的恢复可谓是针对性治疗，取效可以理解，为什么在诸多以躯体症状为主诉的疾病中加用了调整神志的治疗，疗效比单纯针对躯体症状治疗显著而迅速而且疗效稳定？其答案最终仍在《黄帝内经》中找到。开篇《素问·上古天真论》提出："上古之人，其知道者，法于阴阳，合于术数，食饮有节，起居有常，不妄作劳，故能形与神俱，而尽终其天年，度百岁乃去。"这段文字清晰地告诉我们，形神俱备是健康标准，形神可谓是人体的最大的一对阴阳，形神俱备，才能称得上是一个健康的完整的人，这也是养生、治疗的终极目的。那在这对阴阳关系里，神的问题通过调养神志可以解决，形的问题如果首先对神进行调治为什么形的问题会更快速有效地解决呢？周德安教授对于形神这对阴阳关系的解读是"形神互根，以神御形"，这正是他"治病之始，治神为先"这一学术思想的理论基础。

（1）何谓神志，清晰内涵

现代精神医学认为，人的精神活动由各种心理过程和个性心理特征两大部分组成。心理过程又分为认知活动、情感活动和意志行为活动。个性心理特征即各种个性或人格表现。中医对人体精神活动的认识包括以上内容，只不过翻译成中医语言就是"五志"（神、魂、魄、意、志）、"七情"（喜、怒、忧、思、悲、恐、惊）和"五行人"（木、火、土、金、水行人）。五志的含义，在《灵枢·本神》中有详细的描述：两精相搏谓之神；随神往来者谓之魂；并精而出入者谓之魄；所以任物者谓之心；心有所忆谓之意；意之所存谓之志；因志而存变谓之思；因思而远慕谓之虑；因虑而处物谓之智。"可以简单地理解为，五志为人认识、感知世界的思维、记忆、意识等高级精神活动，类似于现代医学所总结的心理认知活动和意志行为活动，七情更偏重于认知活动和意志行为活动后所产生的情感活动或情绪体验。现代医学认为人类所有精神活动都为大脑所主，中医则都归为五脏所主。即《素问·宣明五气》曰："心藏神，肺藏魄，肝藏魂，脾藏意，肾藏志。"形成了"五神脏"理论。有学者认为五神之"神"乃人类独有的最高层次的自觉意识，在精神活动中发挥主宰作用。魂是较神低一层次，在进化和发育过程中先行形成的本体意识，是心神的基础。魄是最先产生的，也是最基础的动物感知机能。三者在进化过程中逐次演化而成，而在生命活动中却是越低级越基础，越高级越具有主宰之能，因此神能制魂魄，魂魄是神的基础。就魂魄而言，则魂属阳而魄属阴，魂动而魄静，魂能制魄而魄为魂之基。意与志则是人类独有的精神活动，是思维过程的关键环节。

上述精神活动在一定程度上调控情绪体验及脏腑活动，正如《灵枢·本脏》所言："志意者，所以御精神，收魂魄，适寒温，和喜怒者也。"此"五志"和"七情"是《黄帝内经》中多次提到的治神的内涵之一。亦是周德安教授治病先治神之中所言的"神"范畴。

（2）以神御形，阳主阴从

形神是一对阴阳，"阳化气，阴成形"，即神为阳，形为阴。形，为人体一切有形的、可感知的，如气血的多少、肌骨的强弱、脏腑的盛衰，神则是以此为基础的生命功能活动的外在体现，包括五志、七情。两者相互影响、相互为用。在《灵枢·本神》中详细描述了形神之间的相互关系。具体来说，神根于形，形承载着神，形对神的影响为"肝藏血，血舍魂，肝气虚则恐，实则怒。脾藏营，营舍意，脾气虚则四肢不用，五脏不安，实则腹胀经溲不利。心藏脉，脉舍神，心气虚则悲，实则笑不休……"但在阴阳关系中，除了阴阳的互根互用外，不容忽视

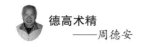

的是他们之间的互动关系，即"阳主阴从"的关系，阳在其中是起主导、引领、决定作用的。阴平阳秘也是以阳为主导的阴阳动态平衡关系。在《周易》中，以讲解乾、坤的内涵明确了阴阳关系中阳的主导地位，"大哉乾元，万物资始，乃统天"，在论述坤元的时候，提到"乃顺承天"。明确了乾阳的主导地位和坤阴的从属地位。在《黄帝内经》中，重阳思想也充分彰显，如《素问·上古天真论》中提出，保存真阳之气，才能够达到"恬淡虚无，真气从之"的这样一种状态。后世郑钦安医学明确提出了"阳主阴从"的思想，发展出了"扶阳派"，对后世中医临床影响深远，目前仍广泛应用于临床。周德安教授认为在形神这对阴阳关系中。神为形用，但神可御形，对形有主导、决定和引领作用。《黄帝内经》多次描述了神对形的影响，如"心，怵惕思虑则伤神，神伤则恐惧自失。破䐃脱肉，毛悴色夭死于冬。脾，愁忧而不解则伤意，意伤则悗乱，四肢不举，毛悴色夭死于春……"就是因为形神这样的一种关系，在形神关系中，形可影响到神，但神的状况决定形的状况，可以理解为所有症状皆是心灵的呼唤，这是治病先治神的内涵之所在。周德安教授在临床治疗过程中紧紧抓住主要矛盾，治病先治神，成为其鲜明的学术思想之一。

3. 针刺通神，究其根本

从《黄帝内经》可看到针灸治疗具有三个层次：第一，局部治疗；第二，调气治疗；第三，调神治疗。这就是针灸治疗的层次之分，如果着眼于形的层面，也就是气血层面，针灸治疗是有其局限性的。《伤寒论》中明确提出："阴阳形气俱不足者，勿取以针，而调以甘药也。"也就是说，对于气血阴阳俱不足的病症，如果在调整气血的层次进行诊治，只能先借助于中药，气血阴阳补充足够，仍不调时，可借助针灸通调经络。但如果能着眼于神的层面，进行调神治疗，则可借助天地运化之道，无治疗盲区可言，而且治疗起来穴简而效宏，大大扩展了适应证，这是周德安教授在针灸临床临证必先调神的原因。此为周德安教授针灸治神的精华所在。

（1）针刺调神，重中之重

在《素问·刺法论》中提出："是故刺法有全神养真之旨，亦法有修真之道，非治疾也……"明确提出针刺治疗并不仅仅是治疗身体症状的，可以调治七情五志，有全神养真之用，最终达到"守神固根"的作用。正式提出了针刺的确具有通神的作用，可以起到调整神志的作用。杨上善在《黄帝内经太素》中亦有："用针之道，下以疗疾，上以养神，其养神者，长生久视，此大圣人之意也。"所以，针道其实就是"真道"，是一条全神养真的通道，针刺能够解决的不仅仅是患者躯体症状，更可以转移到患者的心性，影响到五志七情，从根本上解决产生症状的根本原因，尤其在目前心身俱病广发的时代，调神治疗尤其难能可贵。

（2）调神治疗，通天为本

如果说调气治疗需要借助机体气血的盛衰来产生疗效的话，那调神治疗则可借助于天地运化之道。为什么说调神治疗是可以借助于天地之道呢？在《素问·四气调神大论》中其实已经给出了答案，曰："春三月，此为发陈。天地俱生，万物以荣，夜卧早起，广步于庭，被发缓形，以使志生，生而勿杀，予而勿夺，赏而勿罚，此春气之应，养生之道也；逆之则伤肝，夏为实寒变，奉长者少。夏三月，此谓蕃秀。天地气交，万物华实，夜卧早起，无厌于日，使志勿怒，使华英成秀，使气得泄，若所爱在外，此夏气之应，养长之道也；逆之则伤心，秋为痎疟，奉收者少，冬至重病……"也就是说天地和人体之神是一个频率，跟上天地的节奏，则人体之神自然可调，即人神合于天地之神，同频

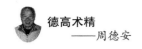

共振，天人相应则人体健康，失之，则疾病丛生。人体之神要靠天地之神来调养。这是人为天地之所化生的真正含义。正因为天地无时无刻不在长养着万物，故对于人体从调神的角度来治疗，则无治疗盲区可言，任何证型皆可从调神入手，从而调到形，从情志入手，调到躯体。这是周德安教授在针灸临床每证必先调神的原因。

4. 针刺调神，次第为要

上面论述了所谓"针灸治神"中神的内涵、形神关系中神对形体及对躯体症状的决定作用（此为治病先治神的意义所在），论述了天地之所以可以生人，是因为天地之神时刻在感应着人体之神，论述了针刺具有打开人体之神与天地之神接洽的通道的作用，为人体修真养神之道（解释了针刺为什么可以调神，针刺调神对于形神症状的改善为什么如此迅捷并且无治疗盲区）。具体在临床应用中，针刺治疗都是通过针刺腧穴来落实治疗作用。也就是说，腧穴是实现针灸治疗作用的一个重要媒介。为更好地理解针灸治神，有两点需要区分。其一，腧穴，《黄帝内经》中有不同命名，称其为"气穴"时，是在"针灸重在调气"这个层面，它承担的是调整机体气机的作用；《黄帝内经》中对它的另一个定义为：为神气止所游行出入也，在这个层面时，它承担着成为修神养真的通道这样一个作用。这两个层面的治疗结果，有可能是对不同腧穴的选择来实现的，更有可能是同一个腧穴，对它有不同层次的理解时，配合不同的手法发挥的是不同层次的治疗作用。如期门，在调气层面，它具有治疗肝胃气机不调的作用，在调神层面，具有打开人体期望之门的作用，对于抑郁焦虑症、神经症患者对于生活绝望、空虚、无目标等有很好的治疗作用。其二，在调神方面，根据腧穴穴性的不同，有次第的选择腧穴治疗非常关键。下面就第二点详细论述。

（1）针刺调神，原穴为要

疾病既生，如何再借助天地运化之道使之跟上天地的节奏驱除疾病恢复健康呢？天地之神和人体之神所接洽的通道在哪里呢？《素问·刺法论》给了答案，十二经之原穴，此为人体与天地之气相感的通道之一，可刺之。《素问·刺法论》曰："黄帝问曰：十二脏之相使，神失位，使神彩之不圆，恐邪干犯，治之可刺？愿闻其要。岐伯稽首再拜曰：悉乎哉问！至理道真宗，此非圣帝，焉穷斯源，是谓气神合道，契符上天。心者，君主之官，神明出焉，可刺手少阴之源。肺者，相傅之官，治节出焉，可刺手太阴之源。肝者，将军之官，谋虑出焉，可刺足厥阴之源。胆者，中正之官，决断出焉，可刺足少阳之源。膻中者，臣使之官，喜乐出焉，可刺心包络所流。脾为谏议之官，知周出焉，可刺脾之源。胃为仓廪之官，五味出焉，可刺胃之源……凡此十二官者，不得相失也。是故刺法有全神养真之旨，亦法有修真之道，非治疾也，故要修养和神也。道贵常存，补神固根，精气不散，神守不分，然即神守而虽不去，亦能全真，人神不守，非达至真。至真之要，在乎天玄，神守天息，复入本元，命曰归宗。"明确提出十二原穴有归根的妙用，《道德经》中讲："归根曰静，静曰复命，复命曰常，知常曰明，不知常，妄作凶。"所以说十二经原穴有使人体回到本来节奏的重要功能，使人体之神与自然之神同频共振，是针刺调神的一个常法。周德安教授在特定穴的临床应用中，尤其注重原穴的治疗。因为这是调神治疗的启动，是最根本的治疗。另外，能够沟通天地与人体之神的腧穴还包括五腧穴（尤其是五腧穴中之时令穴）、背俞穴等。分属某一经络的原穴和特定穴、背俞穴是天地长养该一脏腑之神（也可理解为识神）的通道，为治神的起始治疗。这些腧穴均为周德安教授临床应用的重要选穴，在调神治疗的早期都可以用。

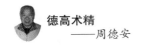

（2）神穴神用，事半功倍

人体腧穴的名称有其特定的含义，人体所有命名中带"神"的腧穴，对调神治疗有着不可或缺的作用。如神庭、神门、本神、神阙等。周德安教授在临床中对于这些腧穴的应用颇为得心应手。比如"四神方"，由百会、神庭、本神、四神聪、神门组成，具有醒脑开窍、安神定志的作用，不是针对某一脏腑而是针对元神的治疗，故不仅用于精神、情感类疾病，同时也用于躯体疾病而影响到情志的疾病，治疗范围颇为广泛。其他类似的腧穴还有神阙、巨阙、膏肓、神堂、魄户等，对于一个精神疲弱、神不守舍的患者，可以选择其中一个腧穴针刺或艾灸，可以起到即刻积精全神的作用，对于机体各项功能的恢复有着至关重要的作用，类似于"擒贼先擒王"的道理。

（3）天窗之穴，适时而用

人体还有另外一大类腧穴，因其命名中含有"天"字，在治疗上有帮助机体与身外世界相通，开阔人之视野的作用而被称为"天窗"穴，比如小肠经之天窗、天容，膀胱经之天柱，心包经之天池、天泉，三焦经之天牖，肺经之天府，任脉之天突，等等。当患者情志失调，陷入自我之困，如此想如此做很痛苦，但仍然不能停止，失去对外部环境的重新评价与认识，在思想的死胡同里纠结时，上述天窗穴可以帮助患者从新的角度看待问题，为其提供一个入口，以此开始更客观地看待事情，从而精神平衡，失眠、纳差、脱发、心悸等躯体症状随后应之而解。这些腧穴在平衡之人，可根据情况自如开闭，接受超过身体处理能力的信息时，心神可关闭；当需要更多光线来看清事物从而有下一步时，则打开心神，天窗穴可使心神的开闭功能自如。如果机体在长期压力或某方面受到重创从而长久的关闭了心神，陷在自我的泥潭里时，可选择天窗穴治疗。需要注意的是，天窗穴的效力

非常强大，不可轻易使用，一般不在治疗之初选用，需要先培
补患者正气，使其身心能够承受新的光线时再使用。就如长时
间身处黑暗中的人，突然看见光明会损害其视力是一样的机理。
如果患者逃避现实已久，突然看到很多艰难的现实不仅不能帮
助患者担当起来，反而会让患者更痛苦。周德安教授在临床中不
经常使用天窗类穴，但适时使用，对患者重建信心方面疗效显
著，不可不察。

以上为周德安教授治神学术思想在临床中应用的阐述。周
德安教授治神学术思想的形成历经潜心钻研、临床应用 40 余年，
学生愚钝，所能理解其精华不过一二或三四，不揣冒昧，诉诸笔
端，希望得到老师和同行的指点。

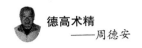

二、补中益气化痰法治疗脑梗死 30 例临床研究

洪永波

[**作者介绍**] 洪永波，男，医学硕士，主任医师。1987~1992年在湖南中医学院（现湖南中医药大学）中医系学习，获医学学士学位。1992年8月毕业后在北京中医医院针灸科工作至今。2000~2003年在北京中医药大学在职攻读针灸推拿学硕士学位，2001年在北京大学精神病研究所进修精神病学专业。为北京中医药学会精神卫生专业委员会委员。临床擅长治疗失眠、抑郁、坐骨神经痛、三叉神经痛、颈椎病、腰椎间盘突出、膝骨关节病、中风、痤疮和带状疱疹。

针刺治疗脑梗死后偏瘫在临床上多习用偏瘫侧针刺治疗的方法，但笔者应用周德安教授补中益气化痰法，双侧取穴治疗该病30例，与常规单侧取穴比较，发现补中益气化痰法对该病疗效尤佳。并观察了两组病人治疗前后的 TCD（脑超）检查平均血流速度的变化，现报道如下。

1. 临床资料

全部病例来源于北京中医医院针灸科住院病人，均经 CT 检查确诊为脑梗死，伴肢体运动障碍，并排除严重心、肺、肾疾患及骨关节病，病程在6个月以内，多为1个月。将观察病例随机分为治疗组和对照组。两组病人的脑梗部位，发病至住院接受治疗时间及脑梗后神经功能缺损程度均接近，具有可比性。神经功能缺损程度根据第二次全国脑血管病学术会议确定的疗效标准进行评定。梗死部位总和大于病例数是因为少数病例为多部位梗死。

2. 治疗方法

①治疗组治法：补中益气，化痰通络。取穴：百会、神庭、四神聪、内关、公孙、丰隆、太冲、中脘。针刺方法：补中脘，泻百会、神庭，余穴平补平泻，均采用捻转法补泻。

②对照组根据《针灸学》（第5版）教材中风病治疗方案取阳明经为主，辅以太阳、少阳经。仅偏瘫侧取穴。取穴：肩髃、曲池、手三里、外关、合谷、环跳、阳陵泉、足三里、解溪、昆仑。针刺方法：用平补平泻法。

两组均每日针刺1次，每次留针30分钟，1个月为1个疗程，观察1个疗程。全部病例均以复方丹参、血栓通等药物常规治疗。必要时给予脱水、利尿等以减轻脑水肿，降低颅内压，但不给予溶栓、抗凝及扩血管治疗。

3. 疗效观察

①脑梗死神经功能缺损程度的判定：根据第二次全国脑血管病学术会议确定的疗效标准进行评定。

②脑梗死神经功能缺损恢复情况的判定：病人入院治疗前及治疗时，各根据第二次全国脑血管病学术会议确定的疗效标准评分1次。根据患者住院前后神经功能缺损的评分，比较患者神经功能缺损的变化，以各病人入院时的评分减去出院时的评分，以此差值作为患者神经功能缺损程度，并进行两组间比较。

③统计方法：t检验。

4. 结果

①两组患者治疗前后神经功能缺损变化：治疗组患者神经功能缺损由治疗前的16.6±8.3降至9.4±8.1，对照组患者的神经功能缺损由治疗前的17.2±7.5降至12.2±7.3。两组患者神经功

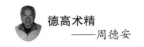
能缺损在住院后均有明显恢复（$P<0.01$），治疗组患者的神经功能缺损恢复 7.2 ± 1.90，对照组患者神经功能缺损恢复 5.0 ± 2.36，两组比较有统计学意义（$P<0.01$），治疗组患者的神经功能缺损恢复程度明显优于对照组。提示补中益气化痰法针刺治疗对促进脑梗死神经功能缺损恢复有更好的作用。

②各项神经功能缺损恢复程度的比较，补中益气化痰法能明显促进患者肩、手及下肢肌力的恢复，对患者意识及语言方面影响不明显。

③两组患者脑梗死治疗前后 TCD 结果中平均血流速度的比较，选取脑动脉血管平均血流速度低于正常值者进行比较。

经颅多普勒是近年来发展起来的一项无创伤性多普勒超声脑血管病变检查技术，可无创伤检测脑底动脉血流动力学变化。在脑梗死发生后，栓子或血栓可阻塞供应脑部血流的某一血管，引起该血管供应范围内的脑组织血流量急剧下降。在 TCD 检测时，可表现为受累血管出现明显收缩期低流速的多普勒频谱图像，而健侧同名血管的多普勒信号正常，严重时可出现受累血管的多普勒信号缺如。依据上述特点，可通过 TCD 检测出梗死后脑部受累血管，并测定其平均血流速度（Vm），Vm 可反映整个血管的血流状态。经过对治疗组与对照组中异常低血流速血管治疗前后 Vm 的测定，并比较其治疗前后的变化，可反映血管自身的血流变化及两组间差异。

5. 讨论

随着 CT、MRI 的问世，脑梗死的诊断水平明显提高，但临床药物、针灸等治疗效果仍不理想。本人应用周德安教授补中益气化痰法治疗脑梗死患者，可明显改善肩、手及下肢的运动功能，较单侧取穴佳，但对意识与语言障碍无明显效果。分析原因，可能因我们选择的病人主要以肢体偏瘫为主，伴有意识障碍者较少。治疗前，大多数患者无意识及凝视方面的缺陷，故难以反映该治疗方法对意识及语言方面的影响。补中益气化痰法旨在补中益气、化痰通络，方中百会、神庭、四神聪均在头部，具有近治作用；内关、公孙皆通冲脉，可平冲降逆；丰隆可理气化痰；太冲可平肝息风；中脘可健脾胃，补中气，杜绝生痰之源。诸穴合用，共奏补中益气、化痰通络之功。

依据现代医学的观点，脑卒中偏瘫后，中枢神经交流可通过各种方式沟通相关的突触链，进行功能重组，而使患者功能恢复成为可能，且大脑左右半球之间存在相互连通的神经纤维。头部及双侧肢体取穴可有效调节双侧大脑皮层高级神经中枢，故双侧取穴对于脑梗死具有更好的疗效。

通过 TCD 检测，观察血管平均血流速度，证实补中益气化痰法可改善 MCA、ACA 的血供。推测其原因可能与头前部腧穴应用较多有关。据报道，单光子发射计算机断层扫描证实，外界适宜刺激可使相应脑区血流增加，针刺得气后，冲动通过感受器的传入，可促进麻痹受损的神经元复苏，增加局部脑血流。故此推测针刺头部改善脑部血流的良性作用可能与此有关。

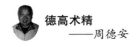
三、周德安"针灸六治"理论及"周氏针灸要方"学术观点述要

刘慧林　夏淑文

[作者介绍]刘慧林，男，副主任医师，硕士研究生导师。研究方向：中医卒中单元的优化研究，针灸治疗疼痛的临床研究。

夏淑文，男，大学本科毕业，针灸科副主任，副主任医师，北京市第20届"五四奖章"获得者。现为国家级名老中医周德安教授的师承弟子。研究方向：耳鸣、耳聋、抽动症的临床研究。

全国老中医药专家周德安主任医师，是前北京针灸学会会长和北京中医医院针灸科主任，从医约50载，出版专著《针灸八要》，发表论文数十篇。周德安教授重视《黄帝内经》《针灸甲乙经》《针灸大成》等中医典籍的学习。其受王乐亭、贺普仁、夏寿人等诸多前辈影响，结合多年实践，提出针灸治神、治痰、治痛、治风、治聋、治动的"针灸六治"理论。笔者作为第4批全国老中医药专家学术经验传承人，已跟随周德安教授出诊2年余，深受裨益，通过对周德安教授诊治思路、处方特点的深入思考，提出了"周氏针灸要方"学术观点。现将"针灸六治"理论及"周氏针灸要方"学术观点简述如下。

1."针灸六治"理论基本内容

针灸治神、治痰、治痛、治风、治聋、治动的"针灸六治"理论，是周德安教授多年经验积累形成的针灸学术精华。将治神作为六治之首，提出"治病先治神"理论，建立"治神十法"，创"四神方",实为针灸治病要旨。根据"怪病多痰",提出针灸治痰法,广泛用于疑难杂症。针灸长于治痛,然痛病纷杂,辨治何以为宗?周德安教授以虚实、痛位、气血辨治,各种针具结合使用,理清思路以便掌握其要。风、动、聋概括了周德安教授擅长的 3 类疾病范畴,治风、治动、治聋包含对老年多发病、儿童常见病和多发、难治病独到的辨治理论和方法。

（1）治神

周德安教授强调"神"在疾病发生发展和"治神"在疾病治疗中的重要作用,提出"治病先治神"的学术观点。周德安教授认为,神是脏腑生理功能、病理状态的重要外在表现,"治神"有助于脏腑功能的调整与恢复。"精神内守,病安从来",周德安教授认为精神安定、情志舒畅是取得良好疗效的重要前提条件,提出"治病先治神"的学术观点,创立周氏针灸"四神方",并扩大了金针王乐亭"五脏俞加膈俞""督脉十三针"和传统"开四关"等方法的应用范围,形成了"镇静安神""补益安神""重镇安神"等不同治神方法,广泛应用于各种与精神、情志因素相关联的疾病。

（2）治痰

周德安教授根据"一切怪证,此皆痰实盛也""痰火所以生异证"等诸多古代医家论述,提出要充分认识"痰"这一中医理论特有病理产物在疾病中的作用,并建立了有效的针灸治疗方法。"痰"是人体气血不和引起的水液代谢失调所生,脏腑主要责之于肾、脾、肺,痰为阴邪,其性黏滞。周德安教授认为"痰"邪最易阻塞气机、血脉、经络,涉及疾病广泛而且顽怪。据此创立了周氏针灸"化痰方",并在此基础上衍生出"消痰""豁痰""涤痰"等法,广泛应用于中风、眩晕、癫痫、梅核气、精神异常及儿童多动症、抽动症等多种疑难杂症的治疗。

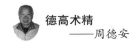

（3）治痛

周德安教授善治疼痛，主要根据疼痛部位和虚实论治，其指出疼痛病因大致可分为因气滞、血瘀、痰浊、寒凝、食积、外伤等造成的实痛，以及因气血不足、经脉失养造成的虚痛。疼痛范围包括头痛、面痛、牙痛、咽痛、颈项痛、肩痛、肘痛、胸痛、胃脘痛、腹痛、胆绞痛、肾结石痛、痛经、腰痛、坐骨神经痛、膝痛、足跟痛、疝痛、外阴痛、痔疮肛门痛、风湿痛等，治疗以临近取穴、循经取穴、特定经验穴相结合。对于颈肩痛、腰痛等常见疼痛，创立了"颈四针""腰五针"等治疗经验方。周德安教授认为，疼痛十之七八为气滞引起，气滞形成主要与肝气郁结有关，通过疏肝理气、活血化瘀达到止痛目的，故创立了周氏"调气止痛方"，广泛用于多种疼痛的治疗。对于针具的选择，则根据疼痛的虚实缓急，采用毫针、火针、艾灸、放血、拔罐等，各有所宜。毫针是治疗各种疼痛的基础针具；火针多用于血瘀、寒凝、外伤等造成的实痛、久痛；艾灸多用于因气血不足造成的虚痛，更多用于妇科、胃肠疾患；放血、拔罐相互配合，尤其擅治急性带状疱疹等引发的神经痛。

（4）治风

治风指治疗内风扰动所致的中风、头晕、癫痫、脏躁等疾患。周德安教授针对中风病急性期中脏腑之神昏窍闭，治以醒神开窍；对于神昏脱证，治以回阳固脱；并对中风恢复期常见的言语謇涩、吞咽困难、偏瘫等常见损害，以及卒中后遗症期，久病入络、脏腑气血亏虚者均设有专门针灸处方。其对于"开四关"法有深刻的认识，对于肝阳上亢、肝风内扰、肝郁化火等证所致中风先兆、头晕头痛、惊痫抽搐、脏躁不寐、多动抽动诸症常使用"开四关"法，平肝息风、清热泻火、镇静安神，取得良好疗效。

（5）治动

儿童多动症、抽动症是儿童常见病、疑难病，前者表现以注意力不集中、活动过度和冲动行为等为主，后者表现以不自主、反复、快速的多个部位肌肉抽动为主。西药治疗效果不理想且常见嗜睡、头晕乏力、恶心呕吐、反应迟钝、焦虑烦躁等不良反应。周德安教授将二者统一命名为"动证"，认为该病与中医理论的心、肝、脾、肺、肾均相关，临床分虚、实两型。实证病机为肝风内动、痰火扰心，治以化痰宁心、清肝息风、镇静安神；虚证属气血不足、筋脉失养，治以健脾益气、养血荣筋、补虚安神。由于儿童多动症患者注意力涣散，常伴有不同程度的学习困难，周德安教授在上述治疗基础上，常加用针刺开窍醒神腧穴和益智安神中药。由于针药结合治疗效果显著，故提出针刺、中药应成为治疗儿童多动症、抽动症的主要手段。

（6）治聋

神经性耳聋、耳鸣是临床常见病、多发病。周德安教授擅长采用针药结合方法治疗耳聋、耳鸣，70%可获得不同程度的疗效，其中20%～30%获显著疗效。周德安教授根据急性期和慢性期分期治疗，辨证主要分成虚实两型。突发性耳聋为实证，多属肝胆火旺型，治以清泻肝胆、通利耳窍；慢性耳聋耳鸣为虚证，多属肾精不足型，治以补益肝肾、镇静安神。

2. "周氏针灸要方"学术观点的主要内容

笔者在跟师学习过程中，发现周德安教授针对不同疾病，常使用一些通用性很强的针灸处方。现对临床常用方剂的方穴组方、方义、功用、应用方法等方面进行简述。

（1）四神方

四神方由4个含有"神"字的腧穴即四神聪、神门、本神、神庭和百会组成。百会、神庭均为督脉经穴，百会具有安神镇

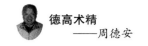

静、益气升阳和清热泻火之功，与神庭相配，可发挥较强的镇静安神、开窍醒神和益气健脑作用。四神聪为经外奇穴，有宁心安神、开窍醒神之功。本神为胆经腧穴，常用于定惊安神、止痛解痉。《针灸甲乙经》曰："心澹澹而善惊恐，心悲，内关主之。"《备急千金要方》曰："神门……主笑若狂……主数噫惊恐不足。"周德安教授常用内关、神门相配以安神定志。基于周德安教授"治病先治神"理论，临床凡出现以精神、情志、记忆、思维为主要病变的疾病，包括小儿多动症、抽动症、脑瘫、小儿弱智、失眠、中风、眩晕、老年期痴呆、帕金森病、抑郁症、焦虑症、更年期综合征等，周德安教授均将"四神方"作为主方，其他与精神、情志密切相关疾病，包括耳聋耳鸣、各种疼痛、银屑病、湿疹、痤疮、带状疱疹、黄褐斑等多种皮肤病、面肌痉挛、月经不调等多种妇科疾病，在治疗原发病同时使用"四神方"亦往往获得佳效，充分体现了四神方的基础性和应用广泛性。

（2）化痰方

由中脘、内关、列缺、丰隆、公孙组成，功效为理气化痰、健脾利湿。中脘为胃之募穴，有和胃健脾、行气化痰之功效；内关为心包之络穴，可清心开窍、宽胸理气；公孙为脾之络穴，脾为生痰之源，可健脾养胃、促进运化，为治痰之本，与内关相配，为八脉交会穴之一，可治疗一切胃、心、胸疾患；列缺为肺经络穴，可宣通肺气、理气化痰；丰隆是足阳明胃经的络穴，《扁鹊神应针灸玉龙经》云"痰多宜向丰隆寻"，是常用的化痰要穴。化痰方临床应用广泛，包括中风、眩晕、癫痫、更年期综合征、神经官能症、淋巴结核、多动症、抽动症等内、外、妇、儿科等诸多疑难杂症。配可清泻阳明腑实之大肠经的募穴天枢，组成"涤痰方"，以清热化痰、解痉息风；或加清心开窍、镇静安神之要穴人中和滋水制火之涌泉，组成"豁痰方"，以清心泻火、开窍豁痰，治疗中风昏迷、厥证、躁狂等。此方之加减应用充分体现出周氏针灸要方的灵活性。

（3）针灸补中益气方

由百会、中脘、气海、太渊、足三里、三阴交组成，功用为健脾和胃、补中益气。百会为诸阳之会，益气升阳、帅血运行、通经活络；中脘为胃之募穴、腑之会，是脏腑精气汇聚之处，可健脾和胃、消食导滞、温中散寒；足三里为多气多血之阳明经的合穴，临床应用广泛，是人体四总穴之一，多用于胃肠疾患，周德安教授更常用于益气活血，与中脘合用发挥补中益气、调和气血、升清降浊等功效；气海是任脉腧穴，任脉是阴脉之海，气海为阴中之阳，有蒸腾气化之功，可加强前穴益气升阳、健脾和胃之功效；太渊是肺经原穴、八会穴的脉会，周德安教授认为其可益气养血、行气活血；三阴交为肝、脾、肾3条足阴经交会穴，可健脾益气、补血调经，兼补脾肾之阴。此方是周德安教授根据金针王乐亭的老十针加减化裁而来，体现了继承性和创新性。针灸补中益气方原为气虚血瘀型中风而设，后在治疗以中气不足、气血虚亏、气虚血瘀为病机的疾病时，常获得满意疗效，包括中气下陷之胃下垂、子宫脱垂、脾胃虚寒之过敏性结肠炎、脾肾两虚之水肿、甲状腺功能低下、重症肌无力、慢性支气管炎、慢性肝炎、肝硬化等长期慢性消耗性疾病、老年病、久病体弱等。此外，周德安教授常加用悬钟补益髓海，治疗先天不足的弱智、脑瘫，还常用于儿童抽动障碍的虚证患者，是中医异病同治法针灸临床应用的范例。

（4）针灸调气止痛方

周氏调气止痛方是周德安教授根据多年经验总结的针灸治疗疼痛处方，腧穴组成为列缺、丰隆、蠡沟，分属肺经、胃经、肝经络穴，又称络穴止痛方。肺主一身之气，胃经是多气多血之

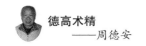

经，肝主疏泄，性喜条达，肝气郁结最易导致气血不畅，络穴可沟通表里内外，组成疏肝理气、活血化瘀、通络止痛之针灸方剂，为治疗各种疼痛，尤其是痛经、胆绞痛、肾绞痛、胃脘挛痛的基础性方剂。

（5）治聋方

包括急性期的"通耳方"和慢性期的"聪耳方"。百会、神庭、神门、角孙、耳门透听会、翳风诸穴为"通耳方"和"聪耳方"共有。百会、神庭、神门体现"治病先治神"；耳门透听会是周德安教授的独特宝贵经验，耳为手少阳、足少阳经所辖，耳门、听会属于手少阳、足少阳经，听宫为手太阳经与手少阳、足少阳经之交会穴，气通耳内，为治耳病之要穴，配手少阳经局部的翳风、角孙，充分发挥近治作用。"聪耳方"远取内关、筑宾、太溪、太冲。肾开窍于耳，取肾经之筑宾，为肾经穴和阴维脉郄穴，有聪耳开窍之功；太溪、太冲为肾经、肝经的原穴，有补肾填精、平肝潜阳、调整经络气血功能。"通耳方"远取中渚、外关、筑宾、丘墟、足临泣。丘墟为胆经原穴，配合中渚、外关、足临泣，此三穴均为少阳经腧穴，可疏导少阳经气，宣通耳窍。周德安教授根据病程之长短、邪气之缓急，区分使用不同腧穴，临床具有很强的实用性。

3. 小结

通过研读周德安教授的专著《针灸八要》，学习其"针灸六治"理论，结合自己的临床实践逐步认识到，这些处方是周德安教授根据中医、针灸认识疾病的理论，针对不同疾病病机的内在共性规律，或总结制定，或发掘前人经验，所形成的适应证广、通用性强的针灸基础方，掌握其要可执简驭繁。笔者称其为"周氏针灸要方"，并得到周德安教授的认可，同时将"周氏针灸要方"的主要特点概括为：①基础性，处方基础凝六治理论。②通用性，把握病机求异病同治。③广泛性，组方简要但适应证广。④灵活性，辨证施治并随症加减。⑤继承性，学有本源而根植厚壤。⑥创新性，师不泥古更承前启后。"针灸六治"理论和"周氏针灸要方"，对针灸医学的继承、发扬和传承具有重要作用，足资后人学习借鉴。

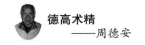
四、周德安"治病先治神"学术思想在针灸临床中的应用

夏淑文　刘慧林

周德安教授是首都医科大学附属北京中医医院针灸科教授、主任医师、国家级名老中医、前北京针灸学会会长。他在多年针灸实践中逐渐形成了"治病先治神"的思想，并制定出许多实用有效的针灸组方、配穴。作为师承弟子，笔者试将周德安教授"治病先治神"学术思想的理论基础及临床经验论述如下。

周德安教授"治病先治神"学术思想源于《黄帝内经》。《素问·宝命全形论》说："凡刺之真，必先治神。"《灵枢·本神》亦云："凡刺之本，先必本于神。"另外《灵枢·官能》亦云："用针之要，勿忘其神。"其意都是在于强调治神在针刺治疗中的重要性，治神是针刺施治的基础和前提，居首要地位。

中医学认为，心藏神、心主神明，主司人的精神、意识、思维及心理活动。"悲哀愁忧则心动，心动则五脏六腑皆摇"（《灵枢·口问》）。如果心主神明的功能失常，失去主宰和调节的作用，则可出现"主不明则十二官危"（《素问·灵兰秘典论》）。由此可知，七情太过，心神被扰，则气机逆乱，百病丛生。所以治病不仅要调治紊乱的气血，更应调治紊乱的情志，即当先治神。

周德安教授"治神"主穴是百会、神庭，几乎到了针灸临证必用的地步。百会穴又名"三阳五会"，穴居人体至高正中之处，《针灸大成》云其"犹天之极星居北"。头为诸阳之会，此为百脉朝会之所，故名百会。神庭，顾名思义，即指元神所居之庭堂，具有安神定志之功。另外，二穴又同属于督脉，而督脉循行"入属于脑"（《难经·二十八难》），而明代李时珍有"脑为元神之府"之说，可见百会、神庭二穴是调节元神的要穴，二穴相配，相得益彰，具有醒脑开窍、填髓益智、镇静安神之功。

周德安教授常以百会、神庭二穴与四神聪、本神、神门组成"四神方"，为治神基本方。神庭、四神聪、本神、神门4个腧穴名称都带有神字，这些神字穴都具有醒脑开窍、填髓益智、镇静安神的作用，这是古人从长期实践中总结概括出来的经验。百会、神庭、四神聪、本神四穴在头部，盖因"头者，精明之府"（《素问·脉要精微论》）。百会、神庭二穴是调节元神的要穴；四神聪为历代医家所喜用之经验穴，功专安神定志；本神安神益智；神门乃心经之原穴，心主血，主神志，因此神门具有养血安神之功。诸穴配伍，可镇静安神、补元益智。临床上广泛应用于惊悸不寐、健忘善恐、心烦意乱、老年痴呆、小儿弱智、郁证等。而"四神方"在临床的配穴被称之为著名的周氏"治神十法"：①失眠健忘加三阴交。②眩晕加太冲。③头痛加行间。④心悸气短加内关。⑤心烦易怒加四关（合谷、太冲）。⑥遗精阳痿加关元。⑦自汗盗汗加太渊、太溪。⑧纳呆无力加中脘、足三里。⑨哭笑无常加人中、少商、隐白。⑩精神萎靡加灸关元。

周德安教授还常在临床上使用"五脏俞加膈俞"来治神。"五脏俞加膈俞"针灸处方出自针灸大家金针王乐亭，为著名的"中风十三治"的一法，周德安教授对其应用有所创新，扩大了它的应用范围，凡是涉及人的精神、意识和思维活动之异常均可以之调理。中医传统理论认为，五脏藏五志。《素问·宣明五气》曰："五脏所藏：心藏神、肺藏魄、肝藏魂、脾藏意、肾藏志。是

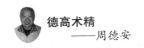

谓五脏所藏。"《灵枢·本神》也提到："肝藏血，血舍魂，肝气虚则恐，实则怒。脾藏营，营舍意……五脏不安，必审五脏之病形，以知其气之虚实，谨而调之也。"故针刺五脏俞可以调节五脏气血、调节情志；膈俞为八会穴中的"血会"，刺之可以养血安神。

除此之外，周德安教授还在临床上总结出以下疗效确切的对穴或单穴来治神。①内关与神门相配：内关为心包经的络穴，心为君主之官，包络为心之宫城，既可代君行令，亦可代君受邪，与心经之原穴神门相配，可开胸顺气，清心安神。②合谷与太冲相配：此二穴一上一下，一阴一阳，均为原穴，共居人体四肢虎口冲要之处，左右共四穴，称之为"四关"。开"四关"既可疏肝解郁，又可镇静安神。③攒竹、三间、下三里（足三里下1寸，即阑尾穴）都是周德安教授在临床上常用的具有镇静安神作用的有效单穴。

周德安教授在针灸临证中以善治抽动症和耳鸣、耳聋见长，而他在治疗这两个病症中无一例外地贯穿着治病先治神之思想。①在治疗抽动症方面，周德安教授临床上常用的腧穴为百会、神庭、攒竹、内关、合谷、太冲、丰隆、悬钟。其中百会、神庭、攒竹三穴为周德安教授针灸临证中独创的镇静安神之处方，效果奇佳；内关以清心安神；合谷、太冲"开四关"以镇静安神，解痉息风。②在治疗耳鸣、耳聋方面，周德安教授创立了"聪耳方"和"通耳方"，分别适用于肝肾阴虚和肝阳上亢，但其共同之处均以治神为先，都以神庭、百会二穴为主穴，与他人不外以听宫、听会、翳风为主穴迥异。在加减法上更是体现出治神调神：如果耳鸣、耳聋偏虚，伴失眠时加四神聪、本神、神门、内关以安神定志；而偏实，伴急躁易怒者加合谷、太冲所谓的"四关穴"，以疏肝解郁，镇静安神。

　　以上对周德安教授"治病先治神"之思想及其在针灸临证中的具体应用做了简要论述。随着生物医学模式向生物 – 心理 – 社会医学模式的转变,"治病先治神"这一重要思想必将在针灸临证中越发显示它的重要性。

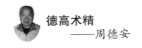

五、周德安针灸治疗痰证的经验

夏淑文　刘慧林

中医有"百病兼痰""百病皆由痰作祟""怪病多痰"之说。痰既是病理产物，又是致病因素。临床上将痰分为有形之痰和无形之痰两大类，其形成原因多由于肺脾肾气化失常，津液不归正化，聚而成痰。其致病特点是：发病怪异，变化多端，易蒙蔽神明；重浊黏滞，病势缠绵；阻碍气机，易影响脏腑气血运行而产生诸多疾病。朱丹溪在《丹溪心法》中指出"痰之为物，随气升降，无处不到"。以其所到不同，而致百病丛生。林佩琴在《类证治裁》中指出痰"在肺为咳、在胃为呕、在心则悸、在头则眩、在背则冷、在胸则痞、在胁则胀、在肠则泻、在经络则肿、在四肢则痹，变幻百端"。

虽然正如清代何景才《外科明隐集》所说"痰生百病形各色"，但是古今对于针灸治疗痰证少有论述。周德安教授在多年针灸实践中逐渐形成了独特的针灸治痰之法，创立了系列化痰针灸处方，验之临床，多有奇效。作为师承弟子，笔者试将周德安教授临床针灸治痰的经验详加论述。

1. 周氏针灸治痰四法

周德安教授针灸治疗痰证创立化痰法、消痰法、涤痰法和豁痰法四法，祛痰作用依次增强。其中的化痰法临床上最为常用，也是祛痰基本之法，可用于各种由痰引起的病症，消痰法、涤痰法和豁痰法三法均是在化痰法基础上演化而来。消痰法则多用于气滞痰凝、聚积成形的病症，如瘰疬、痞块等，也就是具有软坚

消痰之效；涤痰法比较峻烈，多用于实证，如痫证等，具有荡涤
顽痰之功；豁痰法多用于昏迷或某些神志失常的患者，如中风中
脏腑的闭证、癫狂等，具有豁痰开窍作用。与祛痰四法相应的是
针灸祛痰四方，即针灸化痰方、针灸消痰方、针灸涤痰方、针灸
豁痰方。

2. 周氏针灸治痰四方

针灸化痰方为祛痰的基本方，腧穴组成为丰隆、中脘、列
缺、内关、公孙五穴。其中丰隆、中脘是主穴，明代楼英《医学
纲目》中云："诸痰为病，头风喘嗽，一切痰饮，取丰隆、中脘。"
丰隆是足阳明胃经的络穴，别走足太阴脾经，具有化痰的神效，
化痰作用比较广泛，有形之痰与无形之痰均可应用。元代王国瑞
《扁鹊神应针灸玉龙经·玉龙歌》中云："痰多须向丰隆泻。"明
代高武《针灸聚英·玉龙赋》中云："丰隆肺俞，痰嗽称奇。"中
脘为胃之募穴，八会穴之腑会。《医宗金鉴·十四经主病针灸要
穴歌》曰："中脘主治脾胃伤，兼治脾痛疟痰晕。"《行针指要歌》
曰："或针痰，先针中脘、三里间。"金元四大家朱丹溪论痰最详，
他认为痰乃脾失冲和，气阻津聚所致。若脾健恒常，气顺津畅，
湿弗能聚，岂有成痰之理，从而主张"实脾土，燥脾湿"为治痰
之本，"顺气为先，分导次之"为治痰之序。由此可知，"实脾燥
湿"与"顺气"为治痰两大法则。周德安教授秉承朱丹溪这一思
想，因脾为生痰之源，故取足太阴脾经络穴公孙配合内关以实脾
燥湿。又因肺主一身之气、肺为贮痰之器，故取手太阴肺经络穴
列缺以理气化痰，针灸化痰方五穴主次分明、标本兼顾，成为针
灸治痰之首方，临床上以此方化裁可适用于各种痰证。

针灸消痰方腧穴组成是在针灸化痰方基础上加上 6 寸金针曲
池透臂臑，或在针灸化痰方基础上加上火针行速刺法点刺局部阿
是穴。适用于淋巴结核（瘰疬）、乳癖、子宫肌瘤、瘰痞块等这

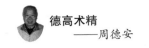

些痰凝气结之病症。6 寸金针曲池透臂臑为一针透三穴，即曲池、手五里、臂臑，三穴均为手阳明大肠经穴，阳明经为多气多血之经，透此三穴，可起行气活血、疏通经络、逐瘀散结、化腐生肌之功。6 寸金针曲池透臂臑是针灸大家王乐亭之临床经验，操作过程：以取患者左上肢为例，医者先于患者左侧曲池穴消毒，并于 6 寸金针上涂上液状石蜡，医者面对患者，右手持针，左手托起患者的左肘，医者左腿弓（前腿），右腿蹬（后腿），以斜刺（45°角）向前进针，进针后马上沿着皮下平刺向臂臑穴。《类经图翼》中记载曲池、手五里、臂臑三穴都有主治瘰疬之功效，《百症赋》中说针刺臂臑"兼五里，能愈瘰疬"。6 寸金针曲池透臂臑原本只用于治疗淋巴结核（瘰疬），周德安教授扩展到乳癖、子宫肌瘤、瘕痞块等病症。火针行速刺法点刺局部阿是穴治疗瘰疬、瘕、肌瘤等为国医大师贺普仁所推崇，此法见于古籍《针灸聚英》，曰："破瘤坚积结瘤等，皆经火针猛热可用。"《外科正宗》曰："火针之法独称雄，破核消痰立大功。"火针行速刺法点刺局部阿是穴以治标，配合针灸化痰方以治本，标本兼治。

针灸涤痰方腧穴组成是在针灸化痰方基础上加天枢，施以泻法而成。天枢属于足阳明胃经，位于脐旁 2 寸，恰为人身之中点，如天地交合之际，升降清浊之枢纽。人的气机上下沟通，升降沉浮，均过于天枢。《丹溪心法》记载："善治痰者，不治痰而治气，气顺则一身之津液亦随气顺矣。"治气则诸痰可消。故针刺天枢能通过理气而间接地达到化痰之目的。况天枢为阳明大肠经之募穴，具有清泻阳明腑实之功。天枢本身即可治疗痰凝气结之瘕痞块，《针灸大成》中记述天枢主治妇人女子瘕，血结成块，漏下赤白，月事不时。主治病症大致相当于现代医学的子宫肌瘤。综上所述，针灸涤痰方具有清热涤痰、理气通腑之效，多用于痰火互结、腑气不通之病症。

针灸豁痰方腧穴组成是在针灸化痰方基础上加人中、涌泉而成，具有清心泻火、豁痰开窍之效。人中为督脉穴，是清心泻火、镇静安神、开窍醒神之经验穴，是临床用于急救的要穴；涌泉为肾经井穴，具有滋水制火、醒神开窍之功。全方以针灸化痰方理气化痰，以人中、涌泉开窍醒神，多用于治疗中风昏迷、厥证、闭证、癫狂等痰蒙心窍之证。

3. 病案举例

某患者，女，38 岁，2009 年 4 月 25 日初诊。患者自诉平时性情急躁易怒，2 年前因与同事口角几句而觉胸闷气憋，1 周左右胸闷气憋好转，但似有气往上走，而出现咽喉发堵，干而不爽的感觉，遂予少量饮水以润咽喉。久之则觉咽部如有物卡住一样，咯之不出，咽之不下。耳鼻喉科检查未见异常。曾以麦冬、胖大海等代茶饮，服疏肝丸、加味逍遥丸等，似有好转，但仍感咽喉发堵。患者饮食、二便、睡眠及月经等均正常。舌微红，苔薄白，脉细弦。证系痰气郁滞，结于咽喉，乃至气道不利而成梅核气。遂予理气化痰之法施治。取针灸化痰方加上鱼际、照海、天突，用平补平泻手法，针灸治疗 10 次而愈。本病多因情志失调，郁而化热，灼伤阴液，炼液成痰，乃至气、火、痰结于咽喉而成。针灸化痰方能理气化痰；咽喉属肺系，鱼际为手太阴肺经的荥穴，可以清肺热；肾经循于咽喉，照海为足少阴肾经腧穴，可以滋肾水，二穴合用则可达养阴清热利咽之效；天突为任脉穴，位于胸骨上窝正中，为气道之要隘，针之能利气肃痰，畅通气道。针灸化痰方加上鱼际、照海、天突三穴紧扣痰气郁滞之病机，故效如桴鼓。

周德安教授对于针灸治疗痰证有其独到的方法，并制定了针灸系列处方，其组方严谨，并有验于临床，为痰证的针灸治疗提供了新的思路。希冀针灸同道寻其所思，予以拓展和弘扬。

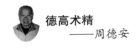

六、周德安针药结合治疗儿童抽动障碍临床经验

刘慧林　夏淑文

抽动障碍是多发于儿童时期的一种精神神经性疾病，近年来发病率持续增高，本病起病隐匿、病程长，迄今病因和发病机制并不清楚，目前治疗仍然以对症为主。西医治疗抽动障碍药物主要包括多巴胺受体阻滞药（氟哌啶醇、硫必利、利培酮等）、中枢性α受体激动药（可乐定）、镇静及抗癫痫药物（氯硝西泮、丙戊酸、卡马西平、托吡酯等），但临床均可能出现不同的不良反应。

周德安教授认为，该病可归属于中医学"瘛疭"范畴，属于难治病，与心、肝、脾、肺、肾等脏均相关，临床分虚实两型。实证病机为肝风内动、痰火扰心，治宜化痰宁心、清肝息风；虚证属气血不足、筋脉失养，治宜健脾补肾、养血荣筋。笔者从针刺及中药的不同治疗角度对其经验总结如下。

1. 针刺治疗学术理论及临床应用

（1）"治病先治神"与针灸"安神"方

周德安教授在多年实践中总结出"治病先治神"的学术观点，强调神志因素在疾病的发病过程及"治神"在治病过程中的重要性。中医学的"神"指人的一切意识、思维和情志等精神活动，是人体生命活动的总体外在表现。从整体观念出发，神是脏腑生理功能的反应，五脏的生理、病理均可以通过神的外在表现体现出来，而通过治疗手段调节神志，也可以影响到脏腑的生理功能。由于患儿个体精神状态不同，相同疾病的临床表现也不一

样，对治疗的反应及预后可能存在较大的差别。周德安教授非常
强调精神、情志因素在致病因素中的重要作用，认为精神安定、
情志舒畅是取得良好效果的重要前提条件，故在治疗疾病过程
中，提出"治病先治神"的学术观点。周德安教授经过多年实践
总结出针灸"安神方"，腧穴组成：百会、四神聪、神庭、本神、
内关、神门。百会、神庭均为督脉经穴，百会具有安神镇静、益
气升阳和清热泻火之功，与神庭相配，具有较强的镇静安神、开
窍醒神和益气健脑作用。四神聪为经外奇穴，有宁心安神、开窍
醒神之功；本神为胆经腧穴，常用作定惊安神、止痛解痉；内
关、神门是针灸进行安神定志治疗的传统方法。因此，治疗与精
神因素密切的疾病，包括耳聋耳鸣、小儿多动症、抽动症、小儿
弱智、失眠、中风、眩晕、抑郁焦虑症、面肌痉挛、痛症、更年
期综合征等，在治疗原发病的同时使用"安神方"往往可获得佳
效。此外，攒竹是周德安教授用于镇静安神的常用穴，可与印堂
相配合。曾有研究显示，使用电针百会、印堂穴治疗抑郁症，取
得了满意的疗效。周德安教授认为攒竹在镇静安神方面的疗效当
与印堂相似。

（2）针灸"治痰方"

周德安教授针灸"治痰方"主穴组成：中脘、内关、公孙、
丰隆、列缺。中脘为募穴，又是腑会穴，具有健脾和胃、行气化
痰之效；内关为心包之络穴，既可清心开窍，又可宽胸理气，可
加强中脘的开胃化痰作用；公孙为脾经络穴，与内关相配，为八
脉交会穴之一，可治胃、心、胸之疾；公孙可健脾和胃，减少生
痰之源；列缺为肺经络穴，可宣通肺气，理气化痰；丰隆为足阳
明胃经络穴，是健脾化痰的经验穴。周德安教授以针灸化痰法治
疗多种病症，既包括脾虚气化不利、肺气失宣的咳嗽气喘、咽喉
不利、梅核气、胸闷气短、腹胀腹泻、大便秘结等病症，又根据

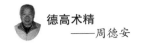

"一切怪证，此皆痰实盛也"理论，治疗包括癫痫抽搐、中风昏迷、厥证、癫狂、躁扰不宁等神志异常疾病。

（3）针灸"补中益气方"

周德安教授针灸"补中益气方"组成：百会、中脘、气海、手三里、足三里、太渊、三阴交。基本功用为健脾和胃、补中益气。百会可益气升阳、帅血运行、通经活络；中脘为胃之募穴、腑之会，可健脾和胃、消食导滞；手三里、足三里为多气多血之阳明经的同名穴，周德安教授常用作益气活血，与中脘合用发挥补中益气、调和气血、升清降浊等功效；气海具补气、调气之功；太渊为肺经原穴，可益气养血、行气活血；三阴交为肝、脾、肾3条足阴经交会穴，可健脾益气、补血调经，兼补脾肾之阴。此方周德安教授本为气虚血瘀型中风而设，后在治疗中气下陷之胃下垂、脾胃虚寒之过敏性结肠炎、脾肾两虚之水肿、甲状腺功能低下、重症肌无力、慢性支气管炎等时均取得比较理想的效果。此外，周德安教授常加用悬钟穴补益髓海，治疗先天不足或老年肾虚之脑病。此方用于儿童抽动障碍的虚证患者，为中医学异病同治法在针灸临床的运用。

（4）针灸"开四关"法

周德安教授在本病治疗中强调"四关穴"的使用。"四关穴"即合谷、太冲。《针灸大成》曰："四关四穴，即两合谷、两太冲是也。"由大肠经的原穴和肝经的原穴组成，是手足经脉分布于四肢的重要关口。针刺四穴，开关口气血之通路，可促进全身气血运行，称为开四关。合谷主阳属气，位居于上，具有清热解表、疏风散邪、通降胃肠等作用，主要作用于体表、头面和上肢部，常可用于治疗头痛、牙痛、咽喉肿痛、耳聋耳鸣、牙关紧闭、口眼歪斜、热病无汗、多汗、小儿惊风等。太冲属阴主血，位居于下，可调和气血，平肝潜阳，兼有疏泄下焦湿热的功能。

通过针刺两合谷、两太冲，有血有气，能发挥调和气血、平肝潜阳、镇静止痛、安神定志、祛风止痉等作用。

周德安教授针灸治疗儿童抽动障碍组方思路以"安神方""开四关"为基础，根据患者舌脉症，把握虚实。痰热肝郁等实证特点突出者，以治痰为主；气血不足等虚证特点突出者，以补中益气为主。对于部分合并注意力缺陷之多动症患儿，常在上方基础上加用四神聪、本神，但相对收效较缓。

2. 中药治疗用药规律

总结资料来源于 2009 年～2010 年 8 月首都医科大学附属北京中医医院特需针灸门诊患者的 57 首方剂。

（1）57 首方剂中所含 74 味药物出现的次数

天麻 56 次，法半夏 54 次，茯苓 57 次，炒苍术 53 次，炒白术 53 次，黄精 41 次，枸杞子 41 次，鳖甲 12 次，龟板 10 次，胆南星 39 次，天竺黄 37 次，陈皮 33 次，炙甘草 34 次，钩藤 39 次，白芍 29 次，白僵蚕 46 次，白芷 42 次，全蝎 28 次，菊花 16 次，决明子 40 次，郁金 15 次，珍珠母 25 次，羌活 23 次，防风 9 次，蜈蚣 11 次，生龙骨 7 次，生牡蛎 7 次，川芎 5 次，羚羊角粉 2 次，琥珀粉 4 次，穿山甲 2 次，五味子 2 次，沙参 3 次，麦冬 3 次，天冬 3 次，玄参 1 次，熟大黄 3 次，枳实 3 次，竹茹 2 次，生石决明 2 次，白蒺藜 1 次，桔梗 4 次，独活 1 次，丹参 4 次，生黄芪 2 次，炙黄芪 1 次，石菖蒲 3 次，熟地黄 4 次，生地黄 3 次，山药 3 次，山茱萸 3 次，厚朴 1 次，炒酸枣仁 2 次，远志 2 次，香附 3 次，薏苡仁 1 次，巴戟天 1 次，菟丝子 1 次，续断 1 次，杜仲 1 次，炙何首乌 1 次，竹叶 2 次，瓜蒌 1 次，川贝母 2 次，浙贝母 2 次，杏仁 1 次，鸡内金 1 次，砂仁 2 次，益智仁 1 次，桑螵蛸 1 次，鹿角霜 1 次，枇杷叶 1 次，葛根 1 次，百部 1 次。

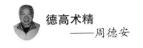
（2）用药规律总结

对所收集的 57 首中药方剂用药频率进行分析，将使用次数 >30次的药物选出来，可以组成周德安教授治疗抽动障碍的一个基本方剂，药物组成及常用剂量如下：天麻 10g，法半夏 6g，茯苓 10g，炒苍术 10g，炒白术 10g，胆南星 6g，天竺黄 6g，黄精10g，枸杞子 10g，决明子 10g，钩藤 10g，白僵蚕 6g，白芷 6g，陈皮 10g，炙甘草 6g。上方以半夏白术天麻汤为基本方，其中天麻、法半夏、茯苓、炒苍术、炒白术健脾化痰、平肝息风，佐以胆南星、天竺黄清热涤痰，黄精、枸杞子平补肝肾之阴，决明子、钩藤、白僵蚕、白芷息风止痉，陈皮、炙甘草调理气机、调和诸药。在此方基础上，运用频率较高的药物还有：白芍、珍珠母、羌活、全蝎、菊花、郁金、蜈蚣。其中白芍养血柔肝，珍珠母、菊花、郁金加强平肝潜阳，羌活、全蝎、蜈蚣加强息风止痉，减少抽动症状的发生。常用对症加减药物如下：肝阳偏亢、失眠多梦者加生龙骨、生牡蛎；肝阳偏亢、肝肾不足者加龟板、鳖甲；心肝火旺者加琥珀粉、羚羊角粉；气阴不足者加沙参、麦冬、五味子；便秘者加熟大黄、枳实；脾胃不和、食少纳差者可酌情加用砂仁、薏苡仁等。周德安教授治疗儿童抽动障碍着重于肝、脾、肾，从治痰、治风入手，辅以清热、养阴。他认为抽动儿童很少有情绪不畅，故很少使用疏肝解郁类药如柴胡、香附等；擅长使用虫类药包括白僵蚕、全蝎、蜈蚣等，以止痉定抽；祛外风药多用羌活，偶尔加用防风；补益药的使用多从补益肝肾入手，最常用黄精、枸杞子。

七、周德安"络穴止痛方"的临床应用

冯　毅　裴　音

[作者介绍] 冯毅，女，主任医师，周德安教授师承弟子，临床以针灸治疗头痛、失眠、耳鸣为主。

周德安教授是国家级名老中医，从事针灸临床及科研教学工作已有约 50 年，具有丰富的临床经验。周德安教授不但医术精湛，还勇于创新。笔者有幸跟师系统学习，受益匪浅。现就其独创的"络穴止痛方"在针刺治疗实性痛症方面的独特经验总结如下。

1. "络穴止痛方"的腧穴组成及功用

（1）腧穴组成

列缺、丰隆、蠡沟。

（2）作用机理

络脉为经脉之次，有温煦濡养脏腑、排出代谢产物的作用。络脉中的气血具有双向流动的特点，既能离经脉方向流动而布散于脏腑组织、皮毛肌腠，又可以向经脉方向流动而注入经脉。络穴是络脉从经脉分出的部位，所以它具有联络表里两经的功能，对调节气血有着重要的作用。

列缺为手太阴肺经的络穴。肺主一身之气，参与宗气的形成，并通过宗气调节各脏腑组织器官的功能活动。肺朝百脉，具有调节全身气血的作用。同时手太阴肺经又与手阳明大肠经相联络互为表里，阳明经系多气多血之经脉。因此列缺一穴，可通调

333

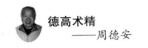

一身之气，运全身之血，从而达到止痛的作用。历代文献多有列缺穴治头痛的记载。如《席弘赋》载："列缺头痛及偏正。"指出列缺穴治疗全头痛。《灵光赋》载："偏正头痛泻列缺。"进一步提出列缺穴治疗头痛的补泻手法。现代研究有针刺单穴列缺治疗痛经及配合照海治疗舌咽神经痛的报道。

丰隆为足阳明胃经的络穴，阳明经多气多血。丰隆不仅具有行气化痰之功，而且具有活血止痛之效。《针灸甲乙经》中有记载：丰隆治"厥头痛"，《备急千金要方》又载：丰隆"主胸痛如刺，腹若刀切痛"。现代有针刺单穴丰隆治疗眶上神经痛的报道。

蠡沟为足厥阴肝经的络穴。肝为风木之脏，喜条达而恶抑郁，肝气郁结，最易导致气机不宣，血行不畅，从而发生经脉痹阻而出现多种痛症。肝主疏泄，通调人体气机，疏泄功能正常，气机通畅，人的情志活动正常，既不过于兴奋，也不过于抑郁。故蠡沟可以调理气机，运行气血，化瘀止痛。

凡痛症虽有寒热虚实之分，然求其本者不过气血而已。列缺行气，蠡沟活血，丰隆气血并治，三穴合用，气血顺畅，经脉得通！周德安教授将此三穴组成方穴，在临床上用于治疗多种实性痛症，例如寒凝气滞、肝瘀气滞等由于气滞产生的胃脘痛等内脏痛、头痛及妇女痛经、带状疱疹等，取得了满意的临床效果。

2. 病案举例

（1）三叉神经痛

某患者，男，64岁。3个月前在医院被确诊为"三叉神经痛"，予卡马西平治疗后，症状缓解。但每逢感受风寒，症状就会反复，表现为左眉、颧部频繁发作性疼痛，且疼痛持续时间越来越长，再服卡马西平已无效。开始时常规选用合谷、太冲等穴疗效不甚理想，后来加用了络穴止痛方后，得到了立竿见影的效果。针治10次以后，症状明显减轻，再针20次后，病情稳定。追访

1年，未再加重。

按语：患者病情反复的原因很明确，主要是感受了风寒，寒凝经脉，不通则痛。列缺是肺经的络穴，可以疏风散寒，通络止痛；病位在面部，阳明经和少阳经在面部均有分布，故丰隆可以活血理气、通络止痛；蠡沟可以鼓舞少阳经气。三穴相配，止痛效果明显。

（2）痛经

某患者，女，24岁。痛经6年。平时贪食冷饮，每逢行经时少腹剧痛难忍，并伴有血块、色黑。曾经予中药、针灸治疗，效果不显。加用络穴止痛方后，疼痛马上明显减轻。坚持3个月经周期的治疗后，基本痊愈。

按语：痛经患者多因经期感寒或肝郁气滞，或禀赋不足，从而造成气血运行不畅，不通则痛；或血海空虚，胞脉失养，经后作痛。列缺是八脉交会穴之一，通任脉，任主胞胎，针之可以调经止痛；又列缺为肺经络穴，针之还可以散寒止痛。蠡沟可以疏肝理气、活血止痛。丰隆是足阳明胃经的络穴，联络脾胃两经，脾胃为后天之本，气血生化之源，所以丰隆可以养血活血止痛，经验证明，丰隆对于患病日久、缠绵难愈之痛症有奇效。

（3）胃脘痛

某患者，女，34岁。胃脘痛10年，胃镜确诊为慢性浅表性胃炎。每逢感寒或情志不遂即发病。中药、针灸治疗，均可以改善症状，但效果既慢，又不彻底，并且常伴有恶心嗳腐吞酸等症。加用络穴止痛方以后，当时即明显止痛，伴随症状也明显减轻。巩固治疗10次，现已基本痊愈。

按语：患者发病原因明确，以感受寒邪和肝郁气滞为主。列缺祛风散寒止痛，蠡沟疏肝理气止痛，丰隆和胃降逆止呕、益气养血止痛。

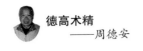
（4）头痛

某患者，女，40岁。血管神经性头痛5年。诊治中，在常规取穴的基础上，加用络穴止痛方治疗，效果显著。

某患者，男，52岁。高血压病史几十年，经常头痛，伴有头晕、面红，且性情急躁易怒，常年中西药治疗，疗效一般。加用络穴止痛方以后，不仅止痛快，而且伴随症状也明显改善。

按语：头痛是临床上常见症状，可发生于多种急慢性疾病过程中，其病因病机极为复杂，但是不外风湿、肝阳、痰浊、瘀血、血虚等，致经脉痹阻不通或脉络空虚而发头痛。本法中列缺可以祛风散寒、理气活血；丰隆既可以化痰降浊、利湿通络止实痛，又可以益气养血治疗虚痛；蠡沟既可以清泻肝胆湿热、平肝潜阳，又可以理气活血止痛。

（5）胁痛

某患者，女，44岁。胁肋作痛或左或右，痛无定处，常因情绪波动时发作，伴有胸闷、嗳气吞酸、善怒少寐等症。舌红、苔薄白、脉弦，属肝气不舒致病。首诊即用络穴止痛方治疗，针刺1次后，胁痛减轻，治疗3次后痊愈，并觉性情不如以前急躁。巩固治疗10次，病未再发。

按语：肝与胆相表里，肝脉布胁肋，胆脉循胁里，过季胁，胁痛与肝胆的关系甚为密切。列缺理气止痛，丰隆清热利湿和胃，蠡沟疏泄肝胆、理气止痛。

（6）带状疱疹后期

某患者，男，52岁。左眉上方患带状疱疹半年余，经针灸、中药治疗4个多月，疱疹明显消退，但是左眉上方的发作性抽痛一直不减，令患者很痛苦，且心烦易怒。来诊后，周德安教授在常规针刺选穴的基础上加用络穴止痛方，仅针5次，抽痛发作的频率就明显减轻，10余次以后，痛势也逐渐减缓，针40次基本痊愈。

　　按语：中医学将本病称为"缠腰火丹""蛇丹"等，多由肝气郁结、久而化火妄动，脾经湿热内蕴、外溢皮肤，或偶兼感毒邪，以致湿热火毒蕴积肌肤而成。日久不愈者，多因血虚肝旺、湿热毒盛、气血凝滞，以致疼痛剧烈。治疗宜清肝火，利湿热，活血化瘀。方中蠡沟、丰隆分别联络肝胆、脾胃两经，既可以疏肝理气、活血化瘀、清利肝火，又可健脾利湿，局部放血有助热毒的排出；列缺可清宣肺气、清热排毒，又可通调一身之气血。三穴相合，可以起到清肝火、利湿热、排毒止痛的作用。

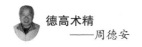
八、周德安教授从"气血"论治耳聋、耳鸣

李　彬

[作者介绍]李彬，女，医学硕士，主任医师。1997年毕业于北京中医药大学针灸推拿系。毕业后一直在北京中医医院针灸科从事针灸临床工作。对于失眠、带状疱疹、痤疮、湿疹、面肌痉挛、卒中后遗症、面瘫、偏头痛、颈椎病、腰椎病等的针灸治疗积累了较丰富的经验。

中医关于耳聋的最早定义见于《左传·僖公二十四年》，曰："耳不听五声之和谓之聋。"《杂病源流犀烛》说："耳鸣者，聋之渐也，惟气闭而聋者则不鸣，其余诸般耳聋，未有不先鸣者。"表明耳鸣与耳聋的病因基本相同。中医传统理论认为，肾主耳，耳为肾之窍。《灵枢·脉度》说："肾气通于耳，肾和则耳能闻五音矣。"提示耳聋与肾虚关系密切。《灵枢·经脉》载："胆足少阳之脉……其支者，从耳后入耳中，出走耳前，至目锐眦后……络肝，属胆，循胁里。"说明了耳与肝胆的联系。因此，在临床中，多数医家从肾、肝胆论治耳聋、耳鸣疾患。余师从国家级名老中医周德安教授1年余，发现其临证治疗此类疾患除了从肾、肝胆论治外，还善从"气血"论治，且收到了较好的临床效果。《灵枢·本脏》说："人之血气精神者，所以奉生而周于性命者也。"《素问·八正神明论》中说："血气者，人之神，不可不谨养。"周德安教授认为，气血是人体脏腑功能活动和精神状态的物质基础。引起人体生病的原因，不外内因、外因和不内外因，外因是

338

致病的条件，内因是变化的根本。"百病生于气也""血为百病之始""正气存内，邪不可干"，均说明气血的充实和条达与否，是决定人体是否得病的重要因素。气血失和常见的有气虚、气滞、气陷、气逆、血虚、血瘀。周德安教授在临证时善于针药结合，调理气血，治疗耳聋耳鸣疾患。现将其临床经验总结如下。

1. 中药治疗

（1）气虚、气陷

此证患者平素易外感，疲乏，部分患者因感冒或中耳炎而导致耳鸣、耳聋，同时有耳内胀闷感、劳则更甚，伴有气虚症状，如自汗、气短乏力、声低气怯、易外感、舌淡红、苔白、脉细弱等。《素问·玉机真藏论》曰："脾脉者……其不及，则令人九窍不通，名曰重强。"《证治准绳·杂病》云："盖气虚必寒盛，则气血俱涩，滞而不行也。耳者，宗气也，肺气不行，故聋也。"即肺气虚，宣降失职，清阳难以入耳窍，以致声息传导受阻而耳聋。《脾胃论》中又指出："胃气一虚，耳目口鼻俱为之病。"脾胃气虚，不能升清降浊，故清窍失养致耳聋。周德安教授认为，气虚者，体内清阳之气与耳窍之气不接，气血无法上灌，治宜补气活血，通补相兼，培土生金，益气通窍。常取党参、黄芪、白术、苍术、山药、茯苓、炙甘草等，气虚甚者有气陷症状，可予升麻、葛根。

（2）气滞、气逆

此证患者多有长期精神紧张、工作压力大、情绪不佳等因素，发病前常有心境不畅，常见症状有耳聋、耳鸣、耳堵塞感，伴有失眠、头晕，易生气，女性患者常伴有月经失调等症状，舌暗红，脉弦。《杂病源流犀烛》曰："有怒气厥逆，气壅于上而聋者。"《素问·至真要大论》亦云："厥阴之胜，耳鸣头眩。"周德安教授认为，肺之宣降失常及肝胆枢机不利，引起气壅不通，经

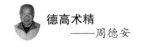

气闭塞，壅则窍闭，内外不通，可致耳聋。治当以调气开郁、行气活血为主。常用宣肺通气药如杏仁、桔梗、蝉蜕、防风、荆芥、薄荷、辛夷、苍耳子；疏肝理气药柴胡、香附、郁金、合欢皮（男）、合欢花（女）等；气逆上冲予生磁石、龙骨、牡蛎、紫石英。

"气为血之帅""血为气之母"，气虚或气滞迁延日久会引起血虚、血瘀。《古今医统大全·耳病门》说："心虚血耗必致耳聋、耳鸣。"《医林改错》认为："耳孔内小管通脑，管外有瘀血，靠挤管闭，故耳聋。"周德安教授常用当归、赤芍、丹参、路路通等养血活血通窍之品主之。宋红梅等用豁痰祛瘀法结合针刺治疗耳鸣耳聋疗效亦佳。

2. 针刺治疗

针刺治疗是通过刺激身体一定的腧穴而达到治疗疾病的目的，而腧穴乃是人体经络气血输注的特定部位。中医学认为，"有诸内必形诸外"，即人体脏腑经络气血的病变一定要反映到体表的一定部位。用针目的旨在"针通其外，由外及内，以和气血……通则不痛，痛则不通，盖指本来原通，而今塞者言。或在内，或在外，一通则不痛。宜十二经络脏腑各随其处而通之"。因此，通过针刺能很好地调和气血。周德安教授针刺治疗耳聋耳鸣的基础方：百会、神庭、攒竹、角孙、耳门透听会、翳风。气虚者加气海、关元、手三里、足三里、三阴交，肺气虚者，另加太渊，中气虚者另加中脘、太白，气滞血瘀者加合谷、中渚、列缺、蠡沟、丰隆、太冲。百会、神庭、攒竹是周德安教授"治病先治神"的体现。角孙、耳门、听宫、听会、翳风属于近治法，角孙属于手少阳、足少阳、手太阳之会，耳门和听会分别属于手足少阳经，听宫为手太阳经与手足少阳经的交会穴。手足少阳两经脉均绕行于耳之前后，上述组穴体现了"经脉所过，主治所及"的目的。古代对这些腧穴主治耳聋耳鸣也多有记载，如《针灸甲乙经》云："耳聋鸣，头颔痛，耳门主之。"又云："耳聋填填如无闻……听宫主之。"《百症赋》云："耳聋气闭，全凭听会、翳风。"又云："耳中蝉噪有声，听会堪攻。"《类经图翼》云："翳风，主治耳聋。"《玉龙歌》云："耳聋气闭痛难言，须刺翳风穴始痊。"气虚选择的腧穴如气海、手三里、足三里、三阴交、太渊乃是周德安教授针灸"补中益气方"的重要组成腧穴。列缺、蠡沟、丰隆分别属于肺经、肝经、胃经络穴，"一络通两经"，故临床周德安教授常用来治疗气血运行不畅的病症。综上，周德安教授运用气血辨证治疗耳聋、耳鸣的思路和方法，值得在临床中进一步运用与总结。

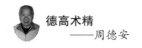

九、针灸治疗抑郁症的临床疗效观察及因子分析

马　琴　周德安　王麟鹏

抑郁症属精神科情感性障碍的一种，1998 年 WHO 公布的关于一项"疾病负担"的调查表明，抑郁症的全球患病率为 5.6％，因此识别和防治此疾病已经成为当务之急。中医对抑郁症的研究日趋深入，其中针灸治疗抑郁症以其疗效确切、不良反应少而引起人们的关注。既往虽针灸治疗抑郁症的文献颇多，但因辨证方法不同、选穴不一而疗效各异，穴位是影响针灸疗效的核心因素之一。选择正确的穴位进行治疗，所观察到的疗效才能客观评价针灸治疗抑郁症的临床疗效。五脏俞加膈俞是我院针灸科名老中医王乐亭先生的经验处方之一，具有调气和血、扶正固本、调理阴阳的作用。我院针灸科抑郁专台以五脏俞加膈俞为主方，辨证配穴治疗抑郁症取得了显著疗效。为进一步客观评价此经验处方治疗抑郁症的临床疗效，探讨其中医作用机制、分析其治疗特点，进行了此临床随机对照研究。本课题组对 60 例原发性抑郁症患者进行随机分组，分别给予五脏俞加膈俞辨证取穴针灸治疗或盐酸氟西汀口服治疗，比较其临床疗效和不良反应，分析其治疗特点，现报告如下。

1. 临床资料

（1）一般资料

全部 60 例患者均来自 2008 年 4 月～2009 年 3 月首都医科大学附属北京中医医院针灸科抑郁专台就诊的原发性抑郁症的患者，将合格的受试对象采用随机数字表法随机分为针刺组和西药组，其中针刺组 31 例，西药组 29 例。两组患者性别、年龄、病程、抑郁程度等一般资料比较，差异均无统计学意义（均 $P>0.05$），具有可比性。详见表 1。

表 1　　　　　　　　两组抑郁症患者一般资料比较

组别	例数	性别（例）		年龄（岁）			病程（日）			HAMD 评分
		男	女	最小	最大	平均	最短	最长	平均	
针刺组	31	13	18	42	74	51.1± 12.85	2	300	80.62± 40.3	29.19± 5.25
西药组	29	11	18	40	72	50.9± 11.29	3	280	78.88± 33.97	29.97± 5.67

（2）诊断标准

确诊为原发性抑郁症，符合《中国精神障碍分类与诊断标准》（第 3 版）抑郁发作诊断标准。中医辨证分型依照《中医内科学》郁证的肝郁脾虚和心脾两虚辨证分型。

（3）纳入标准

年龄 18～75 岁；符合原发性抑郁症的诊断标准者；汉密顿抑郁量表（HAMD 抑郁量表，17 项版本）评分在 17 分以上者；没有严重躯体疾病者；无智力发育迟滞者（智商 >70 分）；无严重语言或听力困难者；患者有自知力并签署知情同意书。

（4）排除标准

排除器质性精神障碍；排除精神活性物质所致的抑郁。

（5）分组方法

根据入组时间顺序，采用研究者、操作者、统计者三者分离的单盲法原则，使用不透明信封做随机隐藏，经诊断标准、纳入标准、排除标准筛选后，将合格的受试对象采用随机数字表法随

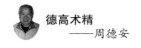

机分为针刺组和西药组。

2. 治疗方法

（1）针刺组

取穴：主穴取五脏俞加膈俞，即肺俞、心俞、肝俞、脾俞、肾俞、膈俞，肝郁脾虚者配太冲、三阴交，心脾两虚者配合神门、三阴交。

操作：患者俯卧位，穴位局部常规酒精消毒，选用直径0.32mm、长 15～50mm 华佗牌针灸针，针刺背俞穴，针尖朝向脊柱方向与皮肤呈 45°角斜刺 5～10mm，得气后行捻转补法，以产生酸胀感为度；太冲、三阴交、神门均常规直刺 10～25mm，得气后行捻转补法，以产生酸胀感为度，留针 30 分钟。5 次为 1 个疗程，总共治疗 6 个疗程，每个疗程间隔 2 天。

（2）西药组

口服盐酸氟西汀胶囊（百忧解，美国礼来公司生产，国药准字：J 20030017）20mg，每日 1 次。若患者既往服用抗抑郁等精神类用药，入组前停药 1 周后开始本课题治疗。7 次为 1 个疗程，共治疗 6 个疗程。

两组患者在研究过程中均不做任何形式的心理治疗，不配合其他药物治疗。

3. 疗效观察

（1）观察指标

于治疗前及治疗 2、4、6 周后对患者进行评分评价。

HAMD 抑郁量表：客观评定抑郁严重程度的量表，由医生进行评价，8 分以下为正常，8～17 分为轻度，17～24 分为中度，24 分以上为重度，本研究采用 17 项版本。

HAMD 因子评分：由 HAMD 量表的各项目归纳而成，包括焦虑躯体化因子、睡眠因子和迟缓因子。其中焦虑躯体化因子：

由精神性焦虑、躯体性焦虑、胃肠道症状、疑病和自知力项目组成；睡眠因子：由入睡困难、睡眠不深和早醒项目组成；迟缓因子：由抑郁情绪、工作和兴趣、迟缓和性症状项目组成，分数越高，表示程度越重。

Asberg 副作用量表：治疗抑郁时出现的症状量表，优点是包括各系统的症状，可以反映全面的副作用，此外注明该症状与药物的关系，可避免与疾病症状混淆。在各种评定精神科治疗副反应的评定量表中，TESS 是较为详细而又实用的一种。此表是 WHO 协作研究中经常使用的一种副反应量表，分数越高，表示副作用越大。

（2）疗效评定标准

根据 HAMD 抑郁量表减分率评定疗效，显效：HAMD 积分较疗前减少 50% 以上；有效：HAMD 积分较疗前减少 25%～50%；无效：HAMD 积分较疗前减少不足 25%。

（3）统计学处理

全部资料用 SPSS 10.0 软件进行分析，组间差异采用单因素方差分析，组内差异采用配对样本 t 检验；相关性分析是计算 Pearson 相关系数并分析。以 $P<0.05$ 作为差异有统计学意义的标准。

（4）治疗结果

①两组患者临床疗效比较（见表 2）

表 2　　　　　　　　两组抑郁症患者临床疗效比较

组别	例数	显效（%）	有效（%）	无效（%）	总有效率（%）
针刺组	31	9（29.0）	12（38.7）	10（32.3）	67.7
西药组	29	9（31.0）	10（34.5）	10（34.5）	65.5

由表 2 可知，针刺组总有效率为 67.7%，西药组为 65.5%，

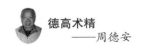
德高术精
——周德安

两种疗法临床疗效相近（$P>0.05$）。

②两组患者治疗前后各时间点 HAMD 抑郁量表及因子分析评分比较（见表 3）

表3　　　　　两组抑郁症患者治疗前后各时间点
HAMD 抑郁量表及因子分析评分比较

组别	例数	项目	治疗前	治疗 2 周后	治疗 4 周后	治疗 6 周后
针刺组	31	HAMD 评分	29.19± 5.25	22.59± 6.60[*]	17.75± 6.93[*]	11.73± 5.58[*]
西药组	29		29.97± 5.67	23.18± 7.79[*]	16.78± 7.36[*]	11.34± 6.63[*]
针刺组	31	焦虑躯体化	7.87± 4.20	5.29± 2.14[*△]	4.25± 2.46[*△]	2.17± 1.89[*△]
西药组	29		7.71± 3.96	7.13± 2.98[*]	5.97± 3.01[*]	3.64± 2.85[*]
针刺组	31	睡眠因子	4.01± 1.77	2.23± 0.78[*△]	1.87± 0.66[*△]	1.23± 0.42[*△]
西药组	29		4.19± 1.47	4.31± 1.78[*]	3.84± 1.10[*]	3.26± 0.96[*]
针刺组	31	迟缓因子	7.07± 4.16	5.96± 3.28[*]	5.57± 2.49[*]	4.43± 2.06[*]
西药组	29		7.01± 4.09	5.22± 2.97[*△]	3.11± 2.07[*△]	2.14± 1.67[*△]

注：与同组治疗前比较，*$P<0.01$；两组同时间点比较，△$P<0.05$

表 3 结果显示，两组治疗 2 周、4 周、6 周后 HAMD 评分、焦虑躯体化评分、睡眠因子评分、迟缓因子评分较治疗前均明显下降（$P<0.01$）；两组于治疗 2 周、4 周、6 周后同时间点比较，两组 HAMD 评分比较，差异无统计学意义（$P>0.05$），针刺组焦虑躯体化评分、睡眠因子评分较西药组改善明显（$P<0.05$），西

药组迟缓因子评分较针刺组改善明显（$P<0.05$），说明两种方法对于治疗原发性抑郁症均有效，且其起效时间及总体疗效相似，但针灸组长于改善抑郁症焦虑躯体化症状、睡眠状况，西药组长于改善抑郁症迟缓因子即核心症状（情绪低落、兴趣减退、动力缺乏）。

③两组患者副作用比较（见表4）

表4　　　　两组抑郁症患者治疗后各时间点 Asberg
副作用量表评分比较（x±s）

组别	例数	治疗2周后	治疗4周后	治疗6周后
针刺组	31	5.12±1.27	5.09±1.14	4.97±0.96*
西药组	29	8.93±3.34	6.06±3.05	5.35±3.23

注：与西药组治疗6周后比较，*$P<0.05$

表4结果显示，应用 Asberg 副作用量表评分来评估两组治疗的副作用，西药组在2周时，副作用达到高峰，2周后呈缓慢下降趋势，其副作用主要表现为口干、视力模糊、便秘、恶心、食欲下降、心率加快等。针刺组副作用趋势低平，其副作用主要表现为头晕、疼痛、疲乏等。两组治疗6周后副作用评分比较针刺组轻于西药组，经统计学处理，两组之间有较显著性差异（$P<0.05$）。

4. 讨论

现代精神医学认为人的精神活动由各种心理过程和个性心理特征两大部分组成。心理过程又分为认知（包括感觉、知觉、思维、注意、记忆等）活动、情感活动和意志行为活动。现代精神医学经过多年的研究总结出的抑郁症的核心症候群是：情绪显著而持久的低落、思维迟缓、言语动作减少，同时伴有诸多躯体症

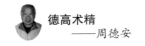
状，是心理过程的情感活动这一范畴出现问题。并且就目前研究来讲，主要是因为脑内神经递质的紊乱而造成了此种疾病。所以常用的抗抑郁药物即以调整脑内神经递质为治疗靶点。盐酸氟西汀胶囊为选择性血清素再摄取抑制剂（SSRIs），为目前临床应用最广泛的抗抑郁药之一，其优点为疗效稳定、治疗综合征更广，其缺点为起效缓慢，通常需 2 周才能充分起效，且存在一定的不良反应，会引起不同程度的变态反应和撤药综合征。这些特点基本是目前临床一线抗抑郁药物存在的共性特点。而本研究证明，以针刺五脏俞加膈俞配合辨证配穴，其优势为与西药疗效相当且不良反应明显减少。

中医对人体精神活动的认识也包括两个方面，以中医特征名词概括为"五志、七情"，五志是指"神、魂、魄、意、志"，其所发挥的功能类似于现代精神医学所指之"认知活动和意志行为活动"；七情是指"喜、怒、忧、思、悲、恐、惊"，其所发挥的功能现代精神医学所指之"情感活动"。笔者认为，在中医理论体系中"五志"和"七情"都为五脏所主，抑郁症作为一类情感疾病，应主要进行脏腑辨证从而指导治疗。区别于其他文献所提到的"郁证皆因于痰火""气运乖和之五郁""责之奇经八脉"等辨证方法。辨证方法的不同直接影响到临床取穴的不同，这也是各种取穴方法进行针灸治疗抑郁症导致的疗效不同的原因所在。

五脏有疾，可选穴位颇多，本研究之所以选择五脏俞加膈俞，其原因有三：其一，五脏俞、膈俞是足太阳膀胱经位于背部的一组腧穴。此处的"俞"，究其根本是转输、交通、枢纽的意思，中转的一头是五脏六腑，另一头是经脉及四肢百骸，膀胱经是人体最长的一条阳经，督脉为一身阳经之海，膀胱经上的这十二个腧穴中转五脏六腑的阳气。也就是说五脏六腑是阳气所发，为"内有井"，经脉及四肢百骸是阳气所用之处，为"外有泉"，故针刺五脏俞和膈俞可以调整五脏功能，补益气血。其二，五脏俞加膈俞作为组穴提出来应用到临床是北京中医医院针灸科王乐亭前辈的经验之一。王乐亭用于治疗由于五脏虚弱、气血两亏所引起的一切慢性疾病。同时周德安教授临床应用五脏俞加膈俞治疗多种情感、精神类疾病，每多收良效。北京中医医院针灸科自抑郁专台开办以来，传承专家经验，采用五脏俞加膈俞治疗抑郁症3000多例，临床疗效显著。故本研究对针刺五脏俞加膈俞与西药氟西汀胶囊治疗抑郁症进行随机、对照、单盲的临床疗效评价、副作用及因子分析，进一步明晰此穴位组方治疗抑郁症起效特点。其三，抑郁症的临床表现为自主神经系统功能失调的诸多症状。交感神经中枢部和周围部的交感神经节位于脊柱两旁，副交感神经的部分中枢部也位于脊柱两旁。而五脏俞和膈俞位于膀胱经上旁开脊柱2寸处，所谓经络所过，主治所及，故用五脏俞加膈俞治疗抑郁症的诸多自主神经功能失调的症状是可取的。本研究选用五脏俞加膈俞补益脏腑之不足，同时对于肝郁脾虚者配合太冲、三阴交，对于心脾不足者配合内关、三阴交作为辨证取穴。结果提示，针灸治疗和氟西汀胶囊治疗取得了近似疗效，且不良反应明显低于氟西汀胶囊，临床值得推广使用。